PT・OT
基礎から学ぶ 内科学ノート

中島雅美
松本貴子　編
中嶋淳滋　編集協力

医歯薬出版株式会社

This book was originally published in Japanese
under the title of :

**PT・OT Kisokaramanabu
Naikagaku Noto**
(Exercises of Basic Internal Medicine for PT・OT)

Editors :
NAKASHIMA, Masami
 Nishinihon Rehabilitation Gakuin
MATSUMOTO, Takako
 Nishinihon Rehabilitation Gakuin
NAKASHIMA, Junji
 Minamiōmuta Byouin

© 2003 1st ed.

ISHIYAKU PUBLISHERS, INC.
 7-10, Honkomagome 1 chome, Bunkyo-ku,
 Tokyo 113-8612, Japan

まえがき

　私はリハビリテーション学院の非常勤講師であることから学生と接する機会が多い．そこで「内科学は難しい．よく分からない」という訴えをしばしば聞く．「範囲が広すぎる．内科ばかりに時間をかけられない．解剖学・生理学もままならないのに内科学を理解できるわけがない・・・」などなど．

　しかしここで認識し直して欲しい．内科学は実際に臨床の現場で"使える"，"必要な"知識であり，過去の受験勉強とは根本的に違う．

　何のために勉強しているのか？国家試験に合格することが最終目標であるはずがない．それは必要最小条件であり，学んだことからどれだけ知識，経験，人間性を上積みできるかがその人の強みとなるのである．

　たしかに生きた知識を習得することは決して楽なことではない．しかし丸暗記や言葉の羅列ではなく，きちんと理論付けがなされ有機的につながった知識が自分の中に根付くことは，一生の財産となるはずである．

　加えて昨今の臨床現場では，患者さんの病気について十分理解し，患者さんの訴えに耳を傾け，ドクターとの連携が取れる，そんなコメディカルが求められている．このことは国家試験の傾向にも反映されている．ことに内科学は，解剖学・生理学の上に成り立っているため他科とも密接に関係し，医療現場で日常接する疾患を数多く含んでいる不可避の科目である．

　内科学の範囲は広く深い．その全てに精通するのはさすがに無理である．そこで，「現場で通用する知識」を整理・集約しようというのが本書のねらいである．「あれも知って欲しい，これも押さえてほしい」という中から，一字一句吟味したつもりである．

　避けて通れぬものならばできるだけ楽に通りたいのが人情である．しかし学問に王道はない．だからこそ真正面から取り組むのが一番の近道である．「PT・OT基礎から学ぶ」シリーズは一貫してこのようなねらいで作られており，本書もなんとかその方針から外れずに済んだのではないかと胸をなで

おろしている．

　本書が熱心な学生やコメディカルの一助となることを願ってやまない．

　またこの場を借り，医歯薬出版株式会社の担当編集者に感謝申し上げたい．

　2003年10月

中　嶋　淳　滋

刊行にあたって

　今回「PT・OT基礎から学ぶノートシリーズ」の臨床医学編として内科学ノートを出版することになりました．ノートシリーズは，①一人で学習することができる，②わかりやすい内容である，③書き込み式で知識の確認作業ができる，④学校で学習したことの予習・復習ができる，⑤学校の試験対策に利用できる，⑥国家試験対策に利用できる，などを目的として作成したものです．この内科学ノートもその理念に基づいて「誰にでも分かりやすく，誰が学んでも確実に学習でき，そして基本的な知識を万遍なく網羅している」ものを目指して作成しました．

　加えて本書は臨床医学編ですので，編者に臨床医学の専門家である内科専門の医師にも参加していただき，理学療法士・作業療法士が習得すべき学習内容について吟味しました．

　近年日本は超高齢社会に突入し，医療の現場でもその対象の大半が高齢者です．当然リハビリテーション医療の対象も老人が多く，現場で役立つ『内科学の知識』は必須項目になっています．にもかかわらず学校で『内科学』を学ぶときは，病気に対するイメージが湧きにくいため，内科学の言葉の丸暗記ばかりが先行し，病気をイメージ化して理解できていないのが現実ではないでしょうか．

　そこで，この内科学ノートでは，学習しながらその瞬間に「なるほどこんな病気なのか」と納得できるような学習方法を取り入れました．具体的には"できるだけビジュアルに，できるだけイメージできるように"イラストや表を数多く取り入れました．今回は特にサイドメモ欄をフルに活用し，内科に役立つ用語の説明を加え，一人でも学習することができるように心がけました．広い範囲を学習しなければならないため，長い文章をだらだらと読む学習を避けて，できるだけ短い言葉で端的にまとめてあります．また各章の小項目ごとに基礎問題を設け，これを解けば知識を確認す

ることができるようにしました．基礎問題の質問形式は「カッコ埋め」，「○×」，「線引き」問題などで，学校の定期試験にも対応できるようにし，演習問題では国家試験レベルまで学習できるようにしています．解答集の中にも図や表を挿入してイメージ学習できるように心がけました．

　今までの基礎医学編ノートシリーズとともに，ぜひこの内科学ノートで臨床医学の基礎を学んでください．

　最後にこのノートシリーズのためにご尽力いただいた医歯薬出版編集部の方々に深謝いたします．

　　2003年10月

中　島　雅　美
松　本　貴　子

CONTENTS

目次

| まえがき ……………… iii |
| 刊行にあたって ……………… v |
| 本書の使い方 ……………… xi |

第1章 呼吸器疾患

1 呼吸器の解剖生理学 ……… 2
- 1 呼吸器系の構造… 2
- 2 気管支の構造… 2
- 基礎問題… 3
- 演習問題… 3

2 呼吸の運動学 ……………… 4
- 1 呼吸運動… 4
- 2 呼吸筋… 5
- 3 内呼吸と外呼吸… 5
- 基礎問題… 5
- 演習問題… 6

3 肺機能検査 ………………… 7
- 1 スパイログラム… 7
- 2 フローボリューム曲線… 8
- 3 肺コンプライアンス… 9
- 基礎問題… 10
- 演習問題… 10

4 動脈血ガス分析 …………… 12
- 1 ガス交換能… 12
- 2 換気能… 12
- 基礎問題… 13
- 演習問題… 13

5 閉塞性換気障害 …………… 14
- 1 換気障害… 14
- 2 慢性閉塞性肺疾患… 15
- 基礎問題… 16
- 演習問題… 16

6 拘束性換気障害 …………… 17
- 1 拘束性換気障害(拘束性肺疾患) 17
- 2 間質性肺炎・肺繊維症… 17
- 基礎問題… 18
- 演習問題… 18

7 感染性肺疾患 ……………… 19
- 1 感染性肺疾患… 19

8 その他の肺疾患 …………… 20
- 1 その他の肺疾患… 20
- 演習問題… 21

9 呼吸不全 …………………… 22
- 1 呼吸不全… 22
- 2 呼吸不全の臨床症状… 23
- 3 慢性呼吸不全を起こす基礎疾患 23
- 基礎問題… 24
- 演習問題… 24

10 在宅酸素療法 …………… 25
- 1 在宅酸素療法… 25

11 呼吸リハビリテーション 26
- 1 呼吸リハビリテーション… 26
- 2 横隔膜呼吸… 26
- 3 口すぼめ呼吸… 26
- 4 体位排痰法… 27
- 基礎問題… 28
- 演習問題… 28

第2章 循環器疾患

1 循環器の解剖生理学 ……… 32
- 1 心臓の構造… 32
- 2 冠状動脈… 33
- 3 刺激伝導系(心臓の興奮伝導)… 34
- 4 心臓の神経支配… 35
- 5 全身の血液循環… 36
- 6 心電図… 37
- 7 心音… 38
- 8 その他の心臓検査… 39
- 基礎問題… 39
- 演習問題… 40

2 虚血性心疾患 ……………… 42
- 1 虚血性心疾患… 42
- 2 虚血性心疾患の代表的疾患… 42
- 3 虚血性心疾患の治療… 44
- 基礎問題… 46
- 演習問題… 46

3 心不全 ……………………… 48
- 1 心不全… 48
- 2 心不全の原因疾患… 48
- 3 心不全の分類… 48
- 4 心不全の治療… 50
- 基礎問題… 50
- 演習問題… 50

4 心弁膜疾患 ………………… 51
- 1 心弁膜疾患… 51
- 2 僧帽弁狭窄症… 51
- 3 僧帽弁閉鎖不全… 52
- 4 大動脈弁狭窄症… 52
- 5 大動脈弁閉鎖不全… 53
- 6 心弁膜症の治療… 53
- 基礎問題… 54
- 演習問題… 54

5 先天性心疾患 ……………… 55
- 1 中隔欠損… 55
- 2 ファロー四徴症… 55
- 3 肺動脈狭窄症… 56
- 4 動脈管開存症… 56
- 5 エプスタイン症候群… 57
- 演習問題… 57

6 不整脈 ……………………… 58
- 1 不整脈… 58
- 基礎問題… 59
- 演習問題… 60

7 心筋疾患 …………………… 61
- 1 心筋疾患… 61
- 基礎問題… 61
- 演習問題… 61

8 心膜炎 ……………………… 62
- 1 心膜炎… 62
- 基礎問題… 62
- 演習問題… 62

9 肺性心・肺高血圧・肺塞栓 63
- 1 肺性心… 63

② 肺高血圧… 63
③ 肺塞栓… 64
基礎問題… 64
演習問題… 64

10 動脈疾患・末梢血管疾患 65
① 大動脈疾患・末梢血管疾患 65
基礎問題… 66
演習問題… 66

11 高血圧 …………………… 67
① 高血圧の原因と分類… 67
基礎問題… 67
演習問題… 67

第3章 消化器疾患

1 消化器系の解剖生理学…… 70
① 消化器系の解剖生理学… 70
② 口腔，咽頭，食道… 71
③ 胃… 72
④ 小腸と大腸… 72
⑤ 肝臓，胆嚢，膵臓… 74
⑥ 消化管運動のまとめ… 76
⑦ 消化液のまとめ… 76
基礎問題… 77
演習問題… 77

2 消化器疾患の症候・病態生理・検査法 78
① 腹痛… 78
② 消化管出血… 78
③ 便秘… 79
④ 下痢… 79
⑤ 胸やけ… 80
⑥ 悪心・嘔吐・げっぷ・食欲不振・腹部膨満感 80
⑦ 消化器疾患の内科的検査法… 81
基礎問題… 82
演習問題… 82

3 口腔疾患・食道疾患……… 83
① 口腔疾患… 83
② 食道疾患… 84
基礎問題… 86

演習問題… 86

4 胃疾患………………………87
① 胃疾患… 87
基礎問題… 89
演習問題… 90

5 小腸・大腸疾患……………91
① 急性腸炎… 91
② 虫垂炎… 92
③ 腸閉塞… 92
④ 潰瘍性大腸炎とクローン病… 93
⑤ 消化管ポリポーシス… 93
⑥ 腸管の悪性腫瘍… 94
⑦ 過敏性腸症候群… 94
⑧ 腸結核… 95
⑨ メッケル憩室… 95
⑩ 蛋白漏出性胃腸症… 95
基礎問題… 96
演習問題… 96

6 肝疾患……………………… 97
① 急性肝炎… 97
② 慢性肝炎… 98
③ アルコール性肝障害… 99
④ 肝硬変… 99
⑤ 肝臓がん(肝がん)… 100
基礎問題… 100
演習問題… 101

7 胆のう・胆道疾患……… 102
① 胆石症… 102
② 胆のうがん・胆管がん… 103
基礎問題… 103
演習問題… 104

8 膵疾患…………………… 105
① 急性膵炎… 105
② 慢性膵炎… 105
③ 膵がん… 106
基礎問題… 106
演習問題… 106

第4章 代謝性疾患

1 代謝の生理学 ……………108
① 代謝… 108
② 栄養素… 109
③ 代謝… 110
基礎問題… 111
演習問題… 111

2 糖代謝障害(糖尿病・低血糖) 112
① 糖代謝… 112
② 糖尿病… 113
③ 低血糖症… 115
基礎問題… 115
演習問題… 116

3 脂質代謝障害(高脂血症) 117
① 脂質… 117
② 高脂血症… 117
基礎問題… 118
演習問題… 118

4 痛風 ……………………… 119
① 痛風… 119
② 痛風発作の特徴… 119
基礎問題… 120
演習問題… 120

5 骨粗鬆症 ………………… 121
① 骨粗鬆症… 121
基礎問題… 122
演習問題… 122

第5章 内分泌性疾患

1 内分泌器の解剖生理学… 124
① 内分泌腺の解剖… 124
② ホルモン… 124
③ 内分泌腺の種類とホルモン… 125
④ ネガティブフィードバック機構… 126
⑤ ホルモン分泌異常による内分泌疾患 127
基礎問題… 127
演習問題… 128

2 視床下部疾患・下垂体疾患　129
- 1 視床下部疾患… 129
- 2 下垂体疾患の分類と症状… 130
- 基礎問題… 132
- 演習問題… 132

3 甲状腺疾患　133
- 1 甲状腺機能異常疾患の分類と症状… 133
- 基礎問題… 135
- 演習問題… 135

4 副甲状腺疾患　136
- 1 副甲状腺疾患の分類と症状… 136
- 2 副甲状腺機能低下症状の特徴 136
- 基礎問題… 138
- 演習問題… 138

5 副腎皮質・副腎髄質疾患　139
- 1 副腎皮質・髄質疾患の分類と症状 139
- 基礎問題… 140
- 演習問題… 140

6 性腺疾患　141
- 1 性腺疾患の分類と症状… 141
- 演習問題… 142

第6章　泌尿器疾患

1 泌尿器の解剖生理学　144
- 1 腎臓の解剖… 144
- 2 腎小体の解剖… 144
- 3 尿の生成… 145
- 基礎問題… 147
- 演習問題… 148

2 急性腎不全・慢性腎不全　149
- 1 腎不全… 149
- 2 腎不全の分類・原因・症状・治療 149
- 基礎問題… 150
- 演習問題… 150

3 前立腺疾患　151
- 1 前立腺肥大症と前立腺癌 151
- 基礎問題… 151
- 演習問題… 152

4 その他の泌尿器疾患　153
- 1 その他の泌尿器疾患… 153
- 基礎問題… 155
- 演習問題… 155

第7章　血液・造血性疾患

1 骨髄・血液の解剖生理学　158
- 1 骨髄… 158
- 2 血液の組成… 158
- 3 血液検査データ… 159
- 基礎問題… 160
- 演習問題… 160

2 貧血症・多血症　161
- 1 貧血… 161
- 2 鉄欠乏性貧血… 162
- 3 悪性貧血… 162
- 4 再生不良性貧血… 163
- 5 多血症(赤血球増加症)… 164
- 基礎問題… 164
- 演習問題… 164

3 白血病　165
- 1 白血病… 165
- 2 急性白血病… 165
- 3 慢性骨髄性白血病… 166
- 4 慢性リンパ性白血病… 166
- 演習問題… 166

4 悪性リンパ腫　167
- 1 悪性リンパ腫… 167
- 2 ホジキン病… 167
- 3 成人T細胞性白血病(ATL) 167
- 演習問題… 167

5 出血性疾患　168
- 1 止血… 168
- 2 特発性血小板減少性紫斑病 169
- 3 血友病… 169
- 基礎問題… 170
- 演習問題… 170

第8章　免疫関連疾患

1 免疫反応の生理学　172
- 1 免疫に関与する細胞… 172
- 2 免疫グロブリン(Ig)… 172
- 3 体液性免疫と細胞性免疫… 173
- 4 アレルギー反応の分類… 173
- 基礎問題… 174
- 演習問題… 174

2 膠原病　175
- 1 膠原病… 175
- 2 膠原病の特徴的な症状… 175
- 3 膠原病の分類… 177
- 基礎問題… 178
- 演習問題… 178

3 膠原病類縁疾患　180
- 1 膠原病類縁疾患の分類と症状 180
- 基礎問題… 181
- 演習問題… 181

4 自己免疫疾患　182
- 1 自己免疫疾患… 182
- 基礎問題… 183
- 演習問題… 183

5 免疫不全症候群　184
- 1 免疫不全の定義… 184
- 2 後天性免疫不全症候群の合併症 184
- 基礎問題… 185
- 演習問題… 185

第9章　感染性疾患

1 感染症　188
- 1 感染症… 188
- 2 感染の病理学… 188
- 3 感染源による特徴… 189
- 4 敗血症… 190
- 5 呼吸器感染症… 190
- 6 中枢神経系感染症… 190
- 7 その他の感染症… 191

基礎問題… 192
演習問題… 192

第10章　老年期疾患

1 老化（高齢）と社会保障 … 194
　①　老化・高齢者… 194
　②　老年期疾患… 195
　③　高齢者の医療・看護・介護・福祉・保健 195
　基礎問題… 197
　演習問題… 197

2 加齢に伴う生理的変化 … 198
　①　感覚機能の生理的加齢変化 198
　②　自律神経系機能の生理的加齢変化 199
　③　神経機能・運動機能の生理的加齢変化 200
　④　精神・心理面の生理的加齢変化… 201
　基礎問題… 201
　演習問題… 202

3 老年症候群 ………………… 203
　①　代表的な老年症候群… 203
　②　廃用症候群… 205
　基礎問題… 205
　演習問題… 205

4 老年期疾患のまとめ …… 207
　①　老年期疾患のまとめ… 207

第11章　症候学と検査値

1 胸痛 ……………………… 210
　基礎問題… 210

2 呼吸困難・呼吸異常 …… 211
　①　呼吸困難・呼吸異常… 211
　②　呼吸異常… 212
　基礎問題… 212
　演習問題… 212

3 喀血・吐血 ……………… 213
　基礎問題… 213
　演習問題… 213

4 動悸・心悸亢進 ………… 214
　基礎問題… 214

　演習問題… 214

5 チアノーゼ ……………… 215
　基礎問題… 215
　演習問題… 215

6 ショック ………………… 216
　基礎問題… 216
　演習問題… 216

7 浮腫 ……………………… 217
　基礎問題… 217
　演習問題… 217

8 発熱 ……………………… 218
　基礎問題… 218

9 全身倦怠感 ……………… 219
　基礎問題… 219
　演習問題… 219

10 食欲不振・食思不振 … 220
　基礎問題… 220

11 悪心・嘔吐 …………… 221
　基礎問題… 221

12 腹痛 …………………… 222
　基礎問題… 222
　演習問題… 222

13 易感染性 ……………… 223
　演習問題… 223

14 意識障害 ……………… 224
　基礎問題… 224

15 めまい ………………… 225
　基礎問題… 225

16 頭痛 …………………… 226
　基礎問題… 226
　演習問題… 226

17 けいれん ……………… 227
　演習問題… 227

18 検査値 ………………… 228
　①　循環器疾患 228
　②　呼吸器疾患… 229
　③　消化器疾患… 230
　④　血液造血疾患… 230

　⑤　代謝性疾患… 230
　⑥　肝・胆・膵疾患… 231
　⑦　内分泌疾患… 232
　⑧　泌尿器疾患… 232
　⑨　膠原病… 232
　基礎問題… 233
　演習問題… 233

引用文献・参考文献 ……… 235
索引 ……………………… 237

本書の使い方

　本書はPT・OTの内科学で必要な基礎事項が一冊にまとまるように構成されています．

　あらかじめ自分の力で考え，調べながら記入することで，内科学の基礎事項を頭の中で整理できるようになっています．授業で習ったことを補足・確認しながら，オリジナルの内科学ノートを完成させてください．

1. ❶（　　　　　）……空欄は内科学の基礎事項・重要語句です．図や表で確認しながら記入していきましょう．

2. 解答　　　　　……空欄の解答はページ下にあります．なるべく解答を見ないようにして，自分で調べて，記入し，最後に確認するようにしましょう．

3. SIDE MEMO……覚えておきたい補足事項を掲載してあります．空いている部分には（　）に入りきらなかった解答やメモしておきたい事項を記入しましょう．

4. 基礎問題　　　……各項目を確認するための問題．学内の試験対策に役立てましょう．解答は解答集に掲載．

5. 演習問題　　　……国試の過去問題から頻出される問題を抜粋しました．確実な点数確保のために国試対策の最終チェックとして役立てましょう．解答は解答集に掲載．

6. MEMO～～～……授業で習ったことを空欄に書き込んだり，自分だけのまとめをつくり，オリジナルノートを完成させましょう．

7. 解答集　　　　……基礎問題，演習問題の解答と解説を別冊として綴じ込んであります．問題と照らし合わせて使いましょう．

第1章　呼吸器疾患

1 呼吸器の解剖生理学……2
2 呼吸の運動学……4
3 肺機能検査……7
4 動脈血ガス分析……12
5 閉塞性換気障害……14
6 拘束性換気障害……17
7 感染性肺疾患……19
8 その他の肺疾患……20
9 呼吸不全……22
10 在宅酸素療法……25
11 呼吸リハビリテーション……26

1 呼吸器の解剖生理学　　月　日

SIDE MEMO

1 呼吸器系の構造

❶(　　　) 頭蓋腔
空気の流れ
❷(　　　)
食物の流れ
❸(　　　)部
❹(　　　)部　⇐　❻(　　　)部
❺(　　　)部

甲状腺　食道
肺尖　気管
上葉　肺動脈
❼(　　　)　上葉
気管支　肺静脈
❽(　　　)
肺底　❾(　　　)
肺胞　❿(　　　)

2 気管支の構造

❶(　　　)軟骨
❷(　　　)軟骨
甲状腺

気管支　胸骨
リンパ節

❸(　　　)気管支
❹(　　　)気管支
❺(　　　)気管支
❻(　　　)
❼(　　　)

(松村[1])

解答
1　❶鼻腔　❷口腔　❸鼻　❹口　❺喉頭　❻咽頭　❼水平裂　❽斜裂　❾下葉　❿横隔膜
2　❶甲状　❷輪状　❸細　❹終末細　❺呼吸細　❻肺胞管　❼肺胞

基礎問題

1. 呼吸器の解剖生理

次の（ ）の中に適切な語句を記入せよ．

a. 気管は，気管支，細気管支，❶（　　　）気管支，❷（　　　）気管支，肺胞管，❸（　　　）と順に枝分かれしていく．

b. ❹（　　　）肺は3葉に，❺（　　　）肺は2葉に分かれている．

c. 気道は❻（　　　）を肺胞に導き，肺胞内の❼（　　　）を排出する導管である．

d. 気道は❽（　　　）気道｛鼻腔・口腔・喉頭｝と❾（　　　）気道｛気管・気管支・細気管支，終末細気管支｝に分かれている．

演習問題

1. 気道について誤っているのはどれか．
   ア．上気道は鼻腔から咽頭までをいう．
   イ．下気道は気管から終末細気管支までをいう．
   ウ．気管は第1頸椎の高さで始まる．
   エ．左右気管支は第8〜9胸椎の高さで分岐する．
   オ．気管支壁内には軟骨組織がある．

   1．ア，イ　　2．ア，オ　　3．イ，ウ　　4．ウ，エ　　5．エ，オ

2. 肺について誤っているのはどれか．
   ア．右肺は肺容積の45％を占める．
   イ．肺胞の全表面積は約 $120m^2$ である．
   ウ．右肺は，上，中，下の3葉からなる．
   エ．左肺は上，下の2葉からなる．
   オ．左右の肺区域の数は同じである．

   1．ア，イ　　2．ア，オ　　3．イ，ウ　　4．ウ，エ　　5．エ，オ

3. 気管について正しいのはどれか．
   1．下気道は呼吸細気管支より末梢部をいう．
   2．気管は第2頸椎の高さで始まる．
   3．左右気管支は第1胸椎の高さで分岐する．
   4．気管は壁内に骨組織を含んでいる．
   5．鼻腔・口腔から始まった気道は終末気管支で終わる．

2 呼吸の運動学

SIDE MEMO

▶横隔膜の働き

横隔膜は安静吸気時に約1.5 cm 下降する．横隔膜の下降による換気は，約400 m*l* で，吸息の約8割である．横隔膜は延髄にある呼吸中枢から横隔神経を通る信号により下降（収縮）し，信号が止まると上昇（弛緩）する．

1　呼吸運動

❶（　　　）によって外気を肺内に取り込み，❷（　　　）によって肺内のガスを外気中に排出させる運動．肺を取り囲む❸（　　　）によってつくられる空間（胸膜腔）を拡大・縮小することにより呼吸運動が行われる．胸腔が律動的に変化するのは，❹（　　　）の運動によるものである．

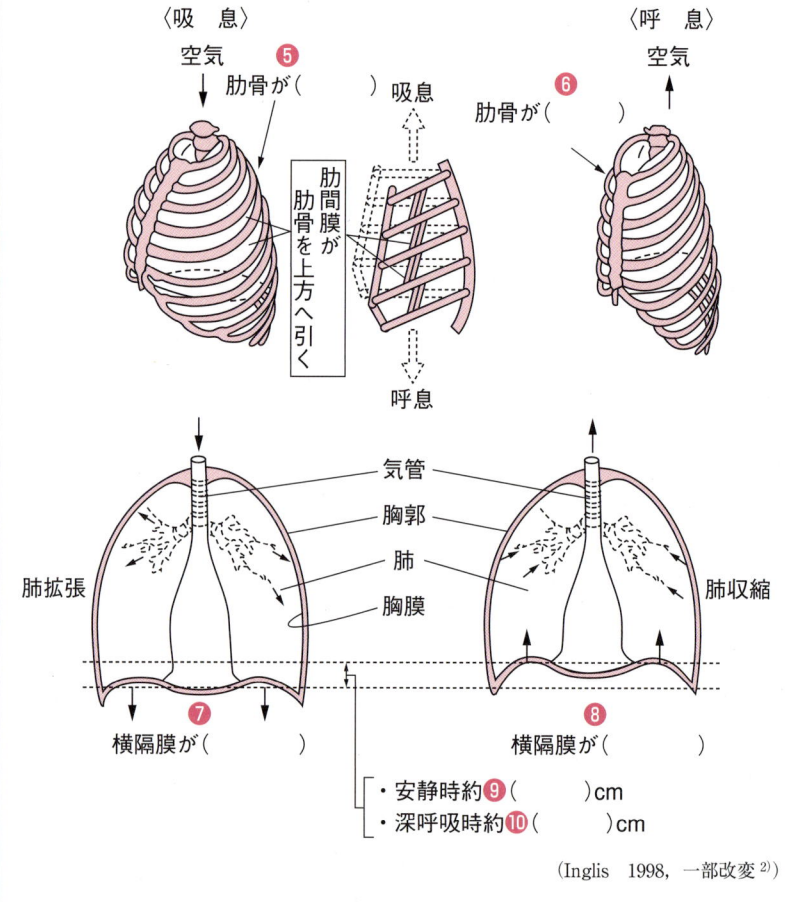

(Inglis 1998，一部改変[2])

解答　1　❶吸息　❷呼息　❸胸郭　❹呼吸筋　❺上昇　❻下降　❼下降（収縮）
　　　❽上昇（弛緩）　❾1〜2　❿7

SIDE MEMO

2 呼吸の運動学　5

2 呼吸筋

筋　　名	正常吸息	強制吸息	強制呼息
❶(　　　　)	○	○	
❷(　　　　)筋	○	○	
❸(　　　　)筋前部	○	○	
肋　骨　挙　筋		△	
上　後　鋸　筋		△	
胸　鎖　乳　突　筋		△	
斜　角　筋		△	
大・小　胸　筋		△	
僧　帽　筋		△	
肩　甲　挙　筋		△	
脊　椎　起　立　筋　群		△	
❹(　　　　)筋横・後部			○
❺(　　　　)筋群			○
腹　横　筋			△
胸　横　筋			△
肋　下　筋			△

(中村, 他 [3])

3 内呼吸と外呼吸

❶(　　)呼吸：組織細胞とその周囲の液体環境との間でのガス交換
❷(　　)呼吸：肺胞内空気と血液とのガス(酸素と二酸化炭素)交換

解答 ② ❶横隔膜　❷外肋間　❸内肋間　❹内肋間　❺腹
　　　③ ❶内　❷外

基礎問題

1. 呼吸の運動学

次の(　　)の中に適切な語句を記入せよ．

a. 安静時吸息時に働く筋は主に❶(　　　)と❷(　　　)肋間筋である．安静時呼息は❸(　　　)と胸壁の弾性収縮力による❹(　　　)的な呼出であり，呼吸筋は関与しない．強制呼息時に主に働く筋は❺(　　　)肋間筋と❻(　　　)筋群である．

b. 胸郭の左右が拡張すると，❼(　　　)位肋骨が挙上し，胸郭の上下が拡張すると第❽(　　　)肋骨の挙上と❾(　　　)の上昇が起こる．

c. 外呼吸では，肺胞気と❿(　　　)血の各ガス分圧の差により，毛細血管に⓫(　　　)を渡し，肺胞内に⓬(　　　)を取り込む．

d. 内呼吸では，⓭(　　　)血と組織内のガス分圧の差により，組織細胞に⓮(　　　)を渡し，その代わりに⓯(　　　)を受け取る．

演習問題

1. 呼吸運動について誤っているのはどれか．
    ア．呼吸運動は主に内・外肋間筋で行われ，横隔膜と腹筋は補助筋である．
    イ．外肋間筋は主として呼気に，内肋間筋は主として吸気に働いている．
    ウ．横隔膜は吸気に働いている．
    エ．腹筋は呼気に働いている．
    オ．胸鎖乳突筋，斜角筋は吸気の補助筋である．

    1．ア，イ　　2．ア，オ　　3．イ，ウ　　4．ウ，エ　　5．エ，オ

2. 呼吸運動で正しいのはどれか．
    1. 吸気に関する胸腔の左右方向の拡大は主に上位肋骨の運動による．
    2. 吸気に関する胸腔の前後方向の拡大は主に下位肋骨の運動による．
    3. 吸気に関する胸腔の上下方向の拡大は第1，第2肋骨の挙上と横隔膜の収縮による．
    4. 外肋間筋が収縮すれば胸腔は縮小する．
    5. 内肋間筋が収縮すれば胸腔は拡大する．

3. 呼吸運動で誤っているのはどれか．
    1. 安静時呼吸時に横隔膜は上下に動く．
    2. 腹筋の収縮で横隔膜は挙上する．
    3. 横隔膜は収縮で下降する．
    4. 呼気時に外肋間筋が主に働く．
    5. 吸気時に肋骨下縁は挙上する．

MEMO

3 肺機能検査

SIDE MEMO

▶スパイロメトリー

換気機能の評価に用いられる最も基本的な検査。縦軸に肺気量（肺内に入っているガスの量），横軸に時間をとってできた曲線をスパイログラムといい，スパイロメーターという測定機で測定する．

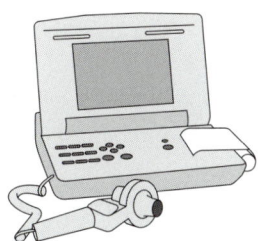

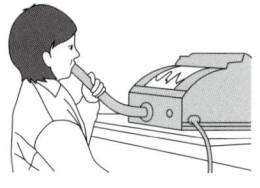

▶スパイロメーター

マウスピース，チューブ，記録装置からなる．スパイロメーターを使うには，被検者はまず息を深く吸い込んで，そのあと力強くできる限り速く息をチューブに吐き出す．記録装置は，吸気や呼気の容積，呼吸に要した時間を計る．

---

1 スパイログラム

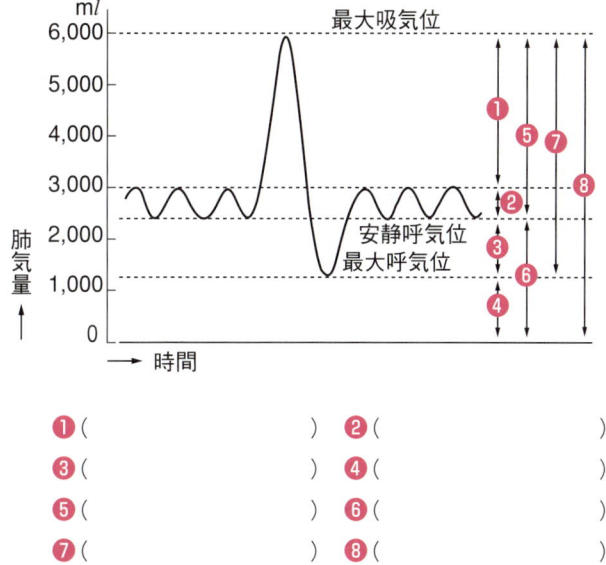

❶(　　　　　　)　❷(　　　　　　)
❸(　　　　　　)　❹(　　　　　　)
❺(　　　　　　)　❻(　　　　　　)
❼(　　　　　　)　❽(　　　　　　)

・肺活量（VC）
　最大吸気位から最大呼気位までに呼出しうる空気量
・❾(　　　　　)（%VC）
　性別・年齢・身長に基づいて計算された正常予測肺活量と実測肺活量との比．❿(　　　)％以上が正常値．正常値以下に減少している場合を⓫(　　　　)性換気障害という．
・⓬(　　　　　)（FVC）
　最大吸気位から最大呼気位までを最大の努力と速さで出しうる空気量
・⓭(　　　　　)（$FEV_{1.0}$）
　FVC の中で呼出開始から最初の1秒間に呼出される空気量
・⓮(　　　　　)（$FEV_{1.0}\%$）
　1秒量と努力性肺活量の比．⓯(　　　)％以上が正常値．正常値以下に減少している場合を⓰(　　　　)性換気障害という．

解答　1　❶予備吸気量　❷1回換気量　❸予備呼気量　❹残気量　❺最大吸気量
　　　❻機能的残気量　❼肺活量　❽全肺容量（全肺気量）　❾％肺活量　❿80　⓫拘束
　　　⓬努力性肺活量　⓭1秒量　⓮1秒率　⓯70　⓰閉塞

SIDE MEMO

▶閉塞性換気障害

1秒率が70％以下の換気障害．気道の閉塞で吸い込んだ空気をスムーズに吐き出せない．気道閉塞は吸気時にも呼気時にも存在する．代表的な閉塞性肺疾患は，気管支喘息，慢性気管支炎，肺気腫等．

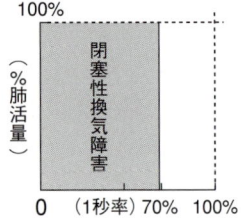

▶拘束性換気障害

％肺活量が80％以下の換気障害．肺がふくらみにくくなり，十分な深い呼吸ができない．代表的拘束性肺疾患は間質性肺炎，肺線維症などである．

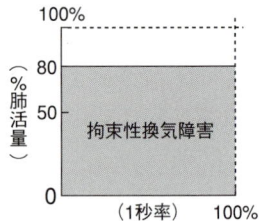

▶混合性換気障害

1秒率が70％以下でかつ％肺活量が80％以下の換気障害．

▶フロー

単位時間あたりに流出するガス量のこと．単位は，$l/$秒，$l/$分

・残気量（RV）

最大呼気時の後に肺に残った空気の量．スパイロメーターでは測定できない．

・機能的残気量（FRC）

正常の1回換気量の最終点における肺内，および気道内の空気量．肺と胸腔の静止点（胸郭の弾性と肺の弾性がつり合った点）

・％肺活量と1秒率で換気障害の判定ができる．

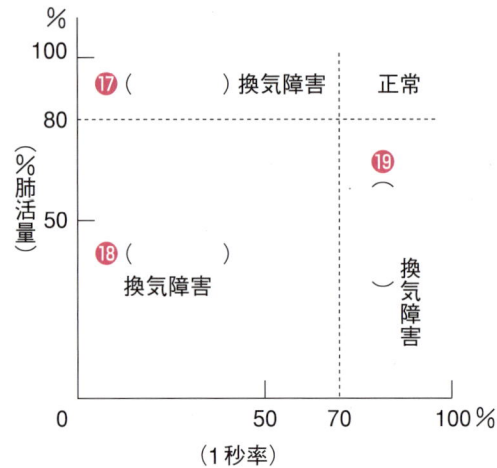

❼（　　）換気障害　　正常
❽（　　）
❾（　　）換気障害
（　　）換気障害

2　フローボリューム曲線

a．フローボリュームカーブ：❶（　　）気のフローボリューム曲線

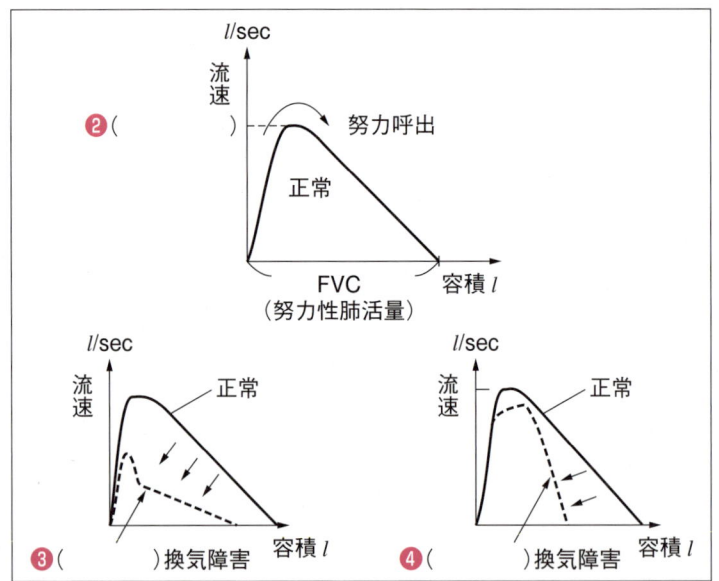

❷（　　）
❸（　　）換気障害
❹（　　）換気障害

解答　1　❼閉塞性　❽混合性　❾拘束性
2　a ❶呼　❷ピークフロー　❸閉塞性　❹拘束性

SIDE MEMO

▶ **フローボリューム曲線**
　縦軸に努力して呼出される空気のスピード（流速），横軸に容積（肺気量）をとってできる曲線．末梢気道の障害を検出できる．最初，呼出スピードはゆっくりだが，途中で最大（ピークフロー）になり，その後ほぼ直線的に低下していく．この間に呼出された量が努力性肺活量（FVC）となる．

▶ **フローボリュームループ**
　呼気と吸気の両方にわたって容量に対する空気の流れを持続的に記録したもの．

▶ **肺コンプライアンス**

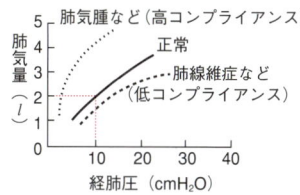

・高コンプライアンス
　肺が正常より柔らかすぎて膨張しやすい
・低コンプライアンス
　肺が正常より硬すぎて膨張しにくい

---

b．フローボリュームループ

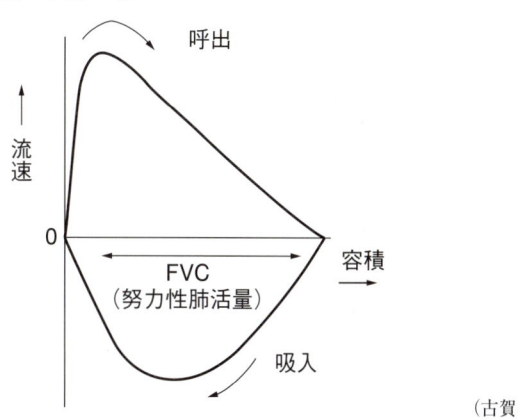

(古賀 4))

　フローボリュームループは，❺(　　)気と呼気のフローボリューム曲線からなる．努力性肺活量は❻(　　)軸から読める．ピーク・フローや他のフローは❼(　　)軸から読める．

3　肺コンプライアンス

　肺の内外圧変化に対する容積変化のことで，肺の❶(　　　　)を示す．単位は ml/Torr または l/cmH₂O で表わす．

・肺コンプライアンスの❷(　　　)
　→肺が膨らみやすく柔らかい状態を示す．その反面❸(　　　)量が減少するため❹(　　　)が増加する．肺気腫や加齢でみられる．

・肺コンプライアンスの❺(　　　)
　→肺が膨らみにくく固い状態を示す．その結果❻(　　　)量が減少するので❼(　　　)量が減少する．肺線維症や肺水腫でみられる．

解答　2 b ❺吸　❻横　❼縦
　　　　3 ❶弾性（柔らかさ）　❷増加　❸呼気　❹残気量　❺低下　❻吸気　❼肺活

基礎問題

1. 成人の肺機能

以下の表の( )に適切な語句を記入しなさい．

	成人の平均値	備　考
呼 吸 数	❶(　　　)回/分	睡眠時↓・運動時↑
1回換気量	❷(　　　)ml	1回の呼吸で出入りする空気の量
肺 活 量	男性❸(　　　)ml　女性❹(　　　)ml	1回換気量＋❺(　　　　　)＋❻(　　　　　)

2. 肺機能と検査

次の文章について，正しいものに○，誤っているものに×を( )内に記入しなさい．

❶(　)1秒率とは最大吸気位から最大呼気位までを最大の速さで努力して呼出した空気量のことである．

❷(　)残気量はスパイロメーターでは測定できない．

❸(　)％肺活量が70％以下の場合を閉塞性換気障害という．

❹(　)フローボリューム曲線は末梢気道の障害を検出する検査である．

❺(　)肺コンプライアンスが低下すると呼出量が減少し残気量が増加する．

演習問題

1. 図はスパイロメーターで計測した呼吸量である．誤っているのはどれか．

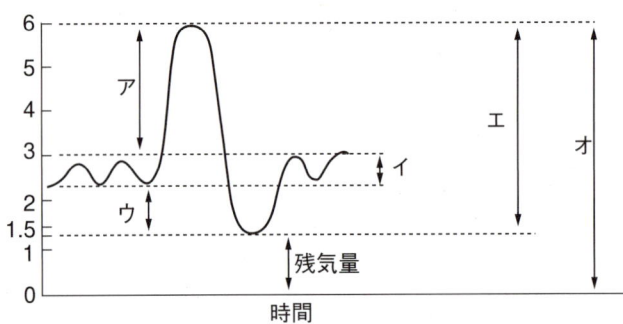

ア．予備吸気量
イ．1回換気量
ウ．予備呼気量
エ．全肺気量
オ．肺活量

1. ア，イ　　2. ア，オ　　3. イ，ウ
4. ウ，エ　　5. エ，オ

2. スパイロメーターで測定できないのはどれか.
　1. 全肺気量
　2. 予備呼気量
　3. 最大肺活量
　4. 肺活量
　5. 予備吸気量

3. 成人の呼吸で誤っているのはどれか.
　1. 安静時呼吸の1回換気量は1000ml前後である.
　2. 死腔の容量は150ml前後である.
　3. 予備吸気量は1500～3000mlある.
　4. 予備呼気量は1100～1200mlである.
　5. 残気量は1000～1200mlである.

4. 呼吸について誤っているのはどれか.
　1. 安静時の呼吸数は1分間に約15～17回である.
　2. 安静時の1回換気量は約500mlである.
　3. 健常者の1秒率は肺活量の約50％である.
　4. 安静時呼吸は主として横隔膜による.
　5. 延髄は呼吸中枢としての機能を有する.

5. 呼吸機能テストの結果, 図Aのようなフローボリューム曲線を得た. ただし, 図Bは健常者を示す. 呼吸理学療法で誤っているのはどれか.

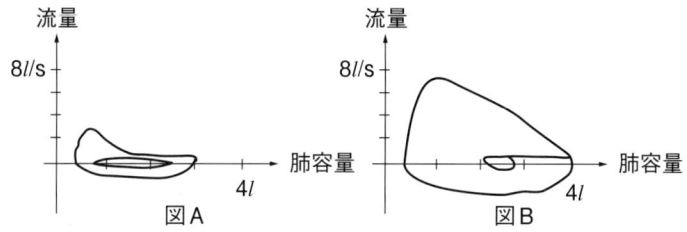

　1. 胸郭の可動性維持
　2. 口すぼめ呼吸の指導
　3. 横隔膜呼吸法の指導
　4. 強制呼気の指導
　5. 腹筋の筋力増強

4 動脈血ガス分析

SIDE MEMO

▶ 圧力の単位 Torr（トル）
Torr は古くからある圧力の単位で，mmHg が血圧以外に使われなくなってから再び使用頻度が上がってきた．mmHg は，現在では血圧以外には使用しない．しかし，臨床の現場ではまだ使用されているところもある．

1 Torr=1mmHg

▶ 呼吸性アシドーシスと呼吸性アルカローシス
アシドーシスとは体内に H^+ が過剰に蓄積する病態をいう．その結果 pH が 7.36 を下回り，酸性に傾く．アルカローシスとは体内の H^+ が減少する病態をいう．その結果 pH が 7.44 を上回り，アルカリ性に傾く．

1 ガス交換能

肺で酸素を血液中に取り込む能力のこと

・ガス交換能の指標

❶（　　　　　　）：❷（　　　）脈血に含まれる酸素（O_2）の濃度

2 換気能

呼吸によってどれだけ炭酸ガス（二酸化炭素（CO_2））を体外へ吐き出せるかという能力のこと

・換気能の指標

❶（　　　　　　）：❷（　　　）脈血に含まれる炭酸ガス（二酸化炭素（CO_2））の濃度

	正常値	ガス分圧の変化
PaO_2	若年者❸（　　）Torr 老年者❹（　　）Torr	加齢と共に減少 正常値以下→❺（　　　　） 60 Torr 以下→❻（　　　　）
$PaCO_2$	35〜45 Torr 程度	加齢の影響❼（　　　） ・換気低下により $PaCO_2$ が上昇 →高炭酸ガス血症＝❽（　　　　　　） ↓ ❾（　　　　　　　） ・過換気状態で $PaCO_2$ が低下 →低炭酸ガス血症＝❿（　　　　　　）

解答 1 ❶動脈血酸素分圧（PaO_2） ❷動
2 ❶動脈血炭酸ガス分圧（$PaCO_2$） ❷動 ❸95 ❹80 ❺低酸素血症 ❻呼吸不全
❼なし ❽呼吸性アシドーシス ❾意識障害（CO_2ナルコーシス） ❿呼吸性アルカローシス

基礎問題

1. 呼吸機能評価

   呼吸機能評価について正常値には○，異常値には×を（ ）内に記入しなさい．

   ❶（　　）1回換気量：500ml　❷（　　）1秒率：90%　❸（　　）$PaCO_2$：90Torr

   ❹（　　）PaO_2：60Torr　❺（　　）動脈血pH：7.4

2. 低酸素血症

   次の低酸素血症と症状の表について（ ）内に適切な語句や数字を記入しなさい．

PaO_2 Torr	症　状
❶（　　）↓	チアノーゼ，知能労作の減退，心拍数の上昇と減弱，血圧の低下 息切れ，発汗
50 ↓	頭痛や❷（　　），心拍数は不整，結滞 血圧低下，チアノーゼ
❸（　　）↓	意識障害，けいれん
❹（　　）↓	脳組織，心筋の酸素欠乏→機能障害

演習問題

1. 呼吸機能検査において異常値はどれか．

   ア．動脈血酸素分圧（PaO_2）――――――――― 90Torr
   イ．動脈血炭酸ガス分圧（$PaCO_2$）――――――― 60Torr
   ウ．動脈血酸塩基平衡（pH）――――――――― 7.6
   エ．1秒率（$FEV_{1.0}$%）――――――――――― 80%
   オ．%肺活量 ――――――――――――――― 90%

   1．ア，イ　　2．ア，オ　　3．イ，ウ　　4．ウ，エ　　5．エ，オ

2. 炭酸ガスと換気との関係で誤っているのはどれか．

   1. $PaCO_2$は通常40Torr程度に維持されている．
   2. $PaCO_2$が上昇すると換気が増大する．
   3. 代謝性アシドーシスでは換気が減少する．
   4. 換気低下で呼吸性アシドーシスを生じる．
   5. 呼吸性アルカローシスでは$PaCO_2$が低下する．

3. 呼吸生理について誤っているのはどれか．

   1. 呼吸中枢は吸息中枢と呼息中枢に分かれている．
   2. 血中CO_2分圧増加は呼吸を促進させる．
   3. 嚥下反射が起こっているときは呼吸が一時止まる．
   4. O_2運搬は酸化ヘモグロビンが行う．
   5. 過換気ではCO_2の呼出が多くなり，呼吸性アシドーシスを呈する．

5 閉塞性換気障害

SIDE MEMO

1 換気障害

換気障害は，その原因から❶(　　　)と❷(　　　)に大別される．

❸(　　)性換気障害では
肺がふくらまず
❹(　　)しにくい

気道には問題ないが肺❺(　　)が厚く変性している

❻(　　)性換気障害では
末梢気道が狭窄し
❼(　　)しにくい

肺実質がスカスカで末梢気道が❽(　　)している

（五幸5)，一部改変）

	閉塞性肺疾患	拘束性肺疾患
主な疾患	慢性肺気腫，慢性気管支炎 びまん性汎細気管支炎 気管支喘息	間質性肺炎，肺線維症 じん肺，過敏性肺炎
臨床症状	痰を伴う咳嗽❾(　　)性咳嗽 喘息	❿(　　)性咳嗽
聴診所見	おもに⓫(　　)気時に音がする [ピーピー(喘息)，ブーブー(気管支炎)] 呼吸音の減弱(肺気腫)	おもに⓬(　　)気時に音がする [パラパラ，バリバリ]
胸部X線所見	肺野は過膨張し，透過性上昇， [⓭(　　)っぽくなる]	肺野は縮小し，透過性低下 [⓮(　　)っぽくなる]
肺機能検査	%肺活量→正常または軽度低下 1秒量・1秒率→⓯(　　) 残気量・残気率→上昇 肺拡散能→正常または低下	%肺活量→⓰(　　) 1秒率→正常 残気量・残気率→低下 肺拡散能→低下
動脈血ガス	PaO_2低下(進行とともに) 最終的に$PaCO_2$⓱(　　)	PaO_2低下 $PaCO_2$正常(やや低下)

解答 1 ❶閉塞性換気障害 ❷拘束性換気障害(❶❷順不同) ❸拘束 ❹吸息 ❺実質
❻閉塞 ❼呼息 ❽狭窄 ❾湿 ❿乾 ⓫呼 ⓬吸 ⓭黒 ⓮白
⓯低下 ⓰低下 ⓱上昇

SIDE MEMO

▶ ばち指の所見

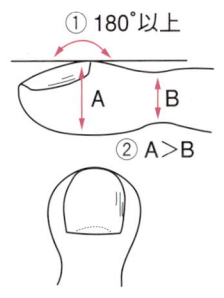

① 爪と爪床の角度が180°以上
② 指の先端が大きくなっている
③ 爪の先が丸い
④ 爪を指で押してからその指を離すと，もとの色に戻るのに時間がかかる．

▶ ばち指をきたす疾患
① 呼吸器疾患
　慢性気管支炎，気管支拡張症，肺気腫，肺がんなど
② 呼吸器疾患以外のもの
　肝硬変，肝がん，潰瘍性大腸炎，ネフローゼ症候群，感染性心内膜炎など

▶ CO_2 ナルコーシス
　高炭酸ガス血症により中枢神経障害を起こし，意識障害，昏睡を呈する病態のこと．

2 慢性閉塞性肺疾患（COPD）

気道閉塞によって不可逆性の肺機能障害をもたらす疾患

[代表的な疾患]
❶（　　　　　），❷（　　　　　）など

[共通する臨床症状]
・❸（　　　　）：初期は労作時，進行すると安静時にもみられる．
・咳・痰：❹（　　　　）の肥大増生に伴う痰の多分泌とその喀出のための咳
・❺（　　）：気道狭窄，気道けいれんにより生じ，主に❻（　　　）時に聴取される

[原因]
・はっきりした外因として長期の❼（　　　）が挙げられる

[共通する治療]
・日常生活の指導：特に❽（　　　）
・肺理学療法　　：❾（　　）式呼吸の指導
　　　　　　　　　痰が多い場合は❿（　　　　　）を実施
・薬物療法　　　：気管支拡張薬，ステロイド
・酸素吸入療法　：在宅 O_2 療法（HOT）

a．肺気腫

⓫（　　　）が広範囲に破壊を受け，肺全体が膨張する疾患．
気道自体の閉塞はみられないが，肺のコンプライアンス（肺の伸展性）の⓬（　　　）により呼気時に⓭（　　　　）する．高齢者，⓮（　　）性に多い．ほとんどが⓯（　　　）者である

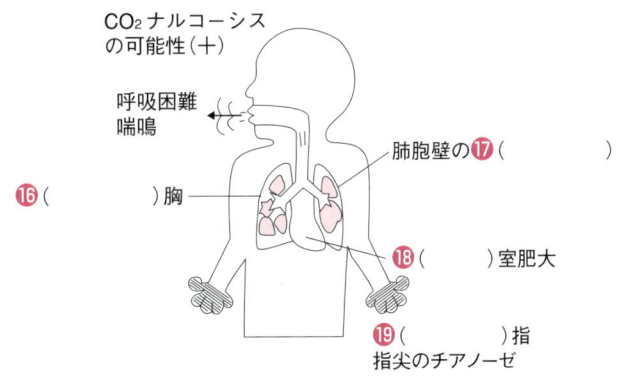

（福原，他，一部改変 6)）

解答 ② ❶慢性気管支炎 ❷肺気腫（❶❷順不同） ❸呼吸困難 ❹気管支腺 ❺喘鳴
❻努力性呼気 ❼喫煙 ❽禁煙 ❾腹 ❿体位排痰法（体位ドレナージ）
a．⓫肺胞壁 ⓬低下 ⓭閉塞 ⓮男 ⓯喫煙 ⓰樽状 ⓱破壊 ⓲右 ⓳ばち

SIDE MEMO

b．慢性気管支炎

慢性に経過する気管支の粘液分泌❷⓿（　　　）．持続性または反復性の㉑（　　　）を伴う．咳が過去㉒（　　　）年以上，毎年㉓（　　　）ヶ月以上続くもの．

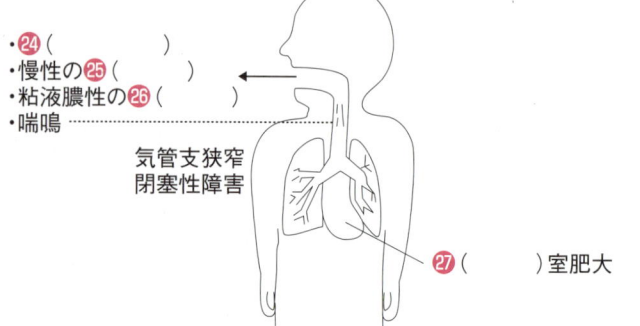

- ㉔（　　　）
- 慢性の㉕（　　　）
- 粘液膿性の㉖（　　　）
- 喘鳴 ……… 気管支狭窄 閉塞性障害

㉗（　　　）室肥大

（福原，他，一部改変[7]）

解答 ② b．⓴過多　㉑痰　㉒2　㉓3　㉔息切れ　㉕咳　㉖痰　㉗右

基礎問題

1．肺気腫

次のうち肺気腫にみられるものに○，みられないものに×を（　）内に記入しなさい．

- ❶（　）樽状胸郭　❷（　）安静時呼吸困難　❸（　）喀痰
- ❹（　）発熱　❺（　）咳嗽

2．換気障害

次の文章のうち正しいものに○，誤っているものに×を（　）内に記入しなさい．

- ❶（　）閉塞性換気障害では1秒率が低下する．
- ❷（　）慢性肺気腫ではうっ血性心不全を起こすことはまれである．
- ❸（　）肺炎では動脈血酸素濃度（PaO_2）が低下する．
- ❹（　）CO_2ナルコーシスは動脈血炭酸ガス濃度（$PaCO_2$）の上昇によって起こる．
- ❺（　）慢性気管支炎で右心室肥大を起こすことがある．

演習問題

1. 呼吸器疾患で正しいのはどれか．
    1. 閉塞性換気障害では肺活量比が低下する．
    2. 拘束性換気障害では1秒率が低下する．
    3. CO_2ナルコーシスは低炭酸ガス血症で生じる．
    4. Hugh-Jonesの分類は呼吸困難の程度を示す．
    5. 過呼吸症候群では高炭酸ガス血症となる．

6 拘束性換気障害

SIDE MEMO

▶間質
　間質は肺胞上皮細胞およびその基底膜の外側で、また肺胞毛細血管の内皮細胞に至るまでのすき間である。間質の機能として肺胞と毛細血管の間のガス交換の場所である。また吸入された異物に対する生体防御の細胞反応の場となっている。

▶ベルクロラ音
　肺聴診時の湿性ラ音の一種。バリバリという音に似ている。

▶蜂巣(蜂窩)肺
　胸部X線写真による肺所見でみると、炎症間質の白色が黒い気腔を囲み、蜂巣のように見えることから蜂巣肺という。下肺野から始まる。

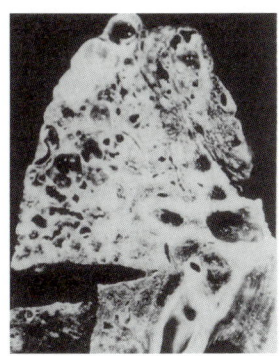

(春日，他 9))

1 拘束性換気障害(拘束性肺疾患)
　肺の容積が❶(　　　)し，肺活量が❷(　　　)する肺疾患

2 間質性肺炎・肺線維症
・間質性肺炎：肺❶(　　　)の浮腫と炎症細胞浸潤があり，ときに❷(　　　)性変化を伴う❸(　　　)性肺疾患
・肺線維症：間質性肺炎の終末像で，線維化が進行して肺が❹(　　　)した状態をいう

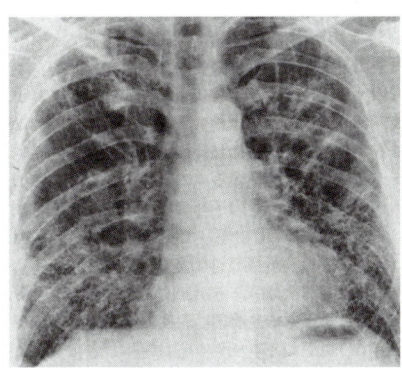

間質性肺炎のX線像　　　(五幸 8))

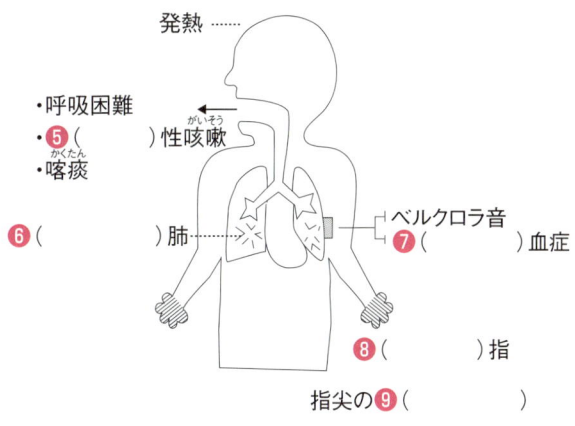

(福原，一部改変 10))

解答　1 ❶縮小　❷減少
　　　　2 ❶間質　❷線維　❸炎症　❹縮小　❺乾　❻蜂窩又は蜂巣　❼低酸素　❽ばち
　　　　　❾チアノーゼ

基礎問題

1. 拘束性換気障害

次の疾患のうち拘束性換気障害を起こすものに○，そうでないものに×を（　）内に記入しなさい．
❶（　）慢性気管支炎　❷（　）肺線維症　❸（　）間質性肺炎
❹（　）肺気腫　❺（　）無気肺　❻（　）気管支喘息

2. 換気障害

次の文章の（　）に適切な語句を記入しなさい．
・閉塞性換気障害では❶（　　　　　）が70％以下になる．
・拘束性換気障害では❷（　　　　　）が80％以下になる．
・頸髄損傷の患者では❸（　　　　　）換気障害を起こし，最終的には❹（　　　　　）換気障害へと移行する．

演習問題

1. 拘束性換気障害について誤っているのはどれか
   1. 拘束性換気障害では％肺活量が低下する．
   2. 拘束性換気障害から混合性換気障害に移行する場合がある．
   3. 大量の腹水がたまった場合も拘束性換気障害を起こす．
   4. 横隔神経麻痺では拘束性換気障害を起こす．
   5. 肺気腫は拘束性換気障害である．

2. 拘束性換気障害でない疾患はどれか．
   1. 肺線維症
   2. 重症筋無力症
   3. 気胸
   4. 肺気腫
   5. 横隔膜ヘルニア

7 感染性肺疾患

1 感染性肺疾患

細菌，ウイルス，真菌，寄生虫などの病原体の感染によって起こる肺疾患である．

		原因	臨床症状	治療
上気道炎	かぜ症候群	病原菌（主にウイルス）による上気道の炎症	鼻炎 咽頭の疼痛，腫脹	❶（　　　　　）療法．安静 保湿，栄養補給，脱水予防 薬物
	インフルエンザ	❷（　　　　　）ウイルス	悪寒，発熱（高熱），鼻汁 咽頭痛，咳嗽 合併症肺炎，心筋炎，心外膜炎，脳症	対症療法
肺炎	細菌性肺炎	病原微生物感染 肺胞中心の炎症	（初期症状）発熱，悪寒，喀痰 胸痛 （進行）呼吸困難，脱水症 チアノーゼ	（薬物療法）抗生物質 （高齢者や免疫力が低下している場合は予後不良）
	嚥下性肺炎	胃の逆流物・口腔分泌物や❸（　　）などの異物の誤嚥	（誤嚥直後）窒息の恐れ （数時間後）呼吸困難 （2日以後）閉塞性無気肺	気管内異物の除去 気管支洗浄 抗生物質の投与
	MRSA肺炎	❹（　　　　　）菌の感染	発熱，咳嗽，肺膿瘍形成 胸水貯留	患者の隔離，感染予防
免疫低下	カリニ肺炎	ヒトの肺に常在する微生物	呼吸困難 ❺（　　）性咳嗽 発熱	免疫力低下時に顕在化 予後不良
	サイトメガロウイルス肺炎	肺に常在するウイルス		
その他	肺化膿症	ブドウ球菌，連鎖球菌などによる感染	（全身症状）発熱，頭痛，悪寒 戦慄，倦怠感，肺膿瘍，咳嗽 喀痰	抗生物質長期投与
	肺結核	❻（　　　　　）菌の感染（経気道感染が主）	微熱，頭痛，易疲労性 咳嗽，喀痰，呼吸困難 体重減少，食欲不振	生活の指導，安静 栄養補給 化学療法

※インフルエンザの治療薬は，ウイルスを殺すのではなくウイルスの増殖を抑えるもので感染初期に服用しないと効果が薄い．
※MRSAでは，菌自体の毒力は弱く菌交代現象の結果出現する．

解答　1　❶対症　❷インフルエンザ　❸食物　❹メチシリン耐性黄色ブドウ球　❺乾　❻結核

8 その他の肺疾患

1 その他の肺疾患

	疾患名	特徴	原因・症状	治療
腫瘍	原発性肺腫瘍 ❶（　　　）がん	肺がんの❷（　　）% ❸（　　）性に多い（8：1） ❹（　　）との関連が強い 発育が早く，無気肺をおこす	（症状） 咳嗽 喀痰 血痰 発熱 胸痛 嗄声 （させい） 喘鳴 呼吸困難	（早期発見） X線検査 喀痰❶（　　）診 気管視鏡検査
	腺がん	女性の肺がんの❺（　　）を占める．男女差はない．比較的緩徐に進行．❻（　　）性転移しやすい（脳，骨，副腎，肝等）		
	小細胞がん	男性に多い，❼（　　）との関連が強い，増殖，転移の速度が最も❽（　　）い．手術不能．抗がん剤，放射線に対する感受性は❾（　　）い．❿（　　）産生腫瘍もあり		
	大細胞がん	頻度は少ない．肺がんの5%		
	転移性肺腫瘍	（原発巣）胃がん，肝臓がん，甲状腺がん，乳がん，大腸がん前立腺がん，膀胱がん		
循環障害	肺塞栓症	⓬（　　）脈系に生じた⓭（　　）や，脂肪塊，異物，空気などが肺動脈を閉塞する 無症状のこともある	⓮（　　）臥床後， 悪性腫瘍 突然の呼吸困難 胸痛	血栓溶解療法 酸素吸入 昇圧剤 鎮痛剤
胸膜疾患	自然気胸	（20歳代の）若年男性に多い やせ型で長身 易再発	⓯（　　），⓰（　　） の破裂 突然の胸痛，乾性咳嗽 呼吸困難	軽症例は安静 虚脱率15%以上は脱気を行う
異常呼吸	過呼吸症候群	動悸，悪心，めまい，失神 けいれん，過換気による呼吸性アルカローシス	過労 睡眠不足 ⓱（　　）的ストレス	浅くゆっくりとした呼吸，紙袋による二酸化炭素の再吸入，非発作時のカウンセリング
	肺胞低換気症候群 原発性肺胞低換気 肥満性肺胞低換気 ピックウィック症候群 睡眠時無呼吸症候群	睡眠中の⓲（　　）発作 （睡眠中に呼吸が頻回に停止する）	高度の肥満，傾眠 周期性呼吸， チアノーゼ，筋れん縮	肥満の解消
	チェーンストークス呼吸	深く速い呼吸の後に次第に浅くなり，ついに無呼吸となり，しばらくして再び大きく深い呼吸に戻る事を繰り返す	脳出血，髄膜炎 脳圧亢進，重症心不全 アルコール中毒 深い麻酔	

※小細胞がんの予後が悪いことは覚えておこう！
※転移性肺腫瘍は，他の臓器に発生した腫瘍が転移したもの

解答 1 ❶扁平上皮　❷40　❸男　❹喫煙　❺半数　❻血行　❼喫煙　❽速　❾高
⓾ホルモン　⓫細胞　⓬静　⓭血栓　⓮長期　⓯ブレブ　⓰ブラ（⓯⓰順不同）
⓱精神　⓲無呼吸

演習問題

1. 誤っているのはどれか．
   1. 気管支拡張症 ──── 喀痰
   2. 肺気腫 ─────── 樽状胸
   3. 自然気胸 ────── 発熱
   4. 肺塞栓 ─────── 胸痛
   5. 肺水腫 ─────── チアノーゼ

2. 昏睡時にチェーンストークス呼吸を示さないのはどれか．
   1. 脳腫瘍
   2. 髄膜炎
   3. 脳出血
   4. 肝不全
   5. 一酸化炭素中毒

MEMO

9　呼吸不全

SIDE MEMO

1　呼吸不全

原因を問わず，動脈血ガス分圧（PaO_2，$PaCO_2$）が異常を示し，そのため生体が正常の機能を営めなくなった状態をいう．

a．診断
- 室内気吸入時の動脈血酸素分圧（PaO_2）が60Torr以下となる，またはそれに相当する呼吸障害を呈する異常状態．
- 慢性呼吸不全：呼吸不全の状態が少なくとも1ヶ月以上続く

b．分類
- Ⅰ型：動脈血炭酸ガス分圧（$PaCO_2$）が45Torr ❶（　　　）
- Ⅱ型：動脈血炭酸ガス分圧（$PaCO_2$）が45Torr ❷（　　　）

c．呼吸困難の程度による分類
- ❸（　　　）の分類：活動能力における制約を受けやすい．

程度	症　状
Ⅰ度	同年齢の健康者と同様の労作ができ，歩行，階段の昇降も健康者なみにできる．（正常）
Ⅱ度	同年齢の健康者と同様に歩行できるが，坂，階段の昇降は健康者なみにはできない．（軽度の息切れ）
Ⅲ度	平地でさえ健康者なみに歩けないが，自分のペースなら1.6km以上歩ける．（中程度の息切れ）
Ⅳ度	休みながらでなければ，50m以上歩けない．（高度の息切れ）
Ⅴ度	会話，着物の着脱にも息切れがする．息切れのために外出できない．（極めて高度の息切れ）

- ❹（　　　）：主観的運動強度の代表的スケール．呼吸困難の度合いを表し，客観的な検査として利用される．ボルグ・スケール（20段階）と新ボルグ・スケール（10段階）がある．

解答　1　b ❶ ↓（以下）　❷ ↑（以上）　❸ ヒュー・ジョーンズ　❹（新）ボルグ・スケール

SIDE MEMO

〔ボルグ・スケールと新ボルグ・スケールと最大酸素摂取量との対比表〕

ボルグ・スケール	表現	新ボルグ・スケール	表現	最大酸素摂取量
20				
19	非常にきつい			100%
18		最高		
17	かなりきつい	10	❺(　　)に強い	90%
16		9		
15	きつい	8		80%
14		7	かなり強い	
13	❻(　　)きつい	6		70%
12		5	強い	
11	❼(　　)である	4	やや強い	60%
10		3	❽(　　)	
9	かなり楽である	2	弱い	50%
8		1	かなり弱い	
7	非常に楽である	0.5	非常に弱い	40%
6		0	なし	
5	最高に楽である			30%

2　呼吸不全の臨床症状

低酸素血症	高炭酸ガス血症
❶(　　)	❺(　　)
体動の制限	めまい
❷(　　)	❻(　　)
意識障害	意識障害
❸(　　)血圧	❼(　　)血圧
頻脈	瞳孔縮小，うっ血乳頭
❹(　　)	❽(　　)振戦
四肢の血管拡張	❾(　　)

3　慢性呼吸不全を起こす基礎疾患

慢性❶(　　)性肺疾患，肺❷(　　)後遺症，❸(　　)性肺炎などがある．

解答
1　❺非常　❻やや　❼楽　❽適度
2　❶頭痛　❷錯乱　❸低　❹チアノーゼ　❺頭痛　❻錯乱　❼高　❽はばたき
　❾発汗
3　❶閉塞　❷結核　❸間質

基礎問題

1. 呼吸不全

   呼吸不全について，正しいものに○，誤っているものに×を（ ）内に記入しなさい．
   - ❶（　）診断には動脈血ガス分析は必要ない．
   - ❷（　）頭痛，錯乱，意識障害などを呈する．
   - ❸（　）一般的な診断基準は室内気吸入時の動脈血酸素分圧が70Torr以下とされている．
   - ❹（　）慢性呼吸不全とは呼吸不全状態が1ヶ月以上持続するものをいう．
   - ❺（　）基礎疾患の一つに慢性閉塞性肺疾患が挙げられる．

2. 低酸素血症

   低酸素血症の症状に○，症状でないものには×を（ ）内に記入しなさい．
   - ❶（　）発熱　❷（　）頭痛　❸（　）頻脈　❹（　）高血圧　❺（　）チアノーゼ

演習問題

1. 呼吸不全について誤っているのはどれか．

   ア．診断には動脈血ガス分析が必要である．
   イ．不安感，頭痛，不眠には対症療法的に薬物を投与する．
   ウ．一般的な診断基準は室内気吸入時の動脈血酸素分圧が70Torr以下とされている．
   エ．慢性呼吸不全とは呼吸不全状態が1ヶ月以上持続するものをいう．
   オ．日本では原因として肺結核後遺症が多い．

   1．ア，イ　　2．ア，オ　　3．イ，ウ　　4．ウ，エ　　5．エ，オ

MEMO

10 在宅酸素療法

SIDE MEMO

▶肺性心
　肺の機能・構造に障害を及ぼす疾患の結果，2次的に右心室肥大や拡張をもたらしたもの．
肺性心 ─┬─ 急性肺性心
　　　　└─ 慢性肺性心

▶慢性肺性心の原因
　肺気腫，慢性気管支炎，肺結核など．

1 在宅酸素療法（HOT）

病状は落ち着いているが，❶（　　　　　）を必要とする患者に対して自宅で❶を行う治療法

・重度の❷（　　　　　）肺疾患患者にとって，家庭生活や社会復帰，❸（　　　）の維持を考える上で欠かせない治療法である．
・1985年に❹（　　　）保険の適応となって以来，普及定着した．

a．適応基準

酸素吸入以外に有効と考えられる治療が積極的に行われており，少なくとも❺（　）ヶ月以上の観察期間を経て安定期にあり，以下の条件を満たすこと

1) 安静，室内気吸入下で動脈血酸素分圧が❻（　　　）Torr以下
2) 上記条件下で動脈血酸素分圧が❼（　　）Torrを越え❽（　　）Torr以下で下記の①〜③のいずれかを呈すること
　　① 臨床的に明らかに❾（　　　　）症状を呈すること
　　② 肺高血圧症を呈すること
　　③ 運動時・睡眠時に長時間にわたり❿（　　　　）血症
　　　　　　　　　　　　　　　　　　　（日本胸部疾患学会による）

b．酸素供給装置

┌ ⓫（　　　　　）による外出 ┐　┌ ⓬（　　　　　　　　　） ┐

解答 1 ❶酸素吸入　❷慢性閉塞性　❸QOL　❹社会
a ❺1　❻55　❼55　❽60　❾肺性心　❿低酸素
b ⓫加圧酸素ボンベ　⓬酸素濃縮装置

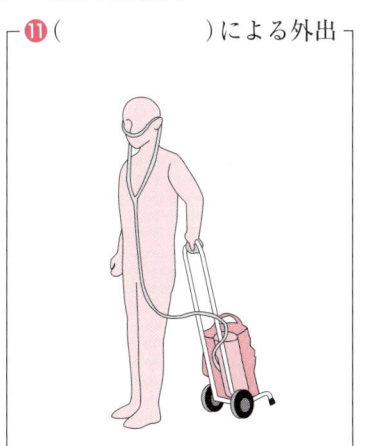

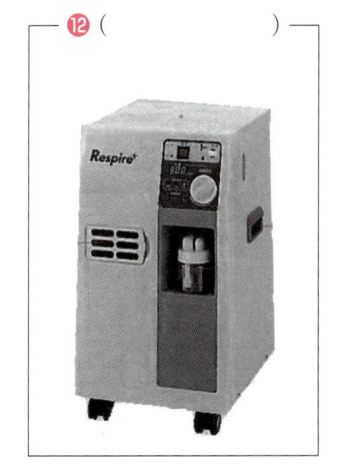

11 呼吸リハビリテーション

SIDE MEMO

▶横隔膜呼吸
①吸気時 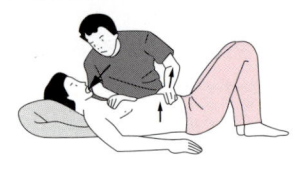
②呼気時

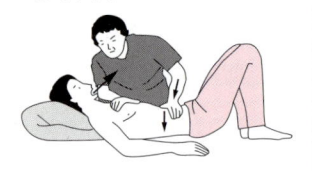

▶口すぼめ呼吸

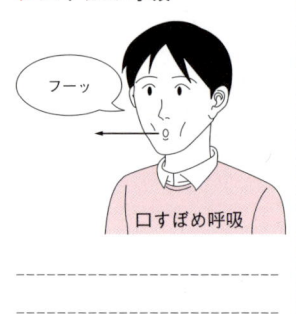

1 呼吸リハビリテーション

呼吸器疾患患者の症状の軽減，制限された日常生活❶(　　　)の向上，地域社会での自立を目的として行うリハビリテーション．

2 横隔膜呼吸

【目 的】
　❶(　　　)筋に頼らない換気効率のよい呼吸を行うために行う．
　呼吸数を❷(　　　)させ，1回換気量を❸(　　　)させる．
　→動脈血ガス分圧と死腔換気率の改善．

【手 技】
　胸郭よりも腹部が，❹(　　　)気時に膨らみ，❺(　　　)気時に引っ込むことを教える．呼気は通常，吸気の2〜3倍かけて行う．

【適 応】
　閉塞性換気障害および拘束性換気障害の慢性肺疾患に対して行う．

3 口すぼめ呼吸

【目 的】
　動脈血ガス分圧と死腔換気率の改善．口をすぼめてゆっくり❶(　　　)する事で，気道内の❷(　　　)圧を保ち，気道の❸(　　　)を防ぐ．呼吸数を❹(　　　)させて，1回換気量を❺(　　　)させる．

【方 法】
　口をすぼめてゆっくり❻(　　　)する．❼(　　　)気は❽(　　　)気の2倍長くする．（ろうそく吹き，ストローでの水の泡立て，ピンポン玉吹きなど）

【適 応】
　❾(　　　)性肺疾患

解答
1 ❶活動
2 ❶呼吸補助 ❷減少 ❸増加 ❹吸 ❺呼
3 ❶呼出 ❷陽 ❸虚脱 ❹減少 ❺増加 ❻呼出 ❼呼 ❽吸 ❾閉塞

4 体位排痰法

【目　的】
　区域気管支や，❶(　　　)気道より末梢の気管支からの分泌物を，❷(　　　)を利用して排出するのに最適な体位をとらせ，❸(　　　)を効率的に排出する．

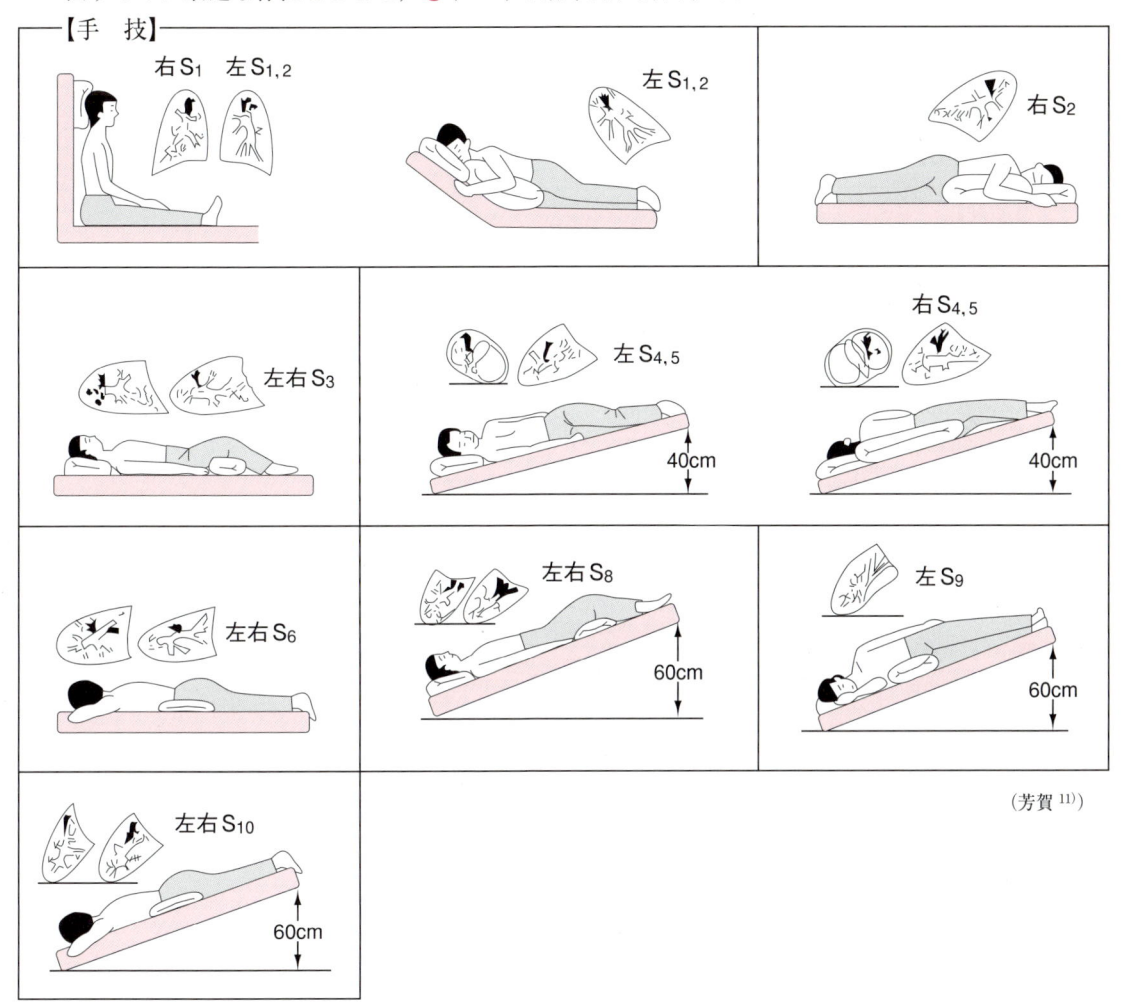

【手　技】

（芳賀[11]）

　各肺区域（右肺：$S_{1\sim10}$（10個），左肺：$S_{1\sim8}$（8個））に合わせて肢位を選択する．❹(　　　)法や❺(　　　)法と併用する場合が多い．

【適　応】
　びまん性汎細気管支炎，気管支拡張症，無気肺，急性疾患で多量排痰患者

【適応外】
　❻(　　　　　　　)

解答　4　❶ト　❷重力　❸痰　❹叩打　❺振動（❹, ❺順不同）　❻気管支喘息

基礎問題

1. 呼吸器疾患とリハビリテーション

   次の呼吸器疾患に適合するリハビリテーション治療を下の語群から選びなさい(複数解答有).
   - ❶ 結核後遺症（　　　）　❷ 気管支喘息（　　　）　❸ 慢性気管支炎（　　　）
   - ❹ 自然気胸（　　　）　❺ 肺気腫（　　　）　❻ 気管支拡張症（　　　）
   - ❼ じん肺（　　　）　❽ 肺癌切除術後（　　　）　❾ 間質性肺炎（　　　）
   - ❿ 頸髄損傷（　　　）

   > 【語群】
   > (ア)体位排痰法　(イ)胸郭モビライゼーション　(ウ)静的呼吸　(エ)腹式呼吸
   > (オ)咳嗽訓練　(カ)リラクセーション　(キ)ネブライザー　(ク)口すぼめ呼吸
   > (ケ)舌咽呼吸

2. 慢性閉塞性肺疾患とリハビリテーション

   慢性閉塞性肺疾患に対するリハビリテーションで正しいものに○, 誤っているものに×を（　）内に記入しなさい.
   - ❶（　　）ろうそく吹き
   - ❷（　　）禁煙
   - ❸（　　）ヤスリがけ
   - ❹（　　）嫌気性代謝閾値(AT)レベル動作
   - ❺（　　）下肢持久力運動
   - ❻（　　）単位時間当たり呼吸数増加
   - ❼（　　）活動課題運動の継続
   - ❽（　　）胸式呼吸
   - ❾（　　）木工作業
   - ❿（　　）作業中のマスク使用

演習問題

1. 口すぼめ呼吸で誤っているのはどれか.
   - ア. 呼気時は気道に予備圧力を生じさせる.
   - イ. 気道の虚脱が生じる.
   - ウ. 気胸にも適応がある.
   - エ. 機能的残気量が減少する.
   - オ. 吸気では口を閉じる.

   1. ア, イ　　2. ア, オ　　3. イ, ウ　　4. ウ, エ　　5. エ, オ

2. 肺気腫の理学療法で正しいのはどれか.
   1. フローボリューム曲線のピークフロー値の増大をはかる.
   2. ％肺活量の増大をはかる.
   3. 呼気の流速を遅くして呼吸させる.
   4. 運動負荷は最大酸素摂取量の70％とする.
   5. 酸素飽和度(SpO_2)の指標は80％とする.

3. 慢性閉塞性肺疾患の作業療法で誤っているのはどれか．
   1. 酸素吸入を行っている患者では作業療法は禁忌である．
   2. 作業中は腹式呼吸パターンが維持できるように気をつける．
   3. ろうそく吹きは肺胞内空気の効率的呼出に有効である．
   4. 作業活動を通じて少しずつ耐久力を高めるよう配慮する．
   5. 木工作業中はマスクを使用させる．

4. 人工呼吸器からの離脱について誤っているのはどれか．
   1. 開始時の条件は全身状態の安定化が前提となる．
   2. 指標として PaO_2（動脈血酸素分圧）は有用である．
   3. 意識レベルの低下があれば中止する．
   4. 離脱期間は人工呼吸の期間が長いほど短縮できる．
   5. 心電図のモニタリングが必要である．

5. 慢性閉塞性肺疾患の呼吸理学療法で正しいのはどれか．
   ア．呼吸訓練では呼気時間の延長をはかる．
   イ．呼吸困難時の呼吸介助法は背臥位で行う．
   ウ．腹式呼吸の習得には胸鎖乳突筋の収縮を確認する．
   エ．下葉部に痰を認めたら座位にて体位排痰法を行う．
   オ．ハフィング(huffing)は咳の前に声門を開いて行う．

   1. ア，イ　　2. ア，オ　　3. イ，ウ　　4. ウ，エ　　5. エ，オ

6. 呼吸障害の理学療法で適切なのはどれか．
   1. 拘束性換気障害には口すぼめ呼吸を行う．
   2. 慢性肺気腫の症例では速い呼気運動を行う．
   3. ボルグ指数 15〜17 の負荷で行う．
   4. 無酸素性作業閾値以上の運動負荷で行う．
   5. 階段では昇りながら息を吐き，止まってから吸気を行う．

7. 次の図の説明で誤っているのはどれか．

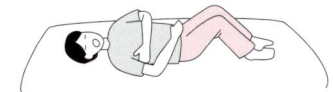

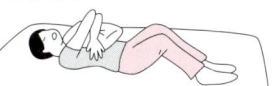

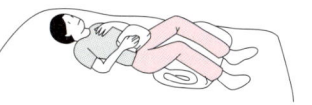

   1. 側方開胸術後の咳嗽時の創部固定
   2. 正中胸骨切開術後の咳嗽時の創部固定
   3. 吸気筋トレーニング
   4. 喘息発作時の安静姿勢
   5. 上-下葉区（S_6）体位排痰法

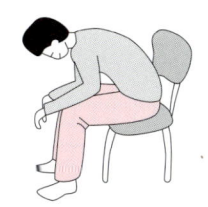

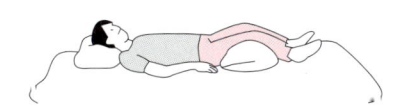

8. 肺気腫患者のADL指導で誤っているのはどれか．

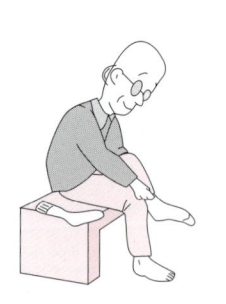

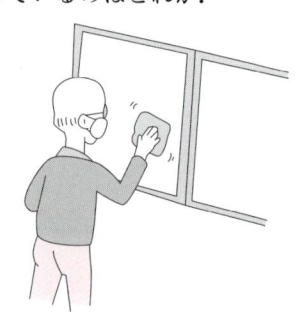

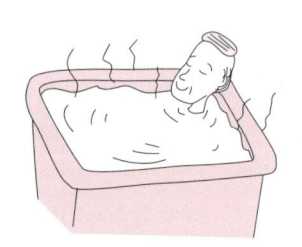

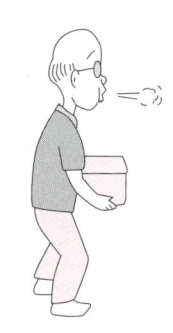

1. 台に座る。
2. マスクをする。
3. 首までつかる。
4. 長柄ブラシを使う。 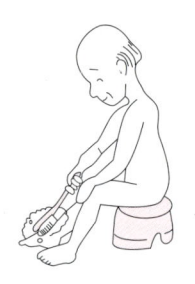
5. 息をはきながら持ち上げる。

9. 肺区域と体位排痰法で誤っているのはどれか．

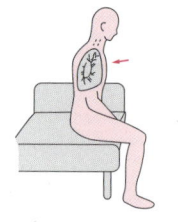

1. 右上葉S_1と左上葉S^{1-2}
2. 左右下葉S^{10} 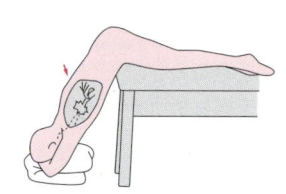
3. 左右下葉S^3 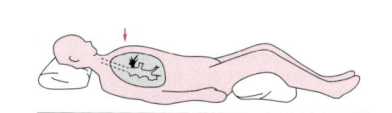
4. 右下葉S^9 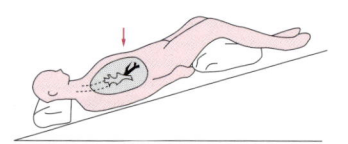
5. 左右下葉S^6

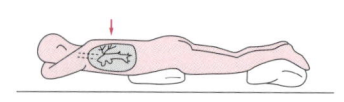

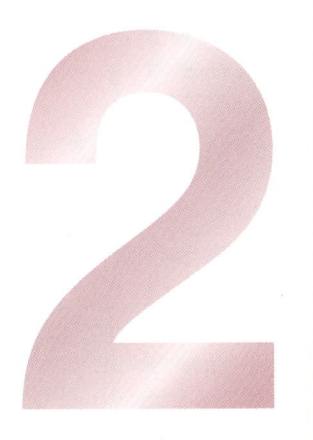

第2章　循環器疾患

1 循環器の解剖生理学…… 32
2 虚血性心疾患…… 42
3 心不全…… 48
4 心弁膜疾患…… 51
5 先天性心疾患…… 55
6 不整脈…… 58
7 心筋疾患…… 61
8 心膜炎…… 62
9 肺性心・肺高血圧・肺塞栓…… 63
10 大動脈疾患・末梢血管疾患…… 65
11 高血圧…… 67

1 循環器の解剖生理学

SIDE MEMO

▶心臓の位置

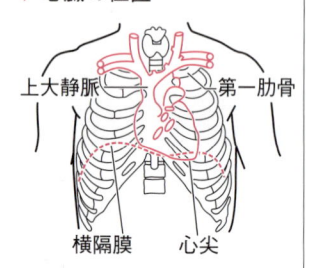

上大静脈　第一肋骨
横隔膜　心尖

▶心臓壁の構造（3層構造）
① 心内膜―心臓腔内壁面を覆う膜
② 心筋層―心房筋（2層），心室筋（3層）
③ 心外膜―漿膜性心膜臓側板，漿膜性心膜壁側板，線維性心膜

1 心臓の構造

a．心臓の構造

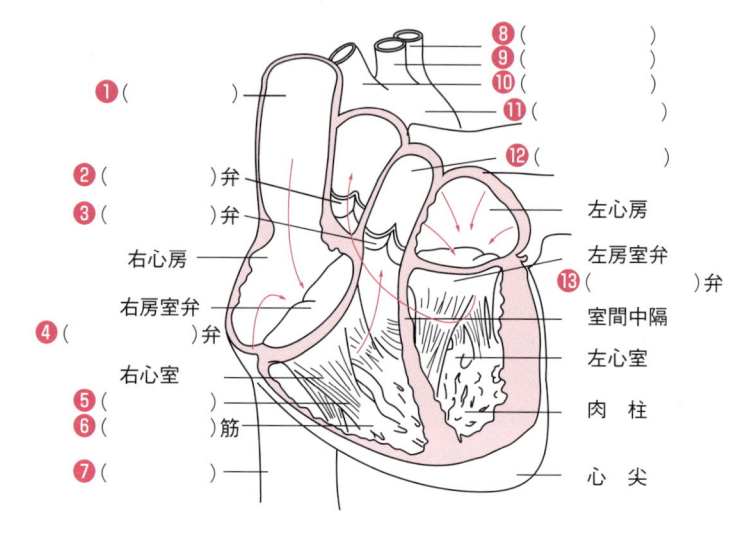

❶（　　　）
❷（　　　）弁
❸（　　　）弁
右心房
右房室弁
❹（　　　）弁
右心室
❺（　　　）
❻（　　　）筋
❼（　　　）

❽（　　　）
❾（　　　）
❿（　　　）
⓫（　　　）
⓬（　　　）
左心房
左房室弁
⓭（　　　）弁
室間中隔
左心室
肉柱
心尖

b．心臓と弁

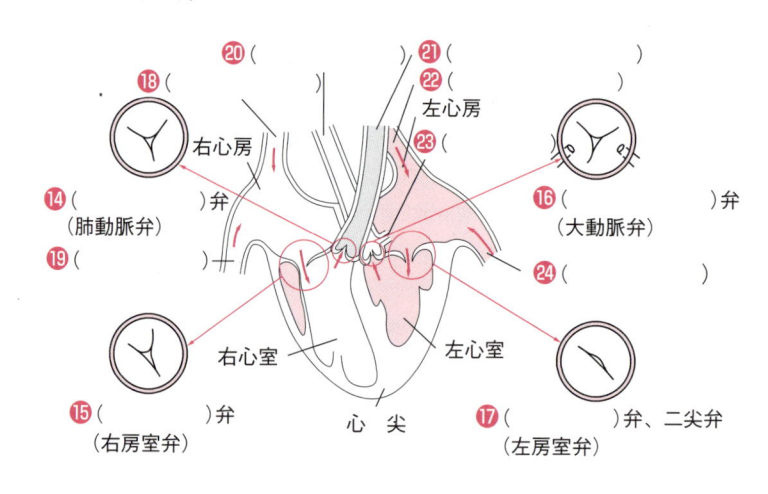

⓴（　　　）
㉑（　　　）
⓲（　　　）
㉒（　　　）
左心房
㉓（　　　）
右心房
⓮（　　　）弁
（肺動脈弁）
⓳（　　　）
⓯（　　　）弁
（右房室弁）
右心室
心尖
左心室
⓰（　　　）弁
（大動脈弁）
㉔（　　　）
⓱（　　　）弁、二尖弁
（左房室弁）

解答 ① a ❶上大静脈　❷大動脈　❸肺動脈　❹三尖　❺腱索　❻乳頭　❼下大静脈　❽左鎖骨下動脈　❾左総頚動脈　❿腕頭動脈　⓫大動脈弓　⓬肺動脈　⓭僧帽（二尖）
b ⓮半月　⓯三尖　⓰半月　⓱僧帽　⓲上大静脈　⓳下大静脈　⓴大動脈　㉑肺動脈　㉒右肺静脈　㉓冠状動脈　㉔左肺静脈

SIDE MEMO

▶冠状動脈
　冠状動脈(冠動脈)は大動脈の起始部より心臓を取り囲むように左右に枝分れし、心筋に血液を供給している。心臓自体を動かすのに必要なので、心臓を出てすぐに分岐した方が都合が良い。冠状動脈への血液の流入は、心筋がゆるんでいる拡張期におこる。

▶心臓の酸素消費量
　全循環量の5％(心臓自体の重さに比べて酸素消費が多いことに注目！)

▶冠状動脈の閉塞
　冠状動脈の閉塞、れん縮
　　　↓
　心筋虚血
　　　↓
　狭心症・心筋梗塞

▶閉塞を起こしやすい部位
　①前室間枝
　②右冠状動脈
　③回旋枝

2　冠状動脈

a．心臓の前面と後面

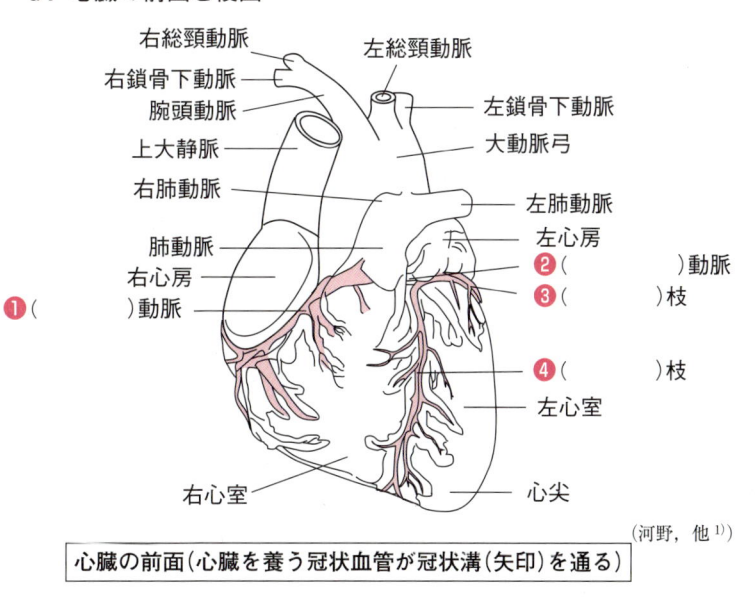

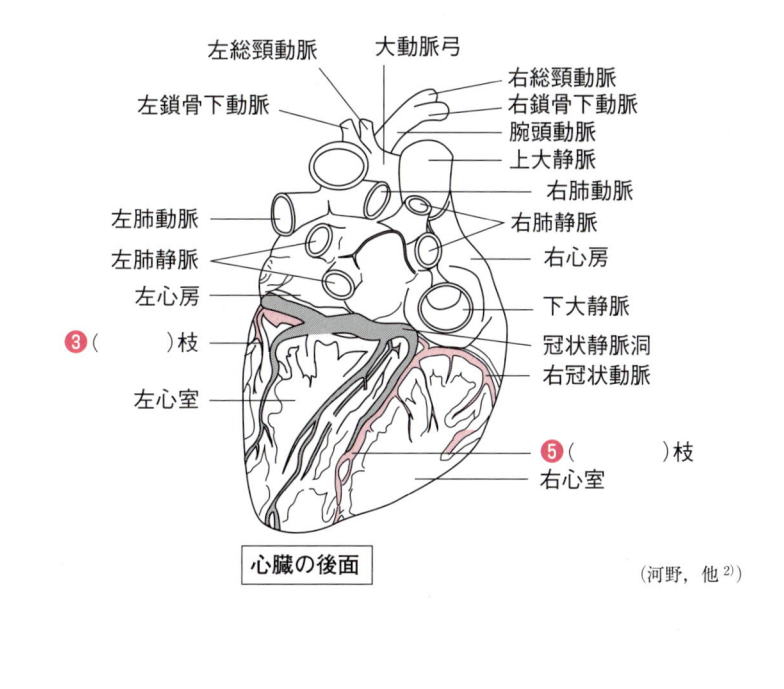

❶（　　　）動脈
❷（　　　）動脈
❸（　　　）枝
❹（　　　）枝

心臓の前面(心臓を養う冠状血管が冠状溝(矢印)を通る)

❸（　　　）枝
❺（　　　）枝

心臓の後面

(河野，他 1))
(河野，他 2))

解答　2　❶右冠状　❷左冠状　❸回旋　❹前室間　❺後室間

SIDE MEMO

▶興奮(刺激)伝導系
　心臓は洞房結節の自律性リズムによって収縮と拡張を交互に規則正しくくり返す．これは心臓壁にある特殊な筋線維の働きである．これを興奮伝導系という．
①洞結節(キースフラック結節)
　右心房上大静脈開口部前縁，健康な心臓のペースメーカー，70回／分
②房室結節(田原結節)
　心房中隔右側冠状静脈洞開口上縁部，40回／分
③ヒス束(房室束)
　房室結節〜心室隔
　40回／分
④(左右)脚枝
　心室中隔下行
　40回／分
⑤プルキンエ線維・心室筋
　30〜40回／分

▶心臓の自動性(自律性)
　上位からの神経信号が途絶えても心臓自身が自動的に興奮・収縮して拍動を続けることができる．(最低限の循環が保てる)

b．冠動脈とその栄養領域

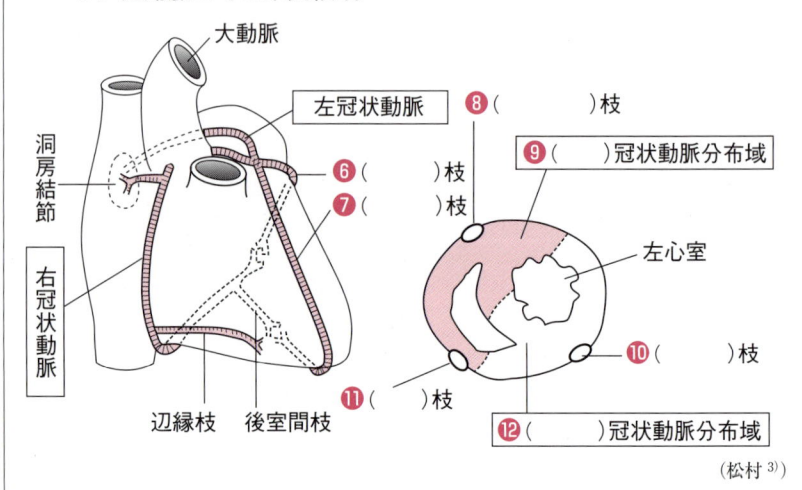

❽（　　　）枝
❾（　　　）冠状動脈分布域
❻（　　　）枝
❼（　　　）枝
❿（　　　）枝
⓫（　　　）枝
⓬（　　　）冠状動脈分布域

(松村[3])

3 刺激伝導系(心臓の興奮伝導)

a．心臓の興奮(刺激)伝導系

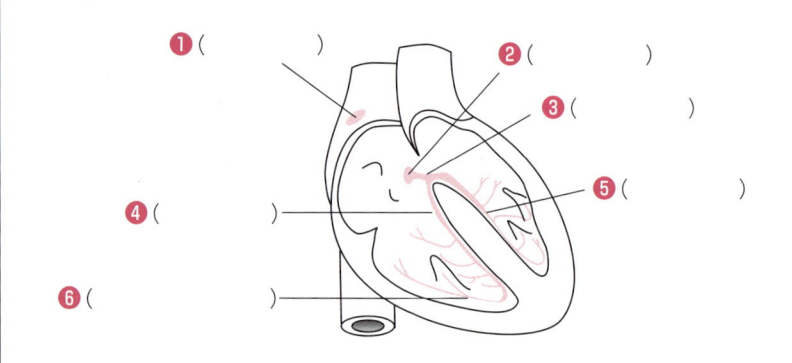

❶（　　　）　❷（　　　）　❸（　　　）　❹（　　　）　❺（　　　）　❻（　　　）

b．心臓の興奮の順序

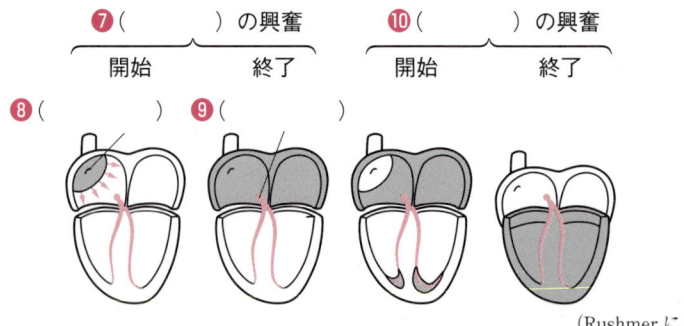

❼（　　　）の興奮　　❿（　　　）の興奮
開始　終了　　　　開始　終了
❽（　　　）　❾（　　　）

(Rushmer による)

解答　2 b ❻回旋　❼前室間　❽後室間　❾右　❿前室間　⓫辺縁　⓬左
3 a ❶洞房結節　❷房室結節　❸房室束(ヒス束)　❹右脚　❺左脚　❻プルキンエ線維
b ❼心房　❽洞房結節　❾房室結節　❿心室

SIDE MEMO

▶心拍数を増減させる刺激
①心拍数増加因子
　交感神経活動亢進，動脈血圧下降，静脈還流量増加，精神興奮，痛覚刺激，体温上昇，筋運動，ホルモン（カテコールアミン，サイロキシン），CO_2 増加，二次的 O_2 欠乏など
②心拍数減少因子
　迷走神経活動亢進，動脈血圧上昇，恐怖，冷感，内臓痛覚，三叉神経領域の痛覚，安静，睡眠，脳内圧亢進，ホルモン（アセチルコリン）など

4 心臓の神経支配

a．心臓神経：促進は❶（　　　）神経，抑制は❷（　　　）神経である．中枢は❸（　　　）である．

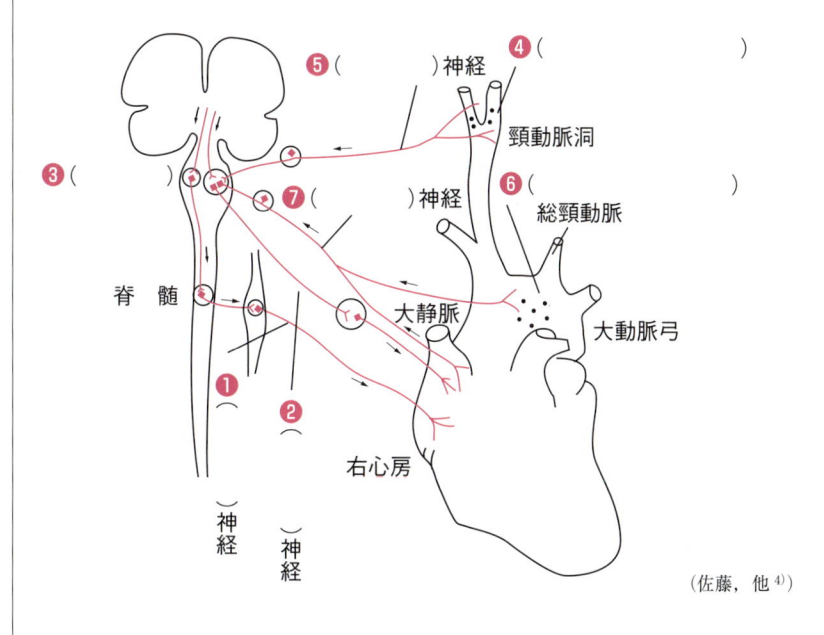

b．心臓反射：中枢→❽（　　　）
　　　　　　心臓神経促進→❾（　　　）神経
　　　　　　心臓神経抑制→❿（　　　）神経

・ベインブリッジ反射：静脈還流量の増加，右心房内圧の上昇により心拍数が⓫（　　　）する現象．
・圧受容器反射：血圧の上昇により頸動脈⓬（　　）圧受容器，大動脈⓭（　　）圧受容器が刺激を受けて心拍数が⓮（　　　）する現象．

解答 ４ a ❶交感　❷副交感（迷走）　❸延髄　❹頸動脈洞圧受容器　❺舌咽　❻大動脈弓圧受容器　❼迷走　b ❽延髄　❾交感　❿副交感　⓫増加　⓬洞　⓭弓　⓮減少

SIDE MEMO

▶心拍出量

1回の心拍出量は60～80mℓ．毎分心拍出量（心臓から1分間に拍出される血液量）は，安静時は約5ℓ，運動時は約25ℓ．人間の血液量は体重の約1/13であり，65kgの男性の場合約5kg（約5ℓ）となる．心臓は1分間で全身の血液を循環させる力がある．

5 全身の血液循環

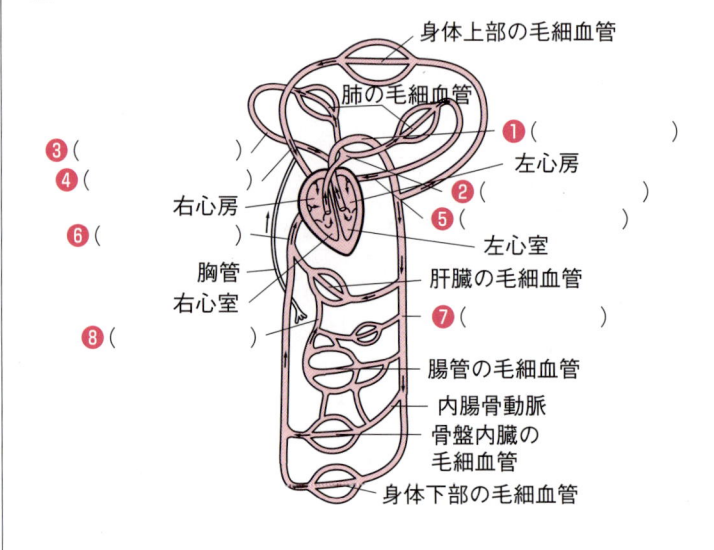

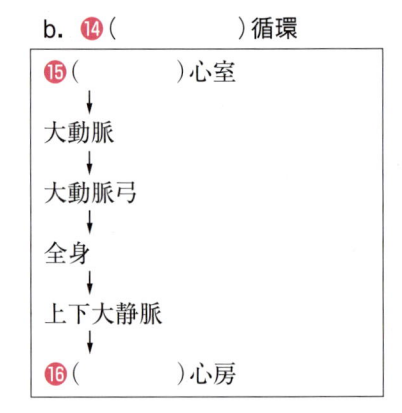

身体上部の毛細血管
肺の毛細血管
❶(　　　　　)
左心房
❷(　　　　　)
❸(　　　　　)
❹(　　　　　)
右心房
❺(　　　　　)
左心室
❻(　　　　　)
胸管
右心室
肝臓の毛細血管
❼(　　　　　)
❽(　　　　　)
腸管の毛細血管
内腸骨動脈
骨盤内臓の毛細血管
身体下部の毛細血管

（中野[5]）

a. ❾(　　　　)循環

❿(　　　)心室
↓
左右肺⓫(　　　)脈
↓
左右の肺
↓
左右肺⓬(　　　)脈
↓
⓭(　　　)心房

b. ⓮(　　　　)循環

⓯(　　　)心室
↓
大動脈
↓
大動脈弓
↓
全身
↓
上下大静脈
↓
⓰(　　　)心房

c．大動脈圧：
・収縮期血圧→約⓱(　　　)mmHg ┐
・拡張期血圧→約⓲(　　　)mmHg ┘ 平均血圧約 100 mmHg
・⓳(　　　)圧＝収縮期血圧－拡張期血圧＝約 40 mmHg
・⓴(　　　　)動脈圧＝拡張期血圧＋1/3脈圧，約㉑(　　　)mmHg,
・右心房圧：中心静脈圧と同じ→㉒(　　　)mmHg

d．肺循環（小循環）：平均動脈圧㉓(　　　)mmHg

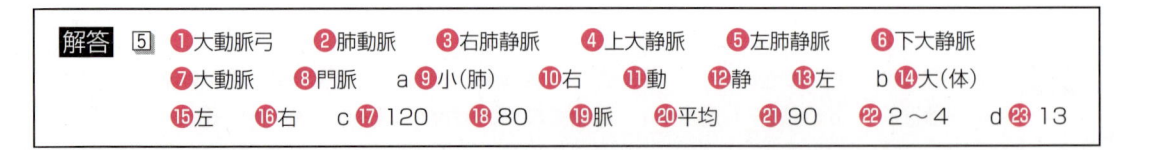

解答 5 ❶大動脈弓 ❷肺動脈 ❸右肺静脈 ❹上大静脈 ❺左肺静脈 ❻下大静脈 ❼大動脈 ❽門脈 a ❾小(肺) ❿右 ⓫動 ⓬静 ⓭左 b ⓮大(体) ⓯左 ⓰右 c ⓱120 ⓲80 ⓳脈 ⓴平均 ㉑90 ㉒2～4 d ㉓13

SIDE MEMO

▶心電図
　心臓の興奮により発生する心筋の活動電位を記録した曲線をいう．

▶基準電極と不関電極
　単極誘導の場合，ゼロ電位（基準電位）に対する計測点の電位の絶対値を記録するが，この基準電位を導出するための電極を基準電極という．生体計測では信号に対するゼロ電位を得ることが困難なため，電位変動の少ない誘導である電極を求める．これを不関電極という．一般に心電図の場合，ウィルソンの中心電極を不関電極として用いる．

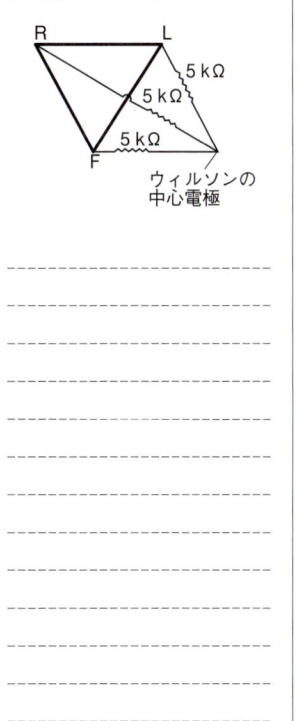

ウィルソンの中心電極

6 心電図

a．心電図の波形

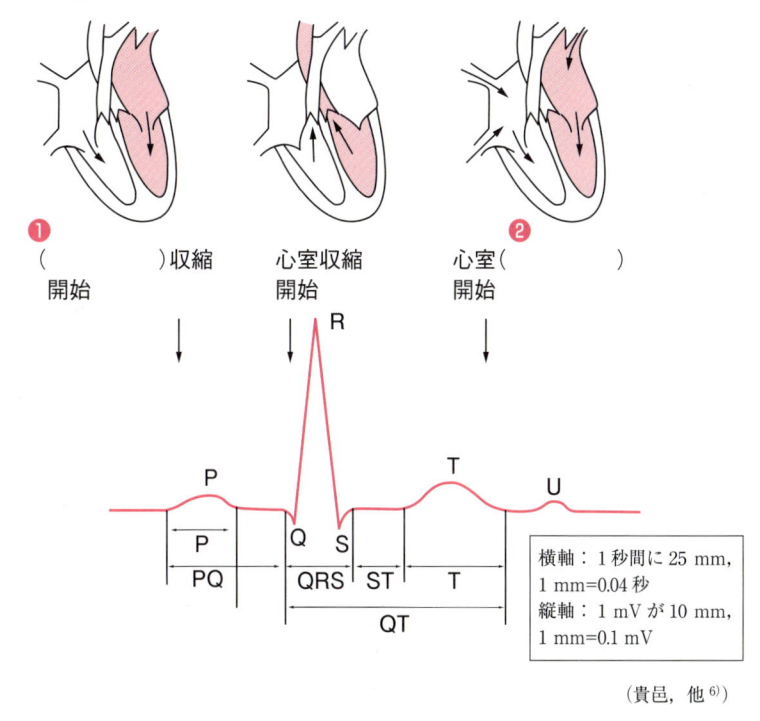

❶（　　　）収縮開始　　心室収縮開始　　心室❷（　　　）開始

横軸：1秒間に 25 mm，1 mm=0.04 秒
縦軸：1 mV が 10 mm，1 mm=0.1 mV

（貴邑，他⁶⁾）

- ❸（　　　）波：心房筋が興奮するときに発生する波，心房の❹（　　　）を表わす
- ❺（　　　）波：心室筋が興奮するときに発生する波，心室の❻（　　　）を表わす
- ❼（　　　）波：興奮した心室筋が回復していくときに発生する波，心室の❽（　　　）を表わす
- PQ 間隔：❾（　　　）間の興奮の伝導時間を表わす
- ST 間隔：心室筋が一様に興奮している時間
　　　　　❿（　　　）の完了と⓫（　　　）の始まりを表わす

解答 6 a ❶心房　❷拡張　❸P　❹脱分極　❺QRS　❻脱分極　❼T　❽再分極　❾房室　❿脱分極　⓫再分極

SIDE MEMO

▶ホルター心電図法でよく用いられる誘導

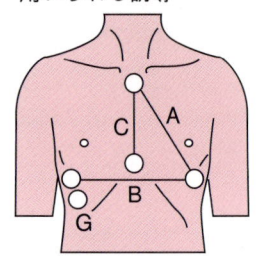

A：CM₅誘導，
B：CC₅誘導，
C：NASA誘導，
G：ground

(宮本，他⁷⁾)

▶心音
第Ⅰ音：心室収縮期開始時
↓
房室弁の閉鎖音
第Ⅱ音：心室拡張期開始時
↓
大動脈弁，肺動脈弁の閉鎖音
第Ⅲ音：心室拡張早期時
↓
心室壁の伸展音
第Ⅳ音：心房収縮期
↓
心房収縮音
※第Ⅲ音，第Ⅳ音は通常聴取されない．

----

b．運動負荷心電図試験

・運動負荷心電図試験：❷(　　　)性心疾患の診断，心疾患の重症度と予後の評価，❸(　　　)量の決定，運動処方のために用いる
・単一段階方式→❹(　　　)試験
・多段階方式→❺(　　　)，自転車エルゴメーター

c．ホルター心電図法

・ホルター心電図法：携帯型磁気テープ記録装置を用いて❻(　　　)中の心電図を❼(　　　)時間連続記録し，分析する方法
・得られる情報：最小心拍数，最大心拍数，平均心拍数，❽(　　　)脈の頻度，ST-T変化など

7　心音

心周期の1周期ごとに通常❶(　　)つの音を聴取できる

第1音：心室❷(　　　)の初期に❸(　　　)弁の閉鎖によって生じる音．その特徴は❹(　　　)く，やわらかく，❺(　　)い

第2音：心室❻(　　　)の初期に主に❼(　　　)弁や，❽(　　　)弁の閉鎖によって生じる音．その特徴は高く，鋭く，❾(　　)い

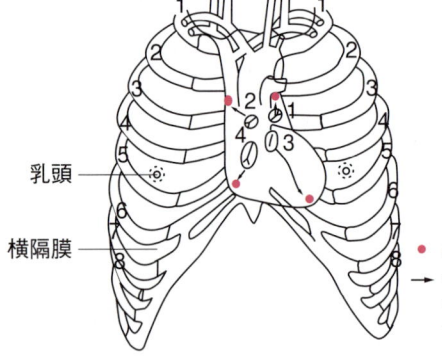

乳頭
横隔膜

● 心音の聴取部位
→ 各弁口の音の伝わる方向

(河野，他⁸⁾)

解答　6 b ❷虚血　❸運動許容　❹マスター2階段　❺トレッドミル　c ❻日常生活　❼24　❽不整

7 ❶2　❷収縮　❸房室　❹低　❺長　❻拡張　❼大動脈　❽肺動脈　❾短（❹❺，❼❽順不同）

SIDE MEMO

▶ 心カテーテル法
　鼠径部より大動脈を通して心臓までカテーテルを進入させる方法

▶ RI 検査法（心筋シンチグラム）
　放射性同位元素で標識した薬品を静脈注射して心臓の血流を調べる検査．

8　その他の心臓検査

a．心エコー（超音波検査）
・生体に❶(　　)を伴う侵襲を加えることなく心臓や弁および大血管の解剖学的構造と❷(　　)動態が計測できる

b．心カテーテル法
・診断的心カテーテル法：❸(　　)動態計測法，心血管造影法，❹(　　)動脈造影法・血液酸素含有量測定

c．CT
　MRI
・X 線 CT 法：❺(　　)断層像，大動脈瘤や血栓検出などの診断に用いる
・MRI：❻(　　)環境下での検査．ペースメーカー症例や人工弁（機械弁）置換症例には❼(　　)．大動脈瘤，弁膜症などの診断に用いる．

d．RI 検査法（心筋シンチグラム）
・❽(　　)性心疾患，特発性心筋症，右室肥大性疾患の診断に用いる

解答　8　a ❶出血　❷血流　b ❸血行　❹冠　c ❺水平　❻高磁場　❼禁忌　d ❽虚血

基礎問題

1. 酸素摂取量の決定因子
　酸素摂取量の決定因子について正しいものには○，誤っているのものに×を(　)内に記入しなさい．
　　❶(　)心拍数　❷(　)心係数　❸(　)左室駆出率　❹(　)心拍出量
　　❺(　)動静脈酸素較差

2. 心拍数を増加させる因子
　心拍数を増加させる因子について，正しいものには○，誤っているのものに×を(　)内に記入しなさい．
　　❶(　)動脈血圧上昇　❷(　)交感神経緊張　❸(　)吸息
　　❹(　)迷走神経緊張　❺(　)頭蓋内圧上昇　❻(　)三叉神経痛覚刺激

3. 血圧，心音図・心電図

次の図は心臓カテーテル法を用いて測定した，大動脈圧，左室圧，左房圧の経時的変化と心電図および心音図を重ねたものである．（　）内に適切な語句を記入しなさい．

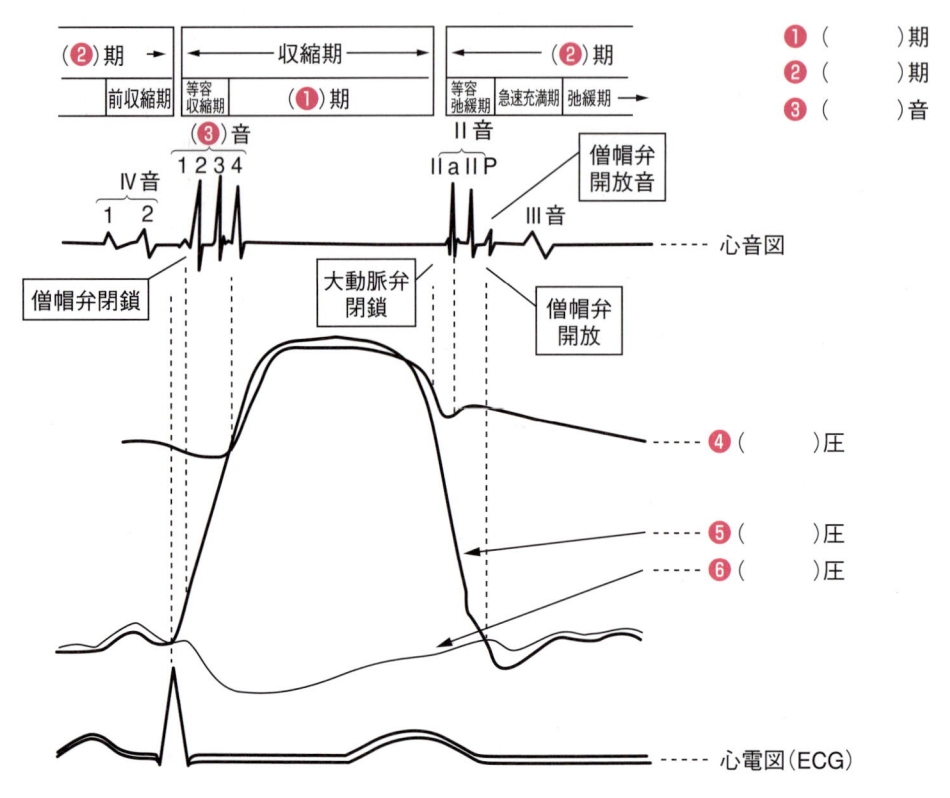

❶（　　　）期
❷（　　　）期
❸（　　　）音
❹（　　　）圧
❺（　　　）圧
❻（　　　）圧

(Luisada, 1965[9])

演習問題

1. 心臓の血管で誤っている組み合わせはどれか．
   1. 右冠状動脈 ——— 回旋枝
   2. 右冠状動脈 ——— 後室間枝
   3. 左冠状動脈 ——— 前室間枝
   4. 左冠状動脈 ——— 前　枝
   5. 左冠状動脈 ——— 後　枝

2. 血液循環で誤っているのはどれか．
   1. 吸息に伴って血圧が上がる．
   2. 臥位から立位になると拡張期血圧が上がる．
   3. 皮膚を強く摩擦するとその部の毛細血管が収縮する．
   4. 血管運動神経には血管収縮神経と血管拡張神経がある．
   5. 組織に二酸化炭素や乳酸が増すと局所の血管は拡張する．

3. 次の図は体内の各器官と血管を模式的に示したものである．
次のうち誤っているのはどれか．

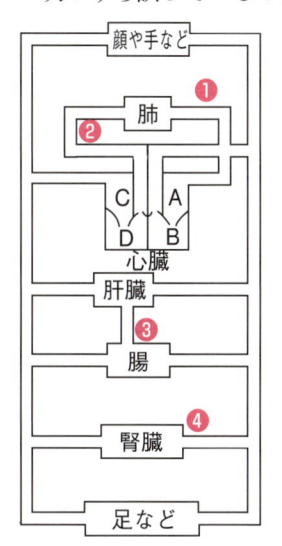

ア．A，B，C，Dのうち最も壁が厚いのはBである．
イ．最も多くの酸素を含む血液が流れている静脈は❶である．
ウ．最も多く二酸化炭素を含む血液が流れている動脈は❷である．
エ．最も多く栄養分を含む血液が流れている動脈は❸である．
オ．最も多く老廃物を含む血液が流れている静脈は❹である．

1. ア，イ
2. ア，オ
3. イ，ウ
4. ウ，エ
5. エ，オ

4. 血圧を上昇させるホルモンはどれか．
 1. アドレナリン　　2. カルシトニン　　3. テストステロン
 4. エストロゲン　　5. プロラクチン

5. 図は標準心電図記録図である．正しい心拍数はどれか． 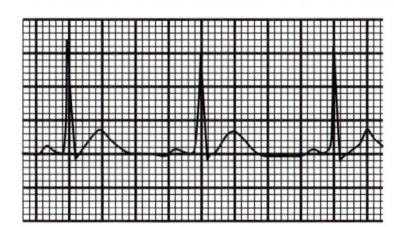
 1. 60/分
 2. 75/分
 3. 90/分
 4. 100/分
 5. 150/分

2　虚血性心疾患

SIDE MEMO

▶虚血
　臓器，組織への動脈血流量が減少した状態

▶β遮断剤
　カテコールアミン（アドレナリン，ノルアドレナリン）のβ受容体を特異的に遮断する薬物．狭心症，不整脈，高血圧に広く用いる．

▶Ca拮抗剤
　（Caチャンネルブロッカー）
　平滑筋，心筋細胞へのCa²⁺の流入を抑制する薬物．平滑筋の弛緩，心筋収縮の抑制を起こす．

1　虚血性心疾患（IHD）

❶(　　)動脈疾患とも呼ばれ，❶動脈の病変(❶動脈硬化による内腔❷(　　)，❸(　　))により❹(　　)虚血を生じる疾患である．

2　虚血性心疾患の代表的疾患

a．狭心症

狭心症	冠状動脈の❶(　　)性狭窄や❷(　　)による短時間の❸(　　)性心筋虚血をいう
主症状	❹(　　)痛（圧迫感，絞扼感，灼熱感，鈍痛，胸部不快感）
好発年齢	❺(　　)歳
性別	♂：♀＝❻(　　)：1
疼痛持続時間	❼(　　)い（2～3分，❽(　　)分以上は稀）
亜硝酸薬の効果	❾(　　)製剤の舌下投与が有効，数分で胸痛は消失する
心電図上虚血変化	心電図変化は発作時のみ，❿(　　)低下，T波は平定または⓫(　　)する
⓬(　　)	心室性期外収縮，心房細動
狭心症発作の誘発	⓭(　　)時発作，運動負荷試験⓮(　　)性
発作予防	持続性亜硝酸剤，冠⓯(　　)剤 ⓰(　　)遮断剤，⓱(　　)拮抗剤の使用
心筋梗塞への移行	発症後5年以内の移行25％，発症後10年以内の移行⓲(　　)％

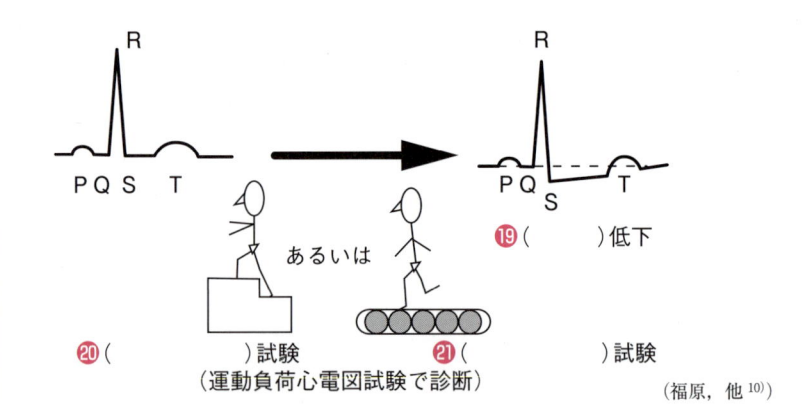

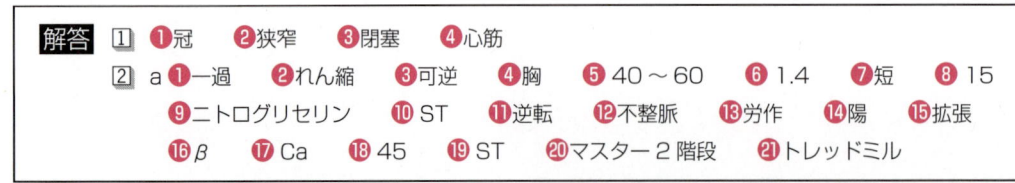

⓳(　　)低下

⓴(　　)試験
（運動負荷心電図試験で診断）

㉑(　　)試験

(福原，他10))

解答
1　❶冠　❷狭窄　❸閉塞　❹心筋
2　a　❶一過　❷れん縮　❸可逆　❹胸　❺40～60　❻1.4　❼短　❽15
　❾ニトログリセリン　❿ST　⓫逆転　⓬不整脈　⓭労作　⓮陽　⓯拡張
　⓰β　⓱Ca　⓲45　⓳ST　⓴マスター2階段　㉑トレッドミル

SIDE MEMO

▶**放散痛**

狭心症・心筋梗塞の際に感じる内臓痛．胸骨裏面に感じる圧迫痛や絞扼痛，咽喉部腕(左上腕)への放散痛．

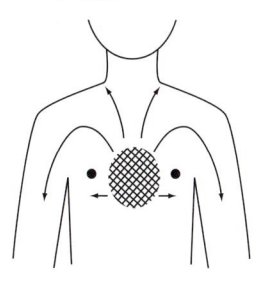

▶**心筋逸脱酵素**

心筋組織の細胞内に多く含まれ，心筋壊死のほか炎症，感染，外傷などに際して心筋細胞内より血中に放出される酵素のこと．CPK(CK)，AST(GOT)，LDHなどがある．

▶**よく出る略語**

- CPK：クレアチンフォスフォキナーゼ
 CK：クレアチンキナーゼ
- AST：アスパラギン酸アミノトランスフェラーゼ
 GOT：グルタミン酸オキサロ酢酸トランスアミナーゼ
- LDH：乳酸脱水素酵素
- CRP：C反応性蛋白
- HBD：ヒドロキシ酪酸脱水素酵素
- IABP：大動脈バルーンパンピング法

b．心筋梗塞

心筋梗塞	冠状動脈の❷2( )により血流が途絶え，閉塞部以下の心筋が❷3( )を起こした状態
主症状	非常に強く❷4( )な胸痛発作，胸部絞扼感，❷5( )痛 顔面蒼白，冷汗，悪心，嘔吐，生命不安感，軽度体温上昇
好発年齢	❷6( )歳
性別	♂：♀=1.5：1
疼痛持続時間	❷7( )い(30分～数時間以上)
亜硝酸薬の効果	ニトログリセリン製剤の舌下投与は❷8( )効
高齢者・糖尿病者の症状	❷9( )的症状はない 呼吸困難，めまい，失神，無痛性心筋梗塞
心電図上虚血変化	発作直後ST❸0( )，❸1( )波出現 1ヵ月後❸2( )波出現
不整脈	心室性期外収縮，心房細動，❸3( )ブロック
合併症	❸4( )脈血栓，左心房内壁血栓，肺塞栓，脳塞栓
その他症状	脳循環障害→めまい，失神，意識混濁，血圧❸5( ) ショック症状，❸6( )性心不全，呼吸困難，起坐呼吸，心破裂
血液検査値	心筋壊死症状→発熱，❸7( )球増加，赤沈亢進，❸8( )陽性
心筋逸脱酵素	❸9( )，AST(GOT)，LDH値の上昇
治療	急性期→❹0( )臥床，鎮痛剤，酸素吸入，抗凝固剤 IABP亜急性期→リハビリテーションの開始
予後	やや❹1( )(1ヵ月以内の死亡率30～40%)

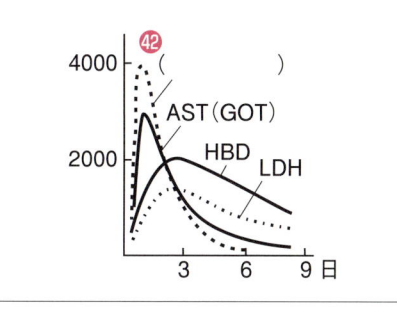

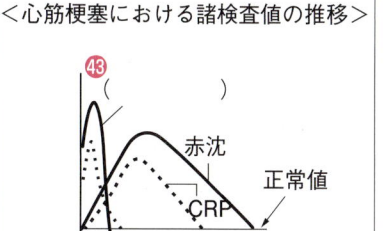

＜心筋梗塞における血清酵素の経時変化＞

❹2( ) AST(GOT) HBD LDH

＜心筋梗塞における諸検査値の推移＞

❹3( ) 赤沈 正常値 CRP 白血球数

＜心筋梗塞の心電図の経時変化＞
発作前 発作直後 1日後 1か月後 1年後

(3図とも福原，他[11])

解答 2 b ❷2閉塞 ❷3壊死 ❷4激烈 ❷5放散 ❷6 50～70 ❷7長 ❷8無 ❷9典型 ❸0上昇 ❸1異常Q ❸2陰(冠)性T ❸3房室 ❸4静 ❸5低下 ❸6うっ血 ❸7白血 ❸8 CRP ❸9 CPK(CK) ❹0絶対安静 ❹1不良 ❹2 CPK(CK) ❹3 AST(GOT)

SIDE MEMO

▶冠危険因子
　冠動脈の循環障害を起こす原因のこと．

3 虚血性心疾患の治療

a．狭心症の治療

1) ❶(　　　　　　)の管理
　定量的運動負荷試験による安全域での運動処方
　→日常生活は❷(　　)METs まで

2) 冠危険因子の除去
　冠危険因子：1) 高脂血症　2) 高血圧　3) ❸(　　　)
　　　　　　　4) 糖尿病　5) 肥満　6) 高尿酸血症
　　　　　　　7) ❹(　　　　)

3) 薬物治療
　・❺(　　　　　　　)舌下投与
　・2％ニトログリセリンテープの経皮投与
　・その他の主要治療薬：亜硝酸剤
　　　　　　　　　　　　β遮断剤
　　　　　　　　　　　　Ca 拮抗薬
　　　　　　　　　　　　冠拡張剤

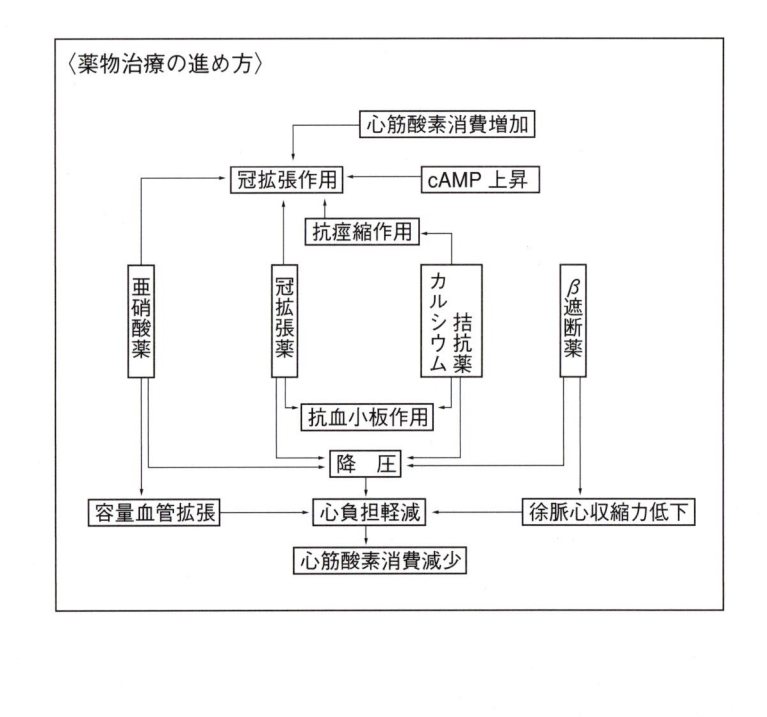

〈薬物治療の進め方〉

心筋酸素消費増加 → 冠拡張作用 ← cAMP 上昇
抗攣縮作用
亜硝酸薬／冠拡張薬／カルシウム拮抗薬／β遮断薬
抗血小板作用
降　圧
容量血管拡張　心負担軽減　徐脈心収縮力低下
心筋酸素消費減少

解答 3 a ❶ライフスタイル　❷5　❸喫煙　❹ストレス(❸・❹順不同)
　　　　　❺亜硝酸剤(ニトログリセリン)

SIDE MEMO

▶ A-Cバイパス術
　主要冠動脈の中枢側に高度の狭窄がある時にバイパスグラフトを用いて上行大動脈から冠動脈狭窄部より末梢血管にバイパスする術式．

▶ IABP（大動脈内バルーンパンピング法）
　心臓ポンプ機能の補助法の1つ．心臓の拍動にあわせてバルーンを拡張，収縮させて冠状動脈への血液流入をうながす．

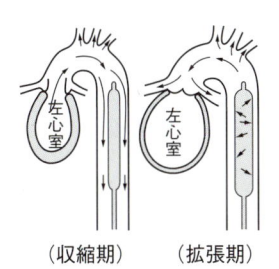

（収縮期）　（拡張期）

4）外科的治療
　・PTCA（経皮経管冠動脈形成術）
　　　冠動脈狭窄部に❻（　　　）を挿入拡張する．
　　　禁忌→三枝病変や左冠動脈主幹部病変のときは禁忌．
　・A-C（大動脈―冠動脈）バイパス術

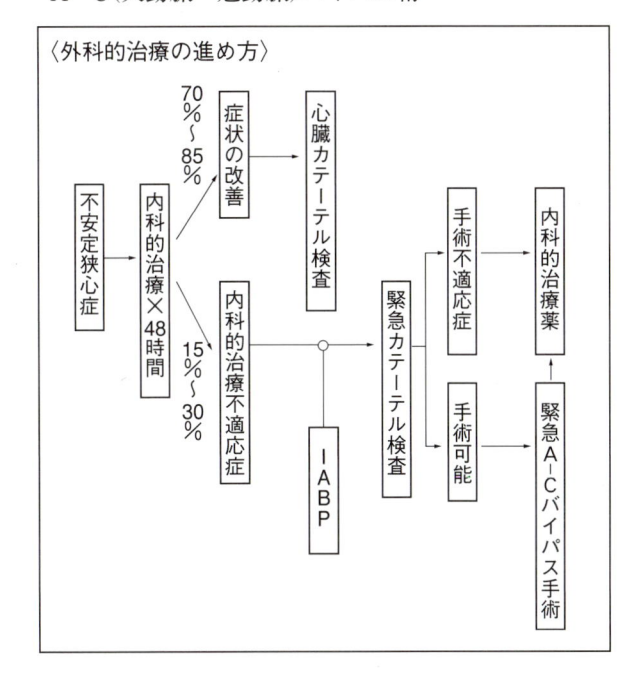

〈外科的治療の進め方〉

不安定狭心症 → 内科的治療×48時間 → （70%～85%）症状の改善 → 心臓カテーテル検査
　　　　　　　　　　　　　　　　　（15%～30%）内科的治療不適応症 → 緊急カテーテル検査 → 手術不適応症 → 内科的治療薬
　　　　　　　　　　　　　　　　　　　　　　IABP　　　　　　　　　　　　　　　　手術可能 → 緊急A-Cバイパス手術

b．心筋梗塞の治療

絶対安静臥床	発作直後～数日間は❼（　　　）のみ許可 発作当日絶食
心電図モニター管理	心電図モニター監視システム
鎮痛	塩酸モルヒネ（静注）
鎮静	ジアゼパム，クロルジアゼポキシド（静注）
酸素吸入	鼻カニューレ
心室頻拍	リドカイン（点滴静注）
線溶療法	血栓溶解剤
排便に対する注意	「いきみ」による❽（　　　）現象は禁忌（血圧上昇，心拍出量減少の恐れ）
抗凝固療法	抗凝血薬（ワーファリン）の内服
リハビリテーション	全身な❾（　　　）運動，❿（　　　）%（VO_2max）の運動負荷

解答 ③ a ❻バルーンカテーテル
　　　　b ❼飲水　❽バルサルバ　❾有酸素　❿40～60

基礎問題

1. 虚血性心疾患
   次の文章について正しいものに○，誤っているものに×を（　）内に記入しなさい．
   ❶ （　）狭心症発作は安静時には起こらない．
   ❷ （　）急性心筋梗塞では血中 CK 値が上昇する．
   ❸ （　）狭心症発作は一過性である．
   ❹ （　）不安定狭心症は心筋梗塞に移行しやすい．
   ❺ （　）ホルター心電図は不安定狭心症の管理・治療計画に有効である．
   ❻ （　）亜硝酸剤（ニトログリセリン）は労作性狭心症の発作予防にはほとんど効果が無い．
   ❼ （　）夜間安静時狭心症に対して β 遮断剤は 80～90％有効である．
   ❽ （　）急性心筋梗塞の胸痛は 5 分以内に消失する．

演習問題

1. 狭心症について誤っているのはどれか．
   1. 定型的な狭心症であっても，安静時心電図は正常を示すことがある．
   2. 通常，酸素需要の増大は，冠血管の拡張で十分まかなわれる．
   3. 大部分は心筋梗塞に移行する．
   4. 狭心症の疑いがあるときには，マスターの 2 階段試験が行われる．
   5. 心不全，重篤な不整脈などの合併症のないものは予後がよい．

2. 急性心筋梗塞で誤っているのはどれか．
   1. 高血圧は危険因子である．
   2. 冠動脈の閉塞で起こる．
   3. 胸痛発作が生じる．
   4. 心電図で異常 Q 波が認められる．
   5. 血性クレアチンキナーゼ(CK)値は正常範囲にある．

3. 正しい組合せはどれか．
   1. 心筋梗塞　――――――　CPK
   2. 痛風　　　――――――　ビリルビン
   3. 膵疾患　　――――――　クレアチニン
   4. 肝疾患　　――――――　リパーゼ
   5. 腎疾患　　――――――　GPT

4. 50歳女性．安静時では心電図上に異常のない虚血性心疾患．5 METS相当の運動負荷試験時の心電図を示す．日常生活の動作で避けたほうが良いのはどれか．

　　安静時　　　運動負荷試験時

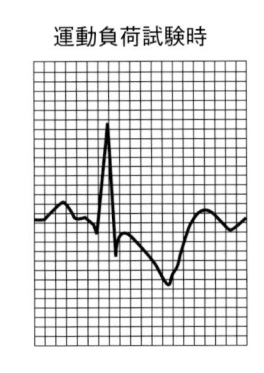

　　ア．掃除機での掃除
　　イ．植木の手入れ
　　ウ．テニス
　　エ．ジョギング
　　オ．ボーリング

　　1．ア，イ　　2．ア，オ　　3．イ，ウ　　4．ウ，エ　　5．エ，オ

5. 心筋梗塞患者のリハビリテーションで誤っているのはどれか．
　　ア．クレアチンキナーゼ(CK)値は梗塞範囲の指標となる．
　　イ．合併症のない急性心筋梗塞の入院期間は20週程度である．
　　ウ．安静時の背臥位でのエネルギー消費は1.5 METsである．
　　エ．いきみを伴う排便は再梗塞の原因となる．
　　オ．CCUでの作業療法士の役割として心理的支持がある．

　　1．ア，イ　　2．ア，オ　　3．イ，ウ　　4．ウ，エ　　5．エ，オ

6. 虚血性心疾患に対する運動療法の効果で正しいのはどれか．
　　ア．1回心拍出量の増加
　　イ．血中カテコラミン濃度の増加
　　ウ．最大下運動での心拍数の増加
　　エ．最大心拍数の増加
　　オ．嫌気性代謝閾値(AT)の上昇

　　1．ア，イ　　2．ア，オ　　3．イ，ウ　　4．ウ，エ　　5．エ，オ

7. 狭心症発作をもつ患者の作業療法で誤っているのはどれか．
　　1．等張性収縮の運動は等尺性収縮の運動より血圧への負荷が大きい．
　　2．作業負荷の決定には二重積(double product)を考慮する．
　　3．作業負荷を増加して胸痛を訴えたときは作業を中止する．
　　4．作業療法中に顔面蒼白がみられたときは作業を中止する．
　　5．作業療法の開始前にニトログリセリンの携帯を確認する．

3 心不全

SIDE MEMO

1　心不全
さまざまな原因によって心臓の❶(　　　)機能が障害され❷(　　　)量が減少し，その結果，各臓器への❸(　　　)供給が低下した病態を示す．すべての心疾患の終末像．

2　心不全の原因疾患
- 原因疾患の8割以上：生活習慣病(❶(　　)症，❷(　　　)) (両者の合併)
- その他の原因疾患：心筋症，❸(　　)症，心筋炎など
- 生命予後：❹(　　　)(1/3は2年以内，2/3は6年以内に死亡)

3　心不全の分類
a．左心不全と右心不全
　1）左心不全は左心系の機能不全

〈左心不全〉

夜間呼吸困難
❷(　　　)呼吸

意識レベルの低下
チアノーゼ

聴診上両側に❶(　　　)

❸(　　)脈
手足の冷感

血圧
❹(　　)
胸水

胸部X線

尿量❺(　　)
肺動脈楔入圧
左心室拡張終期圧上昇
(共に14 mmHg以上)
心係数2.21/分 m²以上

❻(　　　)拡大

①❼(　　　)量の減少による諸臓器の血流量低下
②❽(　　)脈のうっ血による肺の浮腫
③原因疾患として　心筋疾患，虚血性心疾患，不整脈，僧帽弁疾患など

解答
1　❶ポンプ　❷心拍出　❸血流
2　❶高血圧　❷虚血性心疾患　❸弁膜　❹不良
3　a－1) ❶湿性ラ音　❷起座　❸頻　❹低下　❺減少　❻心陰影　❼心拍出　❽肺静

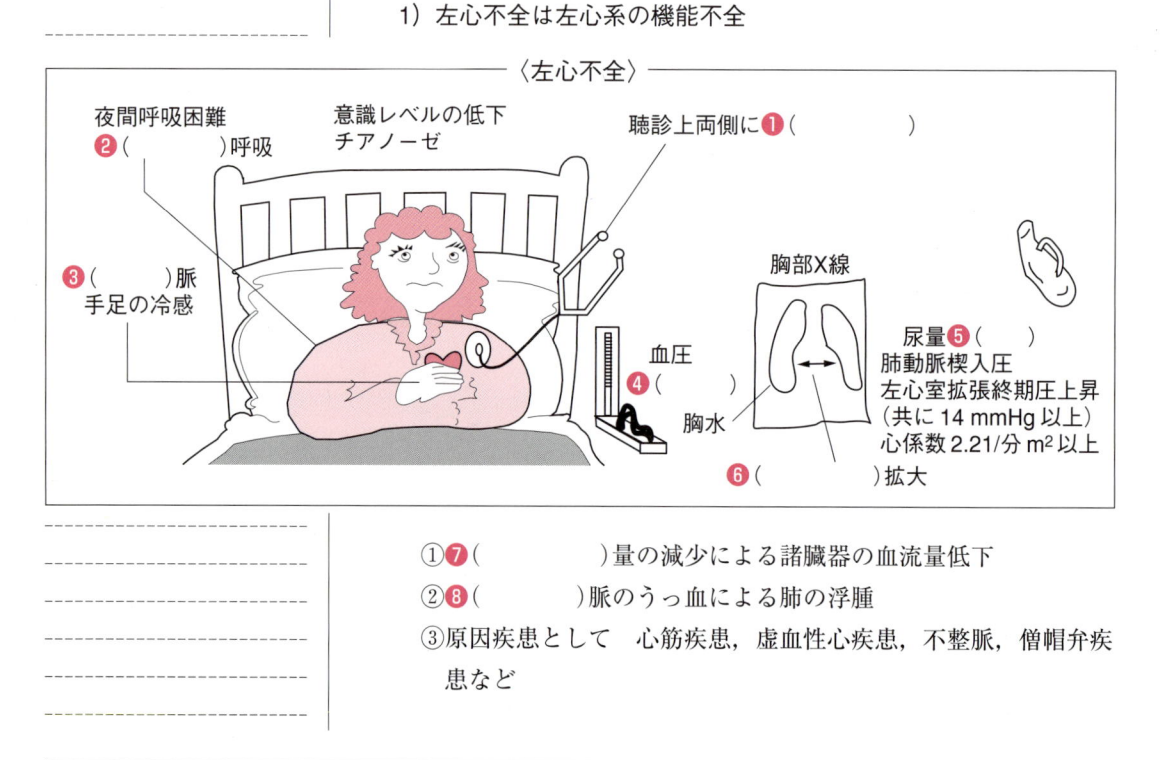

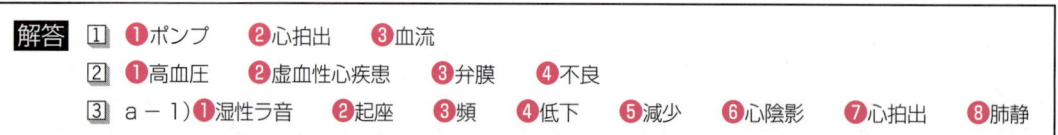

SIDE MEMO

▶心タンポナーデ
　心膜腔内に心膜液貯溜がおこり，心膜腔内圧の上昇が心臓の拡張期充満を障害することで心拍出量が低下し，全身への循環不全を来した状態をいう．心エコーが診断上有効である．心臓はレントゲン上，肥大しているが実際には心膜液貯溜により膨らめない状態になっている．

2）右心不全は右心系の機能不全

〈右心不全〉

❾（　　　　　　　）
心タンポナーデなどが原因

❿（　　　）怒張
中心血圧 10cmH₂O 以上
胸　水

肝⓫（　　）

腹　水

⓬（　）尿

下肢の⓭（　　）

①⓮（　　）系のうっ血により諸臓器に浮腫を呈する
②多くは⓯（　　　　）に続発
③原因疾患として　慢性閉塞性肺疾患，心筋疾患，肺梗塞→肺高血圧→肺性心，心タンポナーデなど

b．急性心不全と慢性心不全

1）急性心不全
・健康な人に，突然新しい⓰（　　）疾患が生じ，重篤な循環障害に陥った場合→急性⓱（　　　）梗塞症，急性⓲（　　　）弁閉鎖不全など．

2）慢性心不全
・長年にわたる心疾患の⓳（　　　）により慢性的に心機能が障害された状態．→リウマチ性弁膜症，拡張型⓴（　　　）症など．

c．収縮不全と拡張不全

1）収縮不全
・㉑（　　）心室の収縮力低下→㉒（　　　）障害を主とする心不全．

2）拡張不全
・心室の収縮力は㉓（　　　）で拡張性が障害→左室拡張期圧の上昇，肺㉔（　　　）を主とする心不全．

解答　③　a-2）❾慢性閉塞性肺疾患　❿頸静脈　⓫腫大　⓬乏　⓭浮腫　⓮静脈　⓯左心不全
　　　　b-1）⓰心　⓱心筋　⓲僧帽　b-2）⓳合併　⓴心筋
　　　　c 1）㉑左　㉒駆出　c-2）㉓正常　㉔うっ血

SIDE MEMO

▶利尿剤の使用について
　利尿剤は，生理的な尿量を超えて尿を排泄することで循環血液量を減少させ，心臓への負荷を軽減させる働きをする．ただ，無理に尿を排泄させるので使用にあたっては，血圧の低下，電解質の異常（低カリウム血症）に注意が必要．

4　心不全の治療

・心筋収縮力の改善：❶（　　　　　）剤の使用．副作用（悪心，嘔吐，腹痛，下痢など）に注意．
・浮腫の改善：❷（　　）剤の使用．副作用として❸（　　　　）の異常に注意．
・心臓負荷の軽減：末梢血管拡張剤の使用．
・呼吸困難の改善：❹（　　　　）吸入．
・誘発因子や増悪因子の除去．
　［食塩過剰摂取，高コレステロール食摂取，
　　喫煙，ストレス，肥満，運動不足などの改善］

解答　4　❶ジギタリス　❷利尿　❸電解質　❹酸素

基礎問題

1．心不全の症状
　次の心不全の症状について下の語群から選び（　）内に記号を記入しなさい．
　❶左心不全（　　　　　　　　　　　　）
　❷右心不全（　　　　　　　　　　　　）

【語群】
| ア．呼吸困難 | イ．頸静脈怒張 | ウ．肝腫大 | エ．尿量減少 |
| オ．急性肺水腫 | カ．起座呼吸 | キ．下肢の浮腫 | ク．湿性ラ音 |

演習問題

1．うっ血性心不全で誤っているのはどれか．
　1．息切れ
　2．起座呼吸
　3．尿量減少
　4．徐　脈
　5．胸部エックス線像で心陰影拡大

2．正しいのはどれか．
　ア．狭心症発作は安静時には起こらない．
　イ．左心不全では肝の腫大が生じる．
　ウ．右心不全では起座呼吸が生じる．
　エ．急性心筋梗塞では血中 CK 値が上昇する．
　オ．解離性大動脈瘤の合併症として両下肢麻痺がある．

　　1．ア，イ　　2．ア，オ　　3．イ，ウ　　4．ウ，エ　　5．エ，オ

4 心弁膜疾患

SIDE MEMO
▶右房・左房・右室・左室
内科学（臨床医学）では病名や病態を表わすときに，右心房を「右房」，左心房を「左房」，右心室を「右室」，左心室を「左室」と呼ぶ．また心房のことを「上室」と言うこともある．
例）「上室性期外収縮」
など…

1 心弁膜疾患

・心臓の弁（僧帽弁，大動脈弁，肺動脈弁，三尖弁）にそれぞれに狭窄と閉鎖不全を起こす疾患

❶（　　　）：弁が十分開かなくなる病態，❷（　　　）方向の血流障害を起こす

❸（　　　）：弁の閉鎖が不完全なため，血液の❹（　　　）流を起こす

・原因：80％〜90％が❺（　　　）による❺性弁膜症だが，最近❻（　　　）傾向にある．逆に増加傾向にあるのは，❼（　　　）疾患による乳頭筋機能不全症候群，僧帽弁逸脱症候群である．その他，先天性，感染性心内膜炎，梅毒性のものや，動脈硬化，心筋症，膠原病などに合併するものがある．

2 僧帽弁狭窄症

a. 病態

・僧帽弁の変性・癒着により弁口の狭窄を起こし，弁が十分開かない状態．右室圧負荷の増大により，❶（　　　），❷（　　　）うっ血を起こす．

・発症年齢：20〜40歳代，　男女比；♂＜♀（女性が約2倍）

・発生頻度：全弁膜症の35％以上（第1位）

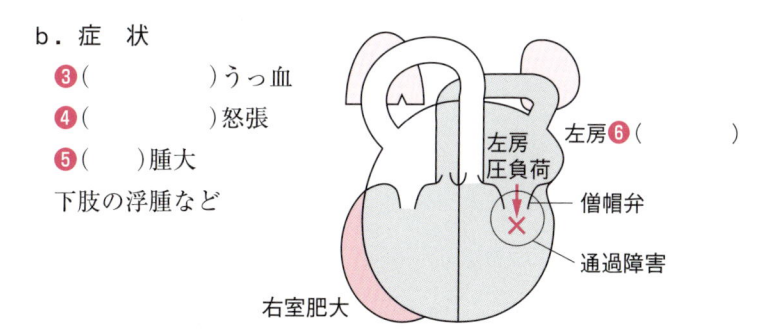

b. 症状

❸（　　　）うっ血
❹（　　　）怒張
❺（　　　）腫大
下肢の浮腫など

左房圧負荷　左房❻（　　　）
僧帽弁
通過障害
右室肥大

解答　1 ❶狭窄　❷順　❸閉鎖不全　❹逆　❺リウマチ　❻減少　❼虚血性心
2 a ❶右室肥大　❷大静脈　b ❸大静脈　❹頸静脈　❺肝　❻拡大

SIDE MEMO

3 僧帽弁閉鎖不全

a．病　態
- 僧帽弁の閉鎖が不完全なために，収縮期に左室より左房に向かって血液が❶(　　　)する状態．心拍出量の❷(　　　)，左室・左房容量負荷の増大が起こる
- 発生頻度：全弁膜症の22％(第2位)

b．症　状
- ❸(　　　)・易疲労・動悸
- ❹(　　)心不全の徴候
- ❺(　　　)怒張
- 肝腫大・浮腫

左房拡大
左房容量負荷
僧帽弁
逆流
左室容量負荷
右室肥大
左室❻(　　)

4 大動脈弁狭窄症

a．病　態
- 大動脈弁の変性・癒着により弁口の狭窄を起こし，弁が十分開かない状態．左室から十分な血液排出がなされず，抵抗が増し，その抵抗にうち勝つために❶(　　　)圧負荷の増大がおこる．
- 発生頻度：全弁膜症の1〜2％

b．症　状
- ❷(　　)発作
- めまい，動悸，息切れ，呼吸困難
- ❸(　　)痛
- ❹(　　)障害

大動脈弁
左室圧負荷
左室❺(　　)

解答　③ a ❶逆流　❷減少　b ❸息切れ　❹右　❺頸静脈　❻拡大
　　　　 ④ a ❶左室　b ❷失神　❸胸　❹通過　❺肥大

5 大動脈弁閉鎖不全

a．病態
- 大動脈弁の閉鎖が不十分なために，拡張期に大動脈より左室へ向かって血液が❶(　　　)する状態．❷(　　　)期に大動脈から左室への血液の一部が逆流し，左室容量負荷の増大，それに適応して左室の❸(　　　)・拡張が起こる
- 発症年齢：20〜30歳代，男女比：♂＞♀（男性が約2倍）
- 発生頻度：全弁膜症の5％

b．症状
動悸・めまい・胸痛

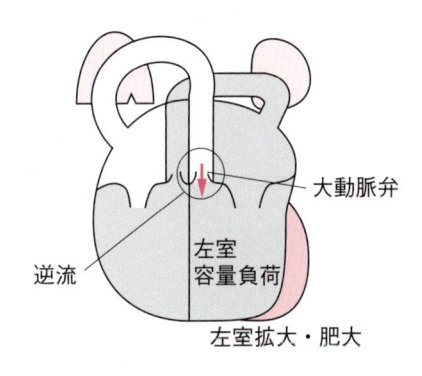

6 心弁膜症の治療

a．内科的治療
- 逆流が❶(　　)等度以下で，自覚症状がなく洞調律の場合は治療の必要性はない
- 高度の逆流，心不全症状がある場合はACE阻害剤投与や❷(　　　　)療法を行う

b．外科的治療
- ❸(　　　　)術：心臓の弁の保存的修復方法
  心機能が低下する前に施行する
- ❹(　　　　)術：修復不可能な弁を人工弁と入れ替える
  機械弁と生体弁がある
  ワーファリンによる❺(　　　　)療法が必要
  血栓塞栓，出血傾向，貧血に注意

SIDE MEMO

▶ 洞調律
　洞房結節の規則正しい反復興奮によって形成される正常の心臓の拍動リズムのこと（約60〜100回／分）

▶ ACE阻害剤
　高血圧治療薬のこと．ACE阻害剤は，心保護作用があり心不全治療薬としても用いられる．ただし副作用として，高頻度に空咳が出現する．

▶ ワーファリン（抗凝血薬）
　血液の凝固因子ができるのを阻止する薬剤．血栓の治療，予防に用いる．血友病や消化管潰瘍，出血傾向の人には禁忌．副作用として，鼻出血や歯ぐき出血などがあり注意が必要．

解答 5 a ❶逆流　❷拡張　❸肥大
6 a ❶中　❷血管拡張　b ❸弁形成　❹弁置換　❺抗凝固

基礎問題

1. 心弁膜疾患

次の文のうち，正しいものに○，誤っているものに×を（ ）内に記入しなさい．

❶ （　）弁狭窄と弁閉鎖不全とは合併することが多い．
❷ （　）弁膜機能が障害されると，最終的にはうっ血性心不全の経過をたどる．
❸ （　）大動脈弁閉鎖不全症の進行で，肺うっ血を起こし肺水腫に移行する．
❹ （　）大動脈弁狭窄症では，拡張期に血液が大動脈から左心室に逆流する．
❺ （　）僧帽弁閉鎖不全では，左室機能不全が生じ，心拍出量の減少が起こる．
❻ （　）僧帽弁狭窄症では血栓形成の可能性が高く，全身の血栓塞栓症を起こしやすい．
❼ （　）三尖弁弁膜症は先天性のものが多い．

演習問題

1. 循環器疾患で正しい組み合わせはどれか．
    ア．心臓弁膜症 ──── リウマチ性心内膜炎
    イ．右心不全 ──── 急性肺浮腫
    ウ．褐色細胞腫 ──── 腎性高血圧
    エ．静脈血栓症 ──── 肝硬変
    オ．動脈硬化 ──── 大動脈瘤

    1．ア，イ　　2．ア，オ　　3．イ，ウ　　4．ウ，エ　　5．エ，オ

2. 循環器疾患で誤っている組み合わせはどれか．
    1．僧帽弁狭窄症 ──── リウマチ熱
    2．僧帽弁閉鎖不全 ──── 先天異常
    3．大動脈弁狭窄症 ──── 3徴候（失神発作，胸痛，呼吸困難）
    4．大動脈弁閉鎖不全 ──── 解離性大動脈瘤
    5．三尖弁弁膜症 ──── 後天性

5 先天性心疾患

先天性心疾患とは❶(　　　　)期の初期に何らかの原因で心臓や血管の❷(　　　　)過程が障害され，種々の障害が生じたものの総称

1 中隔欠損
a．分類と症状

	心房中隔欠損（ASD）	心室中隔欠損（VSD）
概念	心房中隔が閉鎖せず欠損孔がある 全先天性心疾患で最も多い 原則：手術療法	心室中隔に欠損孔がある ASDに次いで多い 他の心奇形の合併も多い 自然閉鎖あり
血流	❶(　　)房から❷(　　)房への血流短絡 →❸(　　)心系に容量負荷	❹(　　)室から❺(　　)室への血液短絡 →右室に容量負荷 →左右心室の❻(　　)
症状	労作時呼吸困難 息切れ，動悸，易疲労性	息切れ，動悸，易疲労性 欠損孔が大きいと小児期に死亡
説明図	右房拡張／右房容量負荷／右室容量負荷／心房間短絡／右室拡大	心室間短絡／左房拡張／右室容量負荷／左室容量負荷／右室拡大　左室拡大

2 ファロー四徴症
a．四徴候の心奇形を伴う先天性心疾患

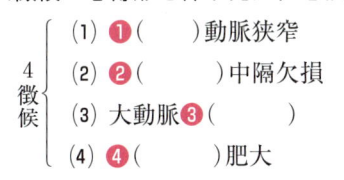

4徴候
- (1) ❶(　　)動脈狭窄
- (2) ❷(　　)中隔欠損
- (3) 大動脈❸(　　)
- (4) ❹(　　)肥大

SIDE MEMO

▶心臓形成
　心臓の収縮は受精後21〜22日に開始する．しかし血液はまだ循環しておらず，第4週末に血液の循環が一方向にはじまる．また原始心臓の原始心室区分は4週半ば頃に始まり，第5週末に完了する．（刺激伝導系の発生も同様）

▶大動脈騎乗（騎乗大動脈）
　心臓や大血管の発生過程において，大動脈の回転異常により大動脈が心室中隔の上に乗ったような状態となり，そのため両方の心室からの血液をうける状態になったことをいう．

解答　❶胎生　❷形成
1　❶左　❷右　❸右　❹左　❺右　❻肥大
2　a ❶肺　❷心室　❸騎乗　❹右室

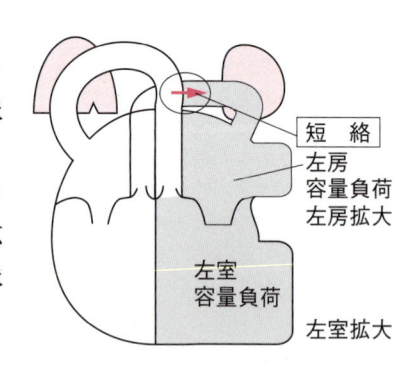

SIDE MEMO

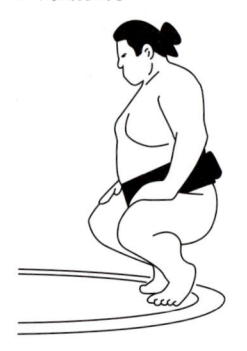

▶ 蹲踞姿勢

力士が土俵でしゃがんだ姿勢．しゃがみ位，かがみこみ位．
心疾患で呼吸困難がある場合，この蹲踞姿勢をとることで血流状態がよくなり，呼吸困難が改善する．

▶ 木靴心

単純X線所見にて，右室肥大と大動脈の拡張．心尖の挙上の陰影が木靴の形に似ているため，このように呼ぶ．ファロー四徴症の患者にみられる．

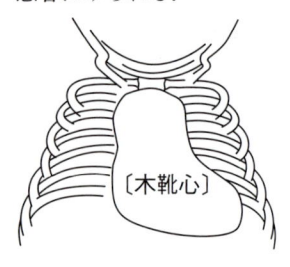

〔木靴心〕

▶ 短絡

本来つながっていない部分がつながり血液が流れこむこと．

---

b．症　状

出生直後にはチアノーゼがなく，生後1～6ヶ月の間にチアノーゼが初発する．呼吸困難，哺乳困難，発育不良，バチ指，特徴的な❺(　　　)姿勢をとる．

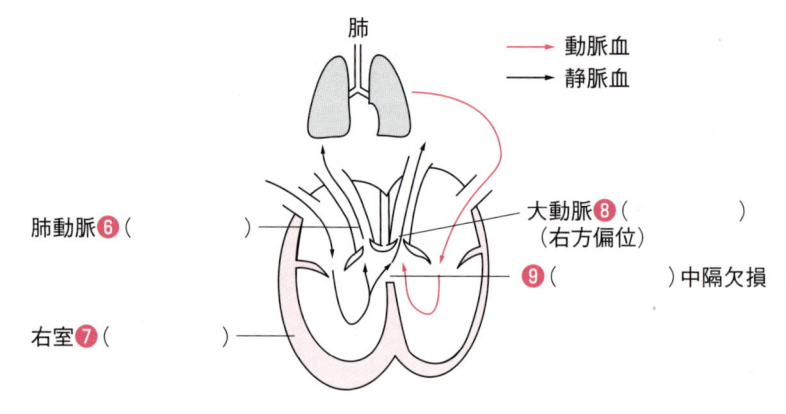

肺動脈 ❻(　　　)
右室 ❼(　　　)
大動脈 ❽(　　　)（右方偏位）
❾(　　　)中隔欠損

③ 肺動脈狭窄症（PS）

a．肺動脈狭窄症
・先天的に肺動脈起始部に狭窄があり，❶(　　　)系に圧負荷の増大がみられる疾患

b．症　状
・❷(　　　)症状，中等度以上で❸(　　　)性呼吸困難，易疲労性，ときに狭心症状

④ 動脈管開存症（PDA）

a．動脈管開存症
・出生後数日で❶(　　　)すべき動脈管（ボタロー管）が❶せず残っているもの
・心房中隔欠損症，心室中隔欠損症に次いで3番目に多い先天心疾患．先天性心疾患の約❷(　　　)%

b．症　状
・動脈管を通じて高圧系の❸(　　　)動脈から低圧系の❹(　　　)動脈に血流が短絡する
・肺血流，体血流ともに❺(　　　)し，収縮期血圧の❻(　　　)と拡張期血圧の❼(　　　)が起こり脈圧が増大して肺高血圧症となる
・労作時の呼吸困難，易疲労感，❽(　　　)不全

短絡
左房容量負荷
左房拡大
左室容量負荷
左室拡大

解答 ② b ❺蹲踞　❻狭窄　❼肥大　❽騎乗　❾心室
③ a ❶右心　b ❷無　❸労作
④ a ❶閉鎖　❷10　b ❸大　❹肺　❺増加　❻上昇　❼低下　❽発育

SIDE MEMO

5 エプスタイン症候群

a．エプスタイン症候群
- ❶（　　）弁の中隔尖あるいは後尖が❷（　　）室に落ち込んでいる疾患．多くは❸（　　　　）に合併する．
- ❶弁閉鎖不全のため右房が拡大し，❹（　　　）血流量が低下する．

b．症　状
- 左から右への短絡のため❺（　　　）血症が発生し，重症例では胎児期，新生児期に死亡する．一般的には学童期から❻（　　），動悸や易疲労性がみられる．

解答 5 a ❶三尖　❷右心　❸心房中隔欠損　❹肺動脈　b ❺低酸素　❻息切れ

演習問題

1. ファロー四徴症について誤っているのはどれか．
   1. 低酸素血症
   2. 中心性チアノーゼ
   3. 左室肥大
   4. バチ指
   5. 木靴心

6 不整脈

SIDE MEMO
▶ WPW症候群
ウオルフ・パーキンソン・ホワイト症候群．早期興奮症候群のうち，副伝導路がケント束であるもの．

1 不整脈
a．発生機序からの分類

刺激生成異常	洞刺激生成異常		洞性❶（　　）脈，洞性頻脈，洞性不整脈，洞停止，洞不全	
	異所性刺激生成異常	能動性	散発性	早期収縮
			持続性	心房❷（　　）動，心房細動，心室粗動，心室細動，発作性❸（　　　）
		受動性	散発性	補充収縮
			持続性	補充調律
刺激伝導障害	洞房❹（　　　　　）			
	房室❹	完全房室❹，不完全房室❹		
	心室内伝導障害	左右脚❹		
その他	WPW症候群（副伝導路症候群）			

b．異常心電図（不整脈）

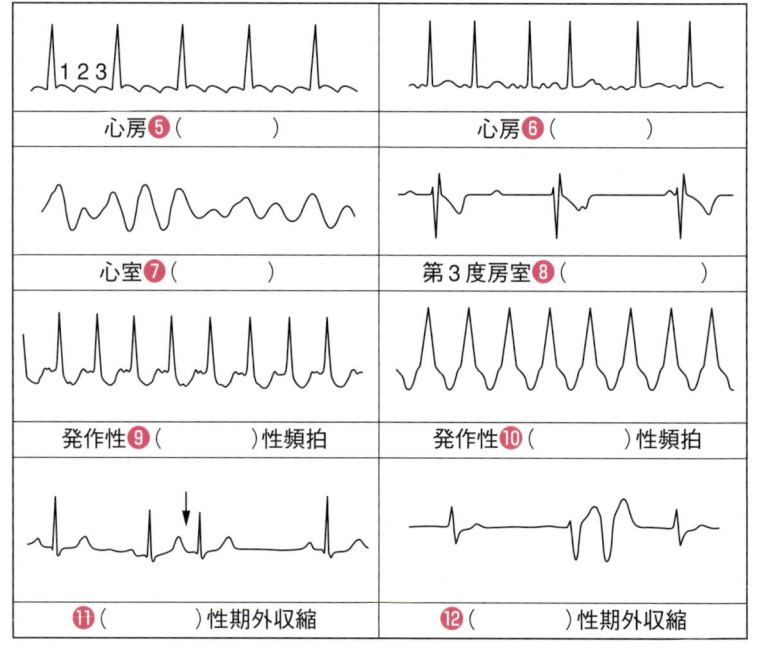

心房❺（　　）　　心房❻（　　）

心室❼（　　）　　第3度房室❽（　　　）

発作性❾（　　）性頻拍　　発作性❿（　　）性頻拍

⓫（　　）性期外収縮　　⓬（　　）性期外収縮

(須階，他 [12])
(奈須田，他 [13])

解答 1 a ❶徐　❷粗　❸頻拍　❹ブロック
b ❺粗動　❻細動　❼細動　❽ブロック　❾上室　❿心室　⓫上室　⓬心室

SIDE MEMO

▶ ブロック

心臓刺激伝導系における興奮伝導障害のことで，興奮伝導の遅延または欠落により，電気的インパルスのスピードが遅くなるか完全に伝導されなくなった状態をいう．

房室ブロックとは房室結節からヒス束の間での遅延または欠落のこと．（重症度により1度～3度まである）

脚ブロックとは右脚または左脚あるいは両脚を伝導する間におこる遅延または欠落のこと．

c．臨床的分類と重症度

分類	病名	症状，治療
❸（ ）性不整脈	心室性❹（ ）	規則的リズム，150～250回/分 緊急に医療処置が必要
	心室細動	❺（ ）リズム，25～250回/分 最も重篤，カウンターショックが必要
	高度徐脈	洞不全症候群，心拍数<30回/分
	心房細動(Af)	P波消失，❻（ ）波頻回出現（300～600回/分），抗凝固療法必要
有害不整脈（要治療）	心房粗動	規則的リズム，異形❼（ ）波出現
	上室性頻拍(PSVT)	房室接合部起源の頻拍(100～240回/分)
	期外収縮	心房性期外収縮(PAC) 心室性期外収縮(PVC)：2段脈 ショートラン，R on T現象
	(頻拍)WPW症候群	(見かけ上の)PQ短縮，幅広QRS
	第3度房室ブロック （完全房室ブロック）	❽（ ）伝導の完全廃絶，心房は70回/分，心室は30～40回/分
無害不整脈（不要処置）	洞性徐脈	洞結節刺激生成<❾（ ）回/分
	洞性頻脈	洞結節刺激生成>❿（ ）回/分
	洞性不整脈	洞リズムの不整， ㉑（ ）気徐脈，㉒（ ）気頻脈
	洞房ブロック	洞不全症候群Ⅱ型
	(無頻拍)WPW症候群	頻脈がない
	脚ブロック	㉓（ ）ブロック：ST低下 陰性T，幅広S波，幅広R波 ㉔（ ）ブロック：頻度低い

解答 ① c ❸致死 ❹頻拍 ❺無秩序 ❻f ❼P ❽房室 ❾60 ❿100
㉑呼 ㉒吸 ㉓右脚 ㉔左脚

基礎問題

1．不整脈の重症度

次の不整脈について，致死的不整脈に×，要治療不整脈に△，処置不要不整脈に○を（ ）内に記入しなさい．

❶（ ）脚ブロック　❷（ ）第3度房室ブロック　❸（ ）心室細動
❹（ ）心房細動　❺（ ）(頻拍)WPW症候群　❻（ ）心室性頻拍
❼（ ）心房粗動　❽（ ）高度徐脈　❾（ ）洞性頻脈
❿（ ）心室性期外収縮

演習問題

1. 心電図所見で誤っているのはどれか．
   1. 心房細動ではP波は消失する．
   2. 心房細動ではR-R間隔が不規則である．
   3. 2段脈は2個の期外収縮が連続して出現することをいう．
   4. 心室性期外収縮では変形したQRSがみられる．
   5. 第Ⅰ度房室ブロックではP-R間隔が延長する．

MEMO

7 心筋疾患

1 心筋疾患

特発性心筋症	❶（　　）型心筋症 〔心筋壁の求心性肥大 　心内腔の狭小化〕	肥大型閉塞性心筋症	心室❷（　　）の異常肥厚 ❸（　　）染色体優性遺伝
		肥大型非閉塞性心筋症	心室❷の非対称性肥厚 自覚症状軽度
	拡張型心筋症（DCM） （うっ血型心筋症）	心筋の❹（　　）不全，心線維化，心筋変性	
	拘束型心筋症	心室の拡張不全，心筋の高度な線維化	
	内腔閉塞型心筋症	心内腔の閉塞，心筋の高度な線維化	
心筋炎	❺（　　）性心筋炎	ウイルス（コクサッキー，アデノ，インフルエンザ），細菌（A群，B群溶連菌，レンサ球菌，ブドウ球菌），リケッチアなど	
	❻（　　）性心筋炎	ジフテリア毒素，化学物質など	
	全身性疾患に伴う心筋炎	膠原病，アレルギー疾患，サルコイドーシスなど	

※特発性心筋症とは原因不明の心筋疾患をいう

解答 1 ❶肥大　❷中隔　❸常　❹収縮　❺感染　❻中毒

基礎問題

1. 心筋疾患とその原因

   次の心筋疾患とその原因を線で結びなさい．
   - ❶肥大型閉塞性心筋症　・　　・a　心筋線維変性
   - ❷肥大型非閉塞性心筋症　・　　・b　ジフテリア
   - ❸拘束型心筋症　・　　・c　レンサ球菌
   - ❹感染性心筋炎　・　　・d　常染色体優性遺伝
   - ❺中毒性心筋炎　・　　・e　心室中隔非対称性肥厚

演習問題

1. 肥大型心筋症（HCM）について誤っているのはどれか．
   1. 心室壁の異常な肥厚を主徴とする．
   2. 動悸・呼吸困難以外にめまい・失神などをきたす．
   3. 心音で心尖部の拡張期雑音を聴診する．
   4. 心エコー図で心筋の肥厚が認められる．
   5. 常染色体優性遺伝が多く，突然死をきたしやすい．

8 心膜炎

SIDE MEMO

1 心膜炎

	炎症部位	原因	症状
心内膜炎	❶(　　)膜 心内膜	・❷(　　　　)感染 (緑色レンサ球菌 腸球菌, 黄色ブドウ球菌) ・非❷感染(リウマチ熱)	菌血症, 敗血症 →全身感染症 →弁膜❸(　　　　) →心不全, 塞栓症
心外膜炎	心外膜 心膜腔	❹(　　　　)熱 感染症, 膠原病 悪性腫瘍 心筋梗塞などに合併	心外膜炎症 →心膜❺(　　　　) →心臓拡張制限 →静脈うっ血

解答 1 ❶弁　❷細菌　❸破壊　❹リウマチ　❺癒着

基礎問題

1. 心内膜炎と心外膜炎
次の心膜炎疾患について正しいものに○, 誤っているものに×を(　)内に記入しなさい.
❶(　)心内膜炎では最終的に心弁膜が癒着する.
❷(　)心外膜炎の原因は主にリウマチ熱である.
❸(　)心内膜炎では敗血症を起こす.
❹(　)心外膜炎は悪性腫瘍に合併することもある.
❺(　)心外膜炎では最終的に静脈うっ血を起こす.

演習問題

1. 心膜炎を起こすことが稀な疾患はどれか.
   1. 全身性エリテマトーデス
   2. 肝硬変
   3. リウマチ熱
   4. 癌
   5. 心筋梗塞

9 肺性心・肺高血圧・肺塞栓

1 肺性心

基礎疾患として❶(　　　)疾患があり，肺の機能や構造が障害されて，心臓および❷(　　　)系に障害を起こした状態．主に❸(　　　)心系障害(❸室肥大)が起こる．

	原因	経過	症状
急性	❹(　　　)動脈の塞栓 ↓ 肺組織の壊死	❸心負荷 ↓ ❸室拡張 ↓ ❸心不全	3症状(胸痛，呼吸困難 ❺(　　　)) 発熱，発汗，チアノーゼ
慢性	慢性❻(　　　)性 肺疾患	❼(　　　)の 長時間の持続上昇	呼吸困難 胸痛 チアノーゼ

※慢性❻性肺疾患：慢性肺気腫，慢性気管支炎，気管支喘息など

2 肺高血圧症

肺動脈圧が上昇し，収縮期血圧が❶(　　　)mmHg，拡張期血圧が❷(　　　)mmHg，平均圧が❸(　　　)mmHgを超えた場合を肺高血圧症という．

症状：❹(　　　)室負荷が著明
↓
❺(　　　)性呼吸困難，易疲労性，咳，血痰，❻(　　　)発作
↓
心不全
↓
心拍出量低下，静脈圧上昇，浮腫，❼(　　　)水

分類		原因
❽(　　　)性	肺毛細血管圧上昇	僧帽弁狭窄症，左心不全
	左右血流の短絡	心房❾(　　　)欠損， 心室❾欠損，動脈管開存
	肺動脈れん縮 肺実質の破壊	慢性閉塞性肺疾患 肺❿(　　　)
⓫(　　　)性	原因不明	

解答
1 ❶肺 ❷循環器 ❸右 ❹肺 ❺血痰 ❻閉塞 ❼肺動脈圧
2 ❶30 ❷15 ❸25 ❹右 ❺労作 ❻失神 ❼腹 ❽二次 ❾中隔 ❿結核 ⓫原発

SIDE MEMO

▶塞栓子
　生体内の血管内腔をふさぎ，血液の流れを止める物質をいう．栓子の種類により血栓，脂肪片，寄生虫卵，虫体，異物，ガス等がある．

3　**肺塞栓**

・種々の塞栓子により，❶(　　　)動脈系の循環が阻害される状態．塞栓された領域の肺胞群は換気無効な❷(　　　)となる．その結果，❸(　　　)血症となり，炭酸ガス分圧は❹(　　　)する．
・臨床例：術後，長期臥床後 ┐
　　　　　エコノミークラス症候群 ┘ →❺(　　　)栓子
　　　　　❻(　　　)がん　→腫瘍栓子
　　　　　骨折後　→❼(　　　)栓子
　　　　　人工心肺　→❽(　　　)栓子
　　　　　❾(　　　)病→ガス栓子
　　　　　麻薬常習者→異物栓子

解答 3　❶肺　❷死腔　❸低酸素　❹上昇　❺血　❻肝　❼脂肪　❽空気　❾潜函(せんかん)

基礎問題

1. 肺性心・肺高血圧・肺塞栓

　次の文章について正しいものに○，誤っているものに×を(　)内に記入しなさい．
　❶(　　)肺性心は主に左心負荷が著明である．
　❷(　　)急性肺性心の3徴候は，胸痛，呼吸困難，血痰である．
　❸(　　)慢性肺性心は慢性閉塞性肺疾患が原因で起こる．
　❹(　　)原発性肺高血圧症は原因不明である．
　❺(　　)肺高血圧症では左室負荷が著明である．
　❻(　　)慢性閉塞性肺疾患が原因で二次性肺高血圧症が起こる．
　❼(　　)開放骨折では空気栓子により肺塞栓が起こる．
　❽(　　)潜函病では脂肪栓子により肺塞栓が起こる．
　❾(　　)胃がんでの腫瘍栓子により肺塞栓が起こる．
　❿(　　)肺塞栓により低酸素血症を起こす．

演習問題

1. 肺性心の原因疾患について誤っているのはどれか．
　1.　肺気腫
　2.　心房中隔欠損
　3.　肺結核
　4.　肺線維症
　5.　肺塞栓

10　大動脈疾患・末梢血管疾患

1　大動脈疾患・末梢血管疾患

	分類	原因	症状	その他
大動脈疾患	大動脈❶(　)	動脈硬化，結核，細菌感染 ↓ 大動脈壁の脆弱化 ↓ 中膜弾性組織の破壊 ↓ 大動脈の紡錘状拡大	大部分は❷(　)症状 胸部大動脈瘤→周囲臓器への圧迫症状 腹部大動脈瘤→腹痛 間欠性跛行	♂❸(　)♀ 40〜70歳代
	解離性大動脈瘤	動脈硬化 ❹(　)症候群 大動脈中膜の壊死 ↓ 中膜内外へ血液流入 ↓ 大動脈壁の剥離 ↓ 瘤状に拡大	発熱，白血球増加，赤沈亢進 移動する❺(　)痛 (前胸部→背部→腹部)	難治性，重度 ❻(　)症状 (血圧は低下しない，顔面蒼白，発汗，失神)
	大動脈炎症候群	❼(　)性炎症 自己免疫説	慢性期脈拍の減弱または消失	♀>♂(8〜9：1) 20代〜40歳 別名：❽(　)動脈炎
末梢血管疾患	慢性動脈閉塞性疾患	閉塞性血栓血管炎 原因不明 自己免疫説	❾(　)性跛行 下肢の壊疽	別名：バージャー病 ♂>♀(25：1) 30〜40歳男性 ❿(　)は厳禁
		閉塞性動脈硬化症	間欠性跛行，下肢の壊疽	40歳以上
	血栓性静脈炎	感染，外傷 ↓ 静脈炎症 ↓ 血栓形成	⓫(　)脈に沿った発赤，疼痛，浮腫，静脈怒張	表在性と深在性

解答　❶瘤　❷無　❸>　❹マルファン　❺激　❻ショック　❼非特異　❽高安　❾間欠　❿喫煙　⓫静

SIDE MEMO

▶解離性大動脈瘤

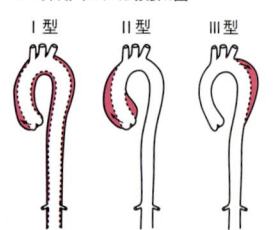

I型　II型　III型

（DeBakeyの分類）[14]

▶マルファン症候群
　結合組織の先天異常によって眼症状，骨格異常，心血管異常（解離性大動脈瘤など）を主症状とする疾患．

▶間欠性跛行
　動脈の閉塞や狭窄によって下肢に血行障害・痛みが生じて歩行をつづけることができなくなる症状．

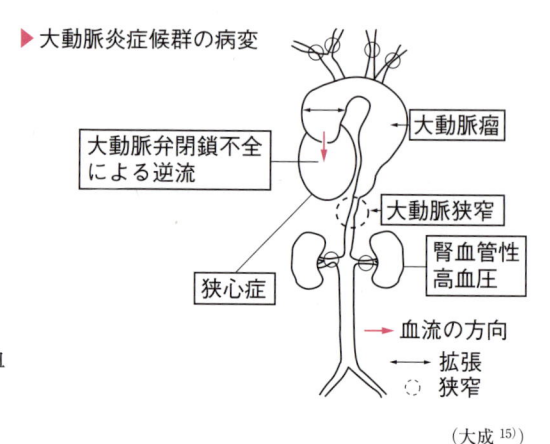

▶大動脈炎症候群の病変

大動脈弁閉鎖不全による逆流
大動脈瘤
大動脈狭窄
腎血管性高血圧
狭心症
→ 血流の方向
↔ 拡張
○ 狭窄

（大成[15]）

基礎問題

1. 大動脈疾患・末梢血管疾患の特徴
　次の大動脈疾患・末梢血管疾患の特徴で正しいものに○，誤っているものに×を（　）内に記入しなさい．
　❶（　）マルファン症候群は解離性動脈瘤，大動脈弁閉鎖不全を合併する先天性異常である．
　❷（　）高安動脈炎は圧倒的に男性に多い．
　❸（　）バージャー病は女性に多い．
　❹（　）大動脈瘤は男性に多い．
　❺（　）血栓性静脈炎は静脈に沿った発赤，疼痛が特徴である．

演習問題

1. 末梢循環障害で誤っている組み合わせはどれか．
　1．バージャー病　――――――　喫煙
　2．レイノー現象　――――――　膠原病
　3．血栓性静脈炎　――――――　長期臥床
　4．閉塞性動脈性硬化症　―――　高血圧
　5．下腿静脈瘤　――――――　心不全

11 高血圧

1 高血圧の原因と分類

		病態生理	原　因	分　類	その他
本態性高血圧		❶(　　　)血管抵抗の増大 循環血漿量の増加	基礎疾患不明 ❷(　　　)過剰 摂取の習慣 ❸(　　　)性素因	❷感受性高血圧症	❷摂取量に関係有り
				❷低感受性高血圧症	❷摂取量に関係無し
二次性高血圧症	原疾患に合併	腎性高血圧	腎実質性疾患	❹(　　　)腎炎，腎盂腎炎，妊娠腎	
			腎腫瘍	囊胞腎，ウィルムス腫瘍	
			腎周囲疾患	腎周囲炎，腎外傷	
			尿路閉塞	❺(　　　)結石	
		内分泌性高血圧	副腎皮質性疾患	原発性アルドステロン症 ❻(　　　)症候群	
			副腎髄質性疾患	❼(　　　)細胞腫	
			その他	甲状腺機能亢進症，末端肥大症	
		心血管性高血圧	大動脈硬化症，大動脈弁閉鎖不全		
		神経性高血圧	脳腫瘍，脳出血，脳炎		
		その他	慢性鉛❽(　　　)，慢性カドミウム中毒		

解答 1 ❶末梢　❷食塩　❸遺伝　❹糸球体　❺尿路　❻クッシング　❼褐色　❽中毒

基礎問題

1. 高血圧がみられる疾患
   次の疾患が原因で高血圧が見られるものに○，そうでないものに×を(　)内に記入しなさい．
   - ❶(　)本態性高血圧
   - ❷(　)アジソン病
   - ❸(　)腎盂腎炎
   - ❹(　)粘液水腫
   - ❺(　)末端肥大症
   - ❻(　)大動脈弁閉鎖不全
   - ❼(　)慢性関節リウマチ
   - ❽(　)脳腫瘍

演習問題

1. 高血圧が見られないのはどれか．
   1. 慢性糸球体腎炎
   2. 原発性アルドステロン症
   3. 褐色細胞腫
   4. 妊娠中毒症
   5. 頸動脈洞症候群

MEMO

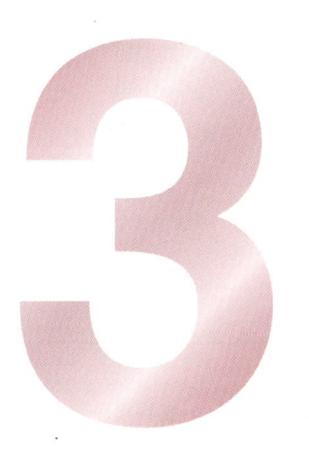

第3章　消化器疾患

1 消化器系の解剖生理学…… 70
2 消化器疾患の症候・病態生理・検査法…… 78
3 口腔疾患・食道疾患…… 83
4 胃疾患…… 87
5 小腸・大腸疾患…… 91
6 肝疾患…… 97
7 胆のう・胆道疾患…… 102
8 膵疾患…… 105

1 消化器系の解剖生理学

1 消化器系の解剖生理学

a．消化管：食物摂取から食物の分解，❶(　　　)，排泄までの働きをする管．口腔，咽頭，食道，胃，小腸(❷(　　　)腸，空腸，回腸)，大腸❸(　　　)，直腸)，肛門までを指す．

b．付属器：消化管の食物を分解，消化，吸収するための働きを❹(　　　)する器官．歯，舌，❺(　　　)腺，❻(　　　)臓，胆嚢，膵臓

c 消化管および付属品の構造

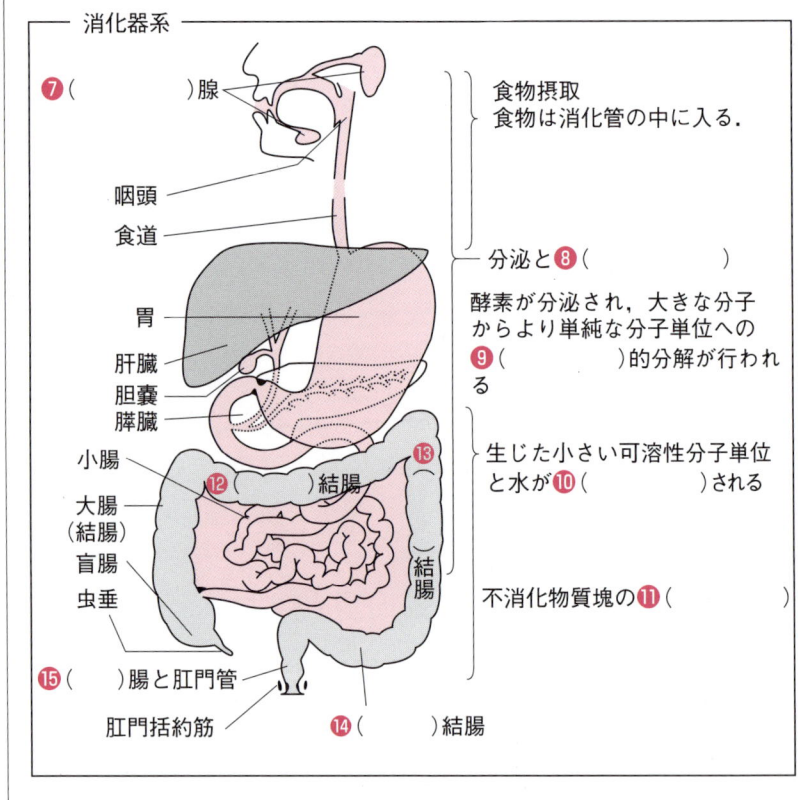

─ 消化器系 ─

❼(　　　)腺
咽頭
食道
胃
肝臓
胆嚢
膵臓
小腸
大腸（結腸）
盲腸
虫垂
❿(　　　)腸と肛門管
肛門括約筋
⓬(　　　)結腸
⓭結腸
⓮(　　　)結腸

食物摂取
食物は消化管の中に入る．

分泌と❽(　　　)
酵素が分泌され，大きな分子からより単純な分子単位への❾(　　　)的分解が行われる

生じた小さい可溶性分子単位と水が❿(　　　)される

不消化物質塊の⓫(　　　)

(Ann B. McNaught ほか[1])

解答 ① a ❶吸収 ❷十二指 ❸結腸 b ❹補助 ❺唾液 ❻肝 ❼唾液 ❽消化 ❾化学 ❿吸収 ⓫排泄 ⓬横行 ⓭下行 ⓮S状 ⓯直

1 消化器系の解剖生理学

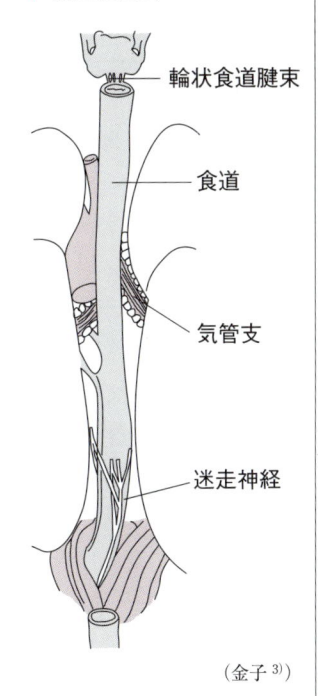

SIDE MEMO

2 口腔，咽頭，食道

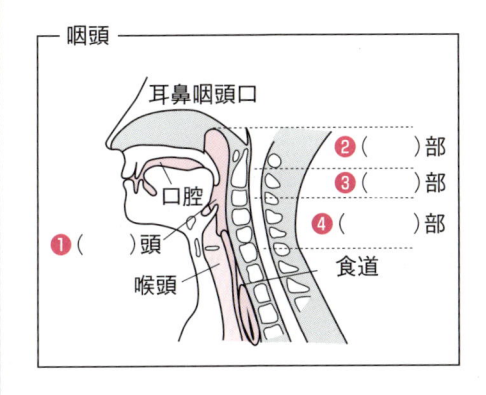

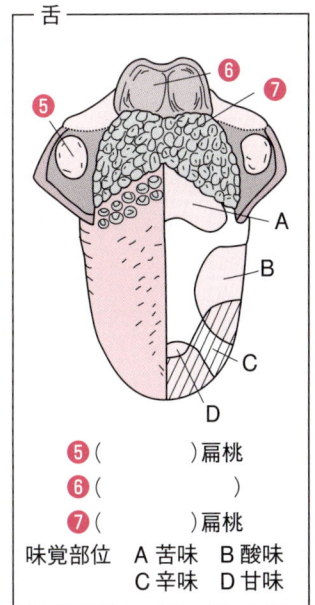

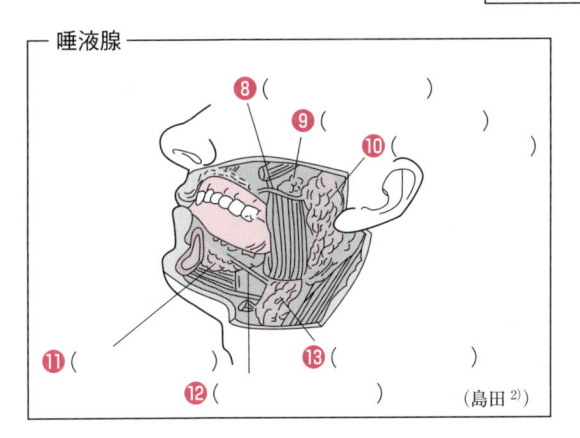

【咽頭】
- 耳鼻咽頭口
- ❶（　）頭
- 口腔
- 喉頭
- ❷（　）部
- ❸（　）部
- ❹（　）部
- 食道

【舌】
- ❺（　）扁桃
- ❻（　）
- ❼（　）扁桃

味覚部位　A 苦味　B 酸味　C 辛味　D 甘味

▶食道後面図
- 輪状食道腱束
- 食道
- 気管支
- 迷走神経

（金子3)）

【唾液腺】
- ❽（　）
- ❾（　）
- ❿（　）
- ⓫（　）
- ⓬（　）
- ⓭（　）

（島田2)）

・食道：長さ⓮（　）cm
　生理的⓯（　）部位は3箇所
　　1）食道入口部：切歯から約 15 cm
　　2）⓰（　）分岐部：切歯から約 25 cm
　　3）横隔膜⓱（　）通過部：切歯から約 40 cm

解答　2　❶咽　❷鼻　❸口　❹喉頭　❺口蓋　❻喉頭蓋　❼舌　❽耳下腺管　❾副耳下腺　❿耳下腺　⓫舌下腺　⓬顎下腺管　⓭顎下腺　⓮約25　⓯狭窄　⓰気管　⓱食道裂孔

SIDE MEMO

▶マクバーニー点とランツ点

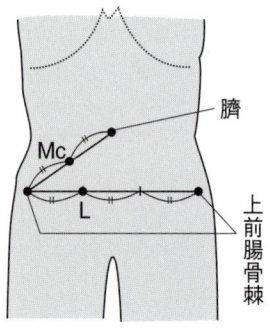

Mc：マクバーニー点
L ：ランツ点

マクバーニー点，ランツ点ともに虫垂炎の代表的な圧痛点である．

3 胃

・胃腺の種類と分泌液

1) 主細胞→❶(　　　　　)を分泌→蛋白質の消化作用
2) 壁細胞→❷(　　　　　)を分泌→酸性化作用，ペプシノーゲンの活性化作用
3) 副細胞→❸(　　　　　)を分泌→粘膜保護作用

胃の運動は❹(　　　)運動(ⓐ→ⓑ→ⓒの順に進む)
胃に関与する反射は❺(　　　)反射である．

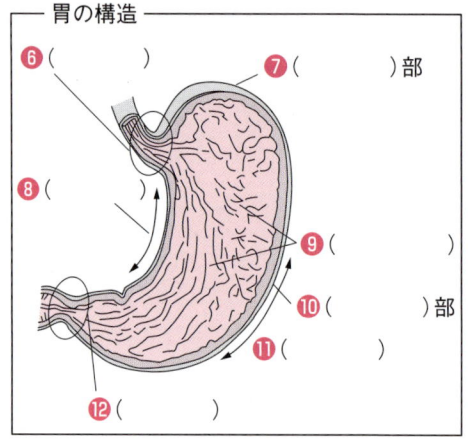

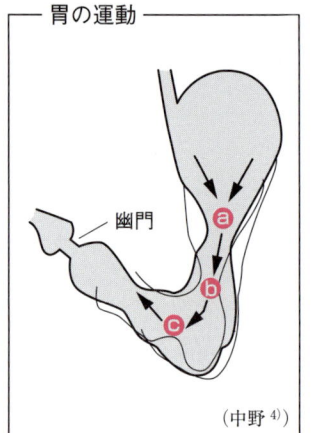

胃の構造
❻(　　　) ❼(　　　)部
❽(　　　)
❾(　　　)
❿(　　　)部
⓫(　　　)
⓬(　　　)

胃の運動
幽門

⓭(　　　)運動→激しい胃の収縮がおこり，食物を胃液とを混ぜ合わせ，弛緩した幽門を通って⓮(　　　)へ運ばれる．胃内圧は⓯(　　　)し，食塊は胃液と混ぜ合わさり⓰(　　　)になる．

4 小腸と大腸

a．小腸：小腸は胃の❶(　)門から始まり，❷(　　)部で大腸に移行する．全長約❸(　　)mの中空器官で，❹(　　)腸，空腸，回腸の3部からなる．

b．大腸：全長約❺(　　)mの中空器官．盲腸，(上行，横行，下行，S状)❻(　　)腸，直腸，肛門に移行する．盲腸の下端には❼(　　)があるが，❼炎の圧痛点は❽(　　)点，および❾(　　)点として知られている．

解答　3 ❶ペプシノーゲン ❷塩酸 ❸粘液 ❹蠕動 ❺胃腸 ❻噴門 ❼胃底 ❽小弯 ❾粘膜ヒダ ❿胃体 ⓫大弯 ⓬幽門 ⓭蠕動 ⓮十二指腸 ⓯上昇 ⓰粥状
4 a ❶幽 ❷回盲 ❸6〜7 ❹十二指 b ❺1.5 ❻結 ❼虫垂 ❽マクバーニー ❾ランツ(❽，❾順不同)

SIDE MEMO

― 大腸の構造 ―

⓭ (　　　　　)
⓮ (　　　　　)
結腸膨起
左結腸曲
⓬ (　　　　　)
大網ヒモ
⓯ (　　　　　)
結腸
自由ヒモ
回腸
〈回盲部〉
上行結腸
⓳ (　　　　　)
⓫ (　　　　　)
回腸
⓾ (　　　　　)
自由ヒモ
結腸膨起
⓰ (　　　　　)
⓱ (　　　　　)
⓲ (　　　　　)
盲腸
虫垂開口部
⓴ (　　　　　)

(清木⁵⁾)

c．蠕動運動

腸管の㉑(　　)筋が収縮，縦走筋が弛緩して収縮輪をつくり，その収縮輪が㉒(　　)側から㉓(　　)側へ移動する運動を㉔(　　)運動という．また，十二指腸・回盲部付近では㉕(　　)方向への㉖(　　)運動がみられる．

― 蠕動運動 ―

収縮輪

㉓側に

㉕側へ

解答 ⓾虫垂　⓫盲腸　⓬上行結腸　⓭横行結腸　⓮結腸半月ヒダ　⓯下行結腸　⓰Ｓ状結腸　⓱直腸　⓲結腸ヒモ　⓳回盲弁　⓴虫垂　c ㉑輪走　㉒口　㉓肛門　㉔蠕動　㉕逆　㉖逆蠕動

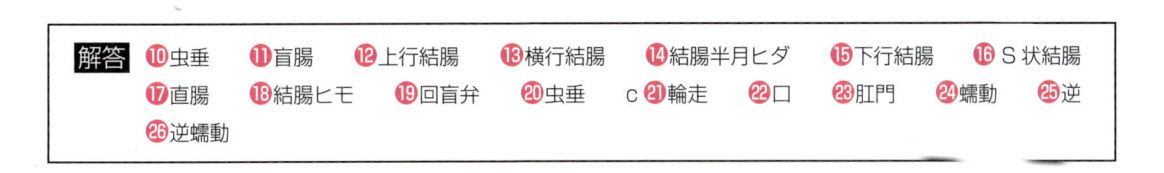

SIDE MEMO

▶膵臓のランゲルハンス島
ランゲルハンス島は，別名「膵島」ともよばれている．直径約 0.1mm の島のように見える内分泌細胞群の集まりであり，膵臓に約 20 万～200 万個存在する．容積は膵臓の約 1～3％．膵尾部に多い．A（α）細胞は全体の約 20～25％でグルカゴンを分泌する．B（β）細胞は全体の約 70～75％でインスリンを分泌する．D（δ）細胞は全体の約 5％でソマトスタチンを分泌する．

---

d．分節運動
- 腸管壁の❷⓻（　　　）筋が，ある❷⓼（　　　）をおいて収縮し，いくつかのくびれを生じ，次にこの❷⓽（　　　）の間が収縮する運動をいう
- 腸の内容物を消化液と混ぜあわせるための運動である
- 栄養素の消化・吸収を促進する運動である

── 分節運動 ──

e．振子運動
比較的狭い範囲の❸⓪（　　　）筋が一定の周期で収縮と弛緩をくりかえす運動で生理的意義はない．

5 肝臓，胆嚢，膵臓

a．肝臓：横隔膜直下，重量は成人で約❶（　　　）g，人体最大の❷（　　　）である．右葉と左葉に分かれ，❸（　　　）から❹（　　　）脈，固有肝動脈，肝管，リンパ管，自律神経などが出入りする．胆汁❺（　　　）作用，❻（　　　）作用，栄養素やホルモンの❼（　　　）作用，血液量の調節作用などがある．

b．胆嚢：肝臓の直下に位置し，全容量は約❽（　　　）ml，胆汁の貯蔵，❾（　　　）作用をもつ

c．膵臓：十二指腸と❿（　　　）臓の間に位置し，長さ 15cm，重さ約⓫（　　　）g，⓬（　　　），膵体，膵尾に区分される⓭（　　　）器官である．内分泌機能と外分泌機能があり，内分泌腺として⓮（　　　）島の A（α）細胞から⓯（　　　），B（β）細胞から⓰（　　　），D（δ）細胞からソマトスタチンが血中へ分泌される．外分泌腺として，腺房細胞から消化酵素が分泌され，主膵管を通って大十二指腸乳頭から十二指腸に分泌される．

解答 ④ d ㉗輪走 ㉘間隔 ㉙収縮輪 e ㉚縦走
⑤ a ❶1200 ❷腺 ❸肝門 ❹門 ❺生成 ❻解毒 ❼代謝 b ❽70
❾濃縮 c ❿脾 ⓫70 ⓬膵頭 ⓭腹膜後（または後腹膜） ⓮ランゲルハンス
⓯グルカゴン ⓰インスリン

SIDE MEMO

肝臓（前面）

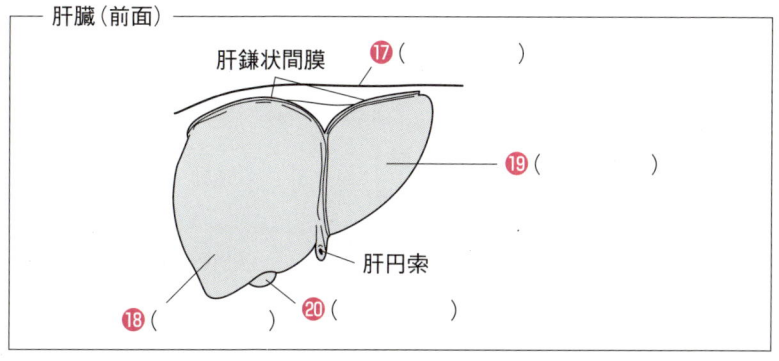

- 肝鎌状間膜
- ⓱（　　　）
- ⓳（　　　）
- 肝円索
- ⓲（　　　）
- ⓴（　　　）

胆のう・膵臓

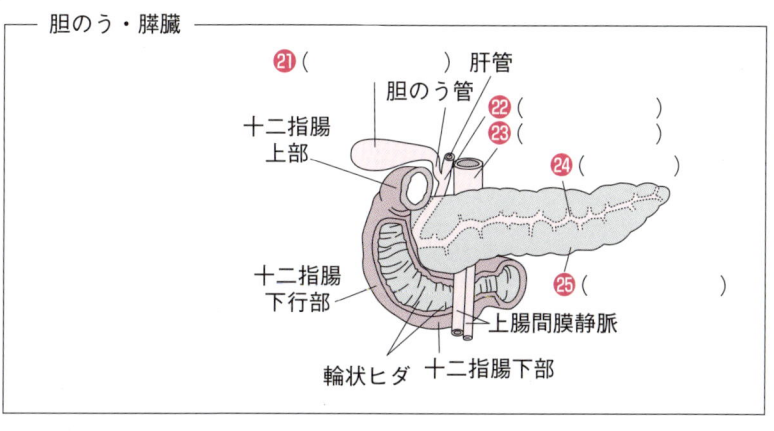

- ㉑（　　　）肝管
- 胆のう管
- 十二指腸上部
- ㉒（　　　）
- ㉓（　　　）
- ㉔（　　　）
- 十二指腸下行部
- 上腸間膜静脈
- ㉕（　　　）
- 輪状ヒダ　十二指腸下部

消化器系の神経支配

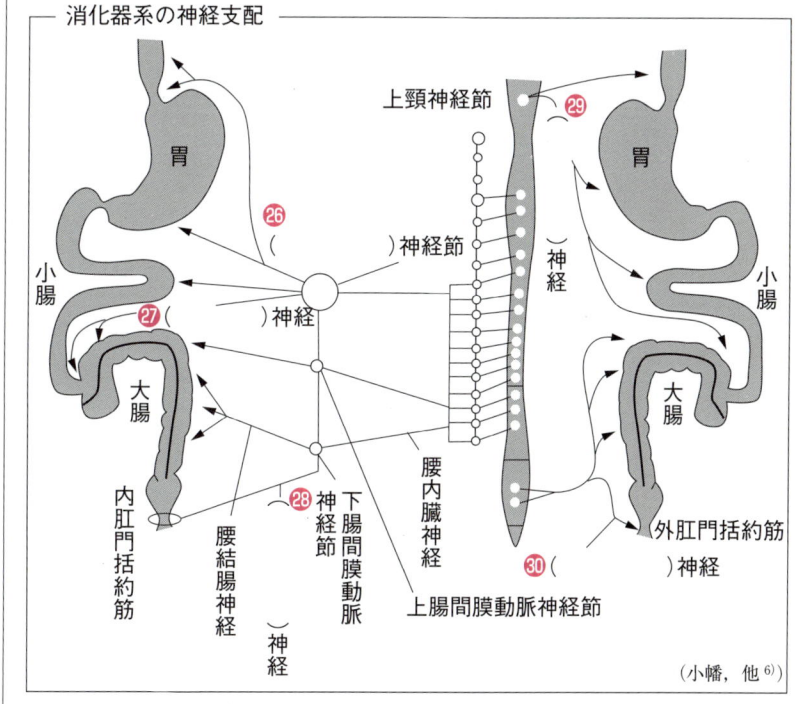

- 胃
- 上頸神経節
- ㉙
- ㉖（　　　）神経節
- 小腸
- ㉗（　　　）神経
- 大腸
- 内肛門括約筋
- 腰結腸神経
- ㉘（　　　）神経節
- 下腸間膜動脈
- 腰内臓神経
- 上腸間膜動脈神経節
- ㉚（　　　）神経
- 外肛門括約筋

（小幡，他⁶⁾）

解答 ⓱横隔膜　⓲右葉　⓳左葉　⓴胆のう　㉑胆のう　㉒総胆管　㉓下大静脈　㉔膵管　㉕膵臓　㉖腹腔　㉗小内臓　㉘下腹　㉙迷走　㉚陰部

SIDE MEMO

6 消化管運動のまとめ

消化管	運　動	内　容
口　腔	㉛(　　　)運動	開口反射，閉口反射
咽　頭 食　道	㉜(　　　)運動	第一相(口腔相) 第二相(咽頭相)－(嚥下反射) 第三相(食道相)－(蠕動運動)
胃	㉝(　　　)運動	蠕動反射
小　腸	律動運動	㉞(　　　)運動(輪走筋の全体的な収縮と弛緩)
	蠕動運動	蠕動反射，㉟(　　　)反射
大　腸	律動運動	㊱(　　　)運動(膨起形成)，振子運動
	総(大)蠕動	胃－大腸反射
	排　便	排便反射

7 消化液のまとめ

消化腺	消化液(分泌量/日)	酵　素	分解作用
唾液腺	唾液(1,500 ml)	㊲(　　　　)	デンプン→麦芽糖→ブドウ糖
		マルターゼ	麦芽糖→ブドウ糖
胃　腺	胃　液 ㊳(　　　　)性 (1,500～2,000 ml)	㊴(　　　　)	蛋白質→ペプトン 乳蛋白質を凝固する
膵　臓	膵液 ㊵(　　　　)性 (1,000～2,000 ml)	ペプシン・トリプシン	蛋白質→㊶(　　　　)
		ステアプシン(リパーゼ)	脂肪→脂肪酸と㊷(　　　　)
		アミロプシン(アミラーゼ)	デンプン→麦芽糖
腸　腺	腸　液 ㊸(　　　　)性 (2,000～2,500 ml)	アミノペプチダーゼ	ペプチド→アミノ酸に分解
		インベルターゼ	ショ糖→㊹(　　　)と果糖に分解
		ラクターゼ	乳糖→ブドウ糖に分解
		㊺(　　　　)	麦芽糖→ブドウ糖に分解
肝　臓	胆　汁 (500～1,000 ml)	酵素がない	㊻(　　　　)により脂肪を乳化し，消化を助ける．

解答 6 ㉛咀嚼(そしゃく) ㉜嚥下 ㉝蠕動 ㉞分節 ㉟胃腸 ㊱分節
7 ㊲プチアリン ㊳酸 ㊴ペプシン ㊵弱アルカリ ㊶ポリペプチド
㊷グリセリン(グリセロール) ㊸弱アルカリ ㊹ブドウ糖 ㊺マルターゼ ㊻胆汁酸塩

基礎問題

1. 消化酵素とその働き

   次の消化酵素とその働きを線で結びなさい．

   ❶ プチアリン　　　　・　　　　・a　脂肪→脂肪酸とグリセリン
   ❷ マルターゼ　　　　・　　　　・b　蛋白質→ポリペプチド
   ❸ 膵リパーゼ　　　　・　　　　・c　デンプン→麦芽糖
   ❹ ペプシン　　　　　・　　　　・d　乳糖→ガラクトースとブドウ糖
   ❺ 膵アミラーゼ　　　・　　　　・e　麦芽糖→ブドウ糖
   ❻ トリプシン　　　　・　　　　・f　蛋白質→ペプトン
   ❼ ラクターゼ　　　　・

2. 消化器系の解剖生理

   次の文章で正しいものに○，誤っているものに×を（　）内に記入しなさい．

   ❶（　）総胆管は大十二指腸乳頭に開く．
   ❷（　）嚥下の食道期は蠕動運動である．
   ❸（　）嚥下機能の正常な咽頭期は喉頭蓋が上方へ回転して始まる．
   ❹（　）腸壁から血中に吸収されるのは単糖，多糖類である．
   ❺（　）胃の壁細胞から分泌される塩酸は，多くの病原微生物に対して殺菌力がある．

演習問題

1. 肝臓の機能で誤っているのはどれか．
   1. 胆汁の生成　　2. グリコーゲンの合成　　3. グルカゴンの分泌
   4. 蛋白質の合成　5. 血液の貯蔵

2. 誤っているのはどれか．
   1. 十二指腸は小腸の一部である．
   2. 空腸は回腸より長い．
   3. 回盲部は大腸の一部である．
   4. 盲腸は大腸の一部である．
   5. 大腸には結腸ひもがある．

3. 誤っているのはどれか．
   1. 肝臓は横隔膜直下にある．
   2. 肝臓は右葉と左葉とからなる．
   3. 成人の肝臓の重量は約600gである．
   4. 総胆管は大十二指腸乳頭に開口する．
   5. 胆嚢は右葉の下面にある．

2 消化器疾患の症候・病態生理・検査法

SIDE MEMO

▶疝痛
周期的にくり返す激しい痛みを疝痛という．
腸閉塞，結石嵌頓，炎症刺激による臓器平滑筋のけいれん性れん縮による．

▶関連痛
痛みの原因となった臓器とは全く異なる場所に感じる痛みを関連痛という．

▶ブルンベルグ徴候
腹膜刺激徴候の一つ．腹膜に炎症が波及した際，その部位の腹膜を徐々に圧迫し，急に放すと疼痛を訴える現象．

▶ヘッド知覚過敏帯
急性膵炎時に起こる左第9～12肋骨部に沿って起こる知覚過敏のこと．

▶メッケル憩室
メッケル憩室は先天性の腸管奇形で回腸におこる憩室のこと．憩室周囲に潰瘍，出血を起こしやすい．

1 腹痛

腹痛の種類	原因	痛みの伝導路	主な疾患と痛みの種類
❶(　　)痛	腸管の強い収縮，拡張 炎症	交感神経（求心性知覚枝）	❷(　　)痛，臓器過伸展痛，炎症痛，化学刺激痛 低酸素組織壊死痛
❸(　　)痛	病変臓器の痛み	脊髄神経節の同節の皮膚知覚神経	急性膵炎：❹(　　　　) 知覚過敏帯 胆石症：肩甲帯痛，肩痛 尿路疾患：腰痛
体性痛	病変臓器の炎症	腹腔内炎症範囲に一致した❺(　　)壁の自発痛・圧痛	虫垂炎：マクバーニー点など 腹膜炎：❻(　　　　)徴候

2 消化管出血

a．消化管出血
消化管疾患の最も重要な症状である．❶(　　　)内の出血が ❷(　　　)から排出されるものを吐血，❸(　　　)から排出されるものを下血という．

b．内科的処法
出血量が多いときは出血性❹(　　　)を呈すことがある．❺(　　　　　)の監視が必要で，❹の前兆があれば，血管確保と❻(　　　)を行い，輸血も考慮する．

c．消化管出血の比較

	上部消化管出血	下部消化管出血
出血の部位	❼(　　　)，胃，十二指腸	十二指腸，空腸，回腸，大腸 ❽(　　　)
出血の種類	❾(　　)血が多い	❿(　　)血が多い
出血の量	⓫(　　)出血になりやすい	⓫出血は少ない
便の色，性状	黒色の⓬(　　　)便 ⓭(　　)便，光沢あり	黒赤色，⓮(　　)色
出血を起こす消化管疾患	⓯(　　　　) 食道がん，胃潰瘍，胃がん 十二指腸潰瘍など	⓰(　　　)憩室，クローン病，腸⓱(　　) 大腸がん，⓲(　　)核など

解答
1 ❶内臓　❷疝　❸関連　❹ヘッド　❺腹　❻ブルンベルグ
2 a ❶消化管　❷口　❸肛門　b ❹ショック　❺バイタルサイン　❻輸液　c ❼食道　❽直腸　❾吐　❿下　⓫大量　⓬タール　⓭軟　⓮赤　⓯食道静脈瘤　⓰メッケル　⓱重積　⓲痔

SIDE MEMO

3 便秘

a. 便秘

糞便が❶(　　)腸内に長くとどまり，❷(　　)の過吸収で硬化して便量が減少したもの．❸(　　)日以上排便がなく，腹部❹(　　)感，糞便残留感を訴える．

b. 内科的対処法
- 食事療法：❺(　　)食，水分補給
- ❻(　　)運動促進：腹部マッサージ
- ❼(　　)反射促進：早朝の冷水飲水
- 腹圧亢進：腹筋強化
- 薬物療法

4 下痢

a. 下痢

糞便中の水分量の❶(　　)により，便が軟化，液状化，あるいは半流動化し，排便量や排便回数が増加した状態をいう．下痢では❷(　　)と電解質，特に❸(　　)の喪失により❹(　　)症状をおこし，アシドーシスやショックに陥りやすい．

b. 下痢の種類

下痢の種類	原因	便の性状
❺(　　)性下痢	コレラ，大腸菌など	❼(　　)様便
神経性下痢（過敏性大腸炎）	❻(　　)	下痢と便秘の交代性　下痢：軟便～水様便，便秘：兎糞状
浸透圧性下痢	消化酵素不足	脂肪便
炎症性下痢	ロタウイルス	❼様便
	赤痢菌	❽(　　)便
	潰瘍性大腸炎	❽便
	赤痢アメーバー	❾(　　)状便

▶浸透圧性下痢
　腸内に糖質などの非電解物質や吸収されにくいMgイオンなどが増えると腸内浸透圧が上昇し，水分の吸収が障害されて下痢となる．

解答 ③ a ❶大　❷水分　❸3〜4　❹膨満　b ❺繊維　❻蠕動　❼胃直腸
④ a ❶増加　❷水分　❸カリウム(K)　❹脱水　b ❺分泌　❻ストレス　❼米のとぎ汁　❽粘血　❾イチゴゼリー

SIDE MEMO

▶食欲不振を起こす疾患
①一次性食欲不振
　視床下部の破壊
　神経性食思不振症
　神経症
　うつ病 など
②二次性食欲不振
　胃腸炎
　急性肝炎
　膵がん
　胃がん
　アジソン病
　粘液水腫
　慢性腎炎
　尿毒症
　抗癌剤使用
　うっ血性心不全
　重症感染症 など

▶鼓腸
腹部にガスが異常に多くあり，腹部が膨満した状態をいう．腸閉塞，急性腹膜炎などが原因で生じる．

---

5 胸やけ

a．胸やけ
　❶（　　）骨下部あるいは上腹部の❷（　　），焼けるような不快感のこと．

b．原因
　胃酸の分泌❸（　　），低酸や無酸，胃液の食道内への❹（　　），下部食道の急激な機械的拡張，❺（　　）蠕動，下部食道内圧の低下など．

c．内科的対処法
　食後30分以上の❻（　　）位，胃液❼（　　）亢進食物（糖質食物，アルコール，コーヒー，香辛料，炭酸飲料など）の過剰摂取を避ける．

6 悪心・嘔吐・げっぷ・食欲不振・腹部膨満感

a．悪心・嘔吐
・悪心：心窩部から❶（　　）にかけて起こる，差し迫った吐きたい気分（ムカムカ）のことで嘔吐の❷（　　）段階である．
・嘔吐：胃内容物が❸（　　）的に吐出されること．自分の意思では止めることができない．

＜内科的対処法＞
嘔吐による❹（　　）道の閉塞を予防するために姿勢を❺（　　）位にし，❻（　　）を予防し，安静，❼（　　），点滴輸液，制吐剤の投与を行う．

b．げっぷ
　胃内に貯留した❽（　　）が食道を経て口から排泄される現象．胃内❽の大半は嚥下した❾（　　）である．原因疾患は急性および慢性❿（　　），胃⓫（　　），呑気症などである．

c．食欲不振
　⓬（　　）的な原因により，食欲が低下あるいは⓭（　　）した状態をいう．食欲調節中枢の異常によるものを⓮（　　）性食欲不振，消化管の異常によるものを⓯（　　）性食欲不振という．

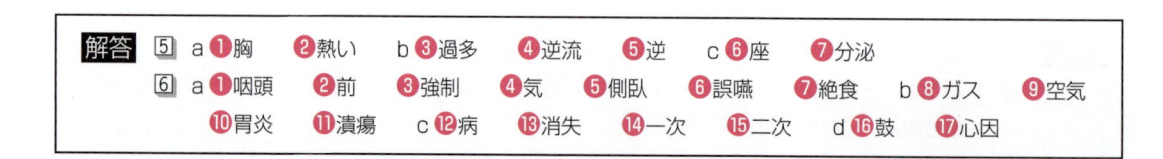

d．腹部膨満感
　平坦な腹部が膨隆すること．⓰（　　）腸，腹水，腹部腫瘤，脂肪過多，⓱（　　）性腹部膨満などに分類される．

解答 5 a ❶胸 ❷熱い b ❸過多 ❹逆流 ❺逆 c ❻座 ❼分泌
6 a ❶咽頭 ❷前 ❸強制 ❹気 ❺側臥 ❻誤嚥 ❼絶食 b ❽ガス ❾空気
❿胃炎 ⓫潰瘍 c ⓬病 ⓭消失 ⓮一次 ⓯二次 d ⓰鼓 ⓱心因

SIDE MEMO

▶ 腹部の名称

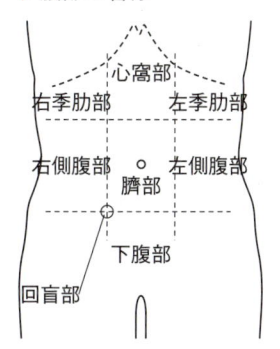

心窩部／右季肋部／左季肋部／右側腹部／臍部／左側腹部／下腹部／回盲部

▶ MRI

磁気共鳴画像のことで，核磁場共鳴現象を利用して画像化するもので肝細胞がん診断に用いられる．

▶ MRCP

MRI による最新画像法．造影剤を用いることなく，胆のう・胆管・膵管などを描出できる．急性期や術後でも撮影が可能である．

7 消化器疾患の内科的検査法

a．身体診察

- ❶（　　）診：皮膚の色調（黄疸の有無など），皮膚線条の観察など．
- ❷（　　）診：最低 15 秒間，腸雑音を聞く．
- ❸（　　）診：消化管のガスの状態を検査する．
- ❹（　　）診：腹壁の緊張，圧痛，臓器の腫瘤などに触れる．

b．画像検査

- ❺（　　）検査：単純撮影，胃透視，注腸法，CT 検査
- ❻（　　）検査：肝疾患，リンパ節転移の診断に有用．患者に苦痛を与えない．
- ❼（　　）検査：核磁気共鳴を利用して，断面を描出する．質的診断に優れる．❽（　　）は，胆管・膵管の精査に用いられる．
- ❾（　　）検査：ファイバースコープによる胃腸粘膜の検査．生検や治療にも用いられる．

MEMO

解答 7 a ❶視 ❷聴 ❸打 ❹触 b ❺X線 ❻超音波 ❼MRI ❽MRCP ❾内視鏡

基礎問題

1. 消化器疾患の症候

   次の症状を起こす疾患を下記の語群の中から選びなさい（複数解答あり）．

   a. 吐血　　　　　　　（　　　　　　　　）
   b. 血便・下血　　　　（　　　　　　　　）
   c. 右季肋部痛，疝痛　（　　　　　　　　）
   d. 左季肋部痛　　　　（　　　　　　　　）
   e. 腹部膨満感　　　　（　　　　　　　　）
   f. 臍周囲痛　　　　　（　　　　　　　　）
   g. 腹鳴　　　　　　　（　　　　　　　　）
   h. 下痢　　　　　　　（　　　　　　　　）
   i. 巨大食道　　　　　（　　　　　　　　）

   【語群】
   ①胆石症　　②十二指腸潰瘍　　③痔核　　　　④胃癌　　　　⑤食道静脈瘤
   ⑥クローン病　⑦直腸癌　　　　⑧腸重積（イレウス）　⑨大腸癌　　⑩潰瘍性大腸炎
   ⑪胃潰瘍　　⑫過敏性大腸炎　　⑬急性虫垂炎　　⑭急性腸炎　　⑮食道アカラシア
   ⑯食道癌　　⑰膵炎　　　　　　⑱胆囊炎

演習問題

1. 消化器疾患で正しいのはどれか．

   ア．十二指腸潰瘍による痛みは食後に生じる．
   イ．胆石による典型的な痛みは鈍痛である．
   ウ．腹膜炎では触診時に腹部を軽く押すと腹筋の緊張が低下する．
   エ．食道静脈瘤の基礎疾患として肝硬変がある．
   オ．脳血管障害や広汎な熱傷には胃潰瘍が続発することがある．

   1. ア，イ　　2. ア，オ　　3. イ，ウ　　4. ウ，エ　　5. エ，オ

2. 腹痛について次の組合せで誤っているのはどれか．

   1. 心窩部痛　――――――　虫垂炎
   2. 内臓痛　――――――　腸閉塞
   3. 関連痛　――――――　肝硬変
   4. 疝痛　――――――　胆石症
   5. 空腹時飢餓痛　――――――　十二指腸潰瘍

3 口腔疾患・食道疾患

SIDE MEMO

▶口内炎
　口腔粘膜の比較的広範囲な炎症や潰瘍を口内炎とよぶ．

▶舌炎
　口内炎の一部として起こるもの，舌自体の炎症として起こるものがある．病因も口内炎に一致することが多い．舌の萎縮，疼痛，腫脹がみられる．

1 口腔疾患

a．口内炎
- 細菌（ブドウ球菌，レンサ球菌）感染→口角❶（　　　　）
- ウィルス（単純ヘルペスウィルス）感染→アフタ，歯肉炎
- ❷（　　　　）→鵞口瘡（がこうそう）
- 全身性エリテマトーデス→口蓋潰瘍
- ベーチェット病→有痛性❸（　　　　）
- 薬物（ペニシリン，抗癌剤）→粘膜びらん，潰瘍

b．舌炎
- 舌苔（ぜったい）→❹（　　　　）患者：糸状乳頭（しじょうにゅうとう）増生，細菌増殖
- イチゴ舌→❺（　　　）熱，溶連菌感染症：茸状乳頭・糸状乳頭（じじょうにゅうとう）の充血拡大
- 黒毛舌→糖尿病：カンジダ増殖
- 地図状舌→舌粘膜乳頭の浮腫性炎症

c．舌がん
- 40歳代以上の❻（　　）性に多い，全口腔がんの約60％
- 好発部位→舌側縁，中央1/3または後方1/3
- 進行：硬結，白斑，腫瘤→潰瘍化→頸部❼（　　　　）転移
- 転移→予後不良

d．唾液腺疾患
- ❽（　　　　）症→正常唾液分泌量を超える量を分泌
- 唾液分泌減少症→唾液分泌量 0.5 l/日以下で分泌不足
- ❾（　　　　　　）症候群→各種外分泌腺分泌量の減少
- 唾石症→唾液成分の腺管内結石

解答 1 a ❶びらん　❷真菌（カンジダ）　❸アフタ　b ❹有熱　❺猩紅（しょうこう）　c ❻男　❼リンパ節　d ❽流涎　❾シェーグレン

SIDE MEMO

▶食道アカラシア
　食道体部に拡張・運動不全がみられ，下部食道括約部が弛緩しないで嚥下障害を訴える疾患．

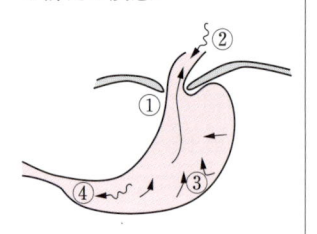

①食道下部括約筋(LES)圧の低下
②食道蠕動運動の低下
③胃酸分泌亢進
④胃の蠕動運動の低下

2 食道疾患

a．食道静脈瘤
❶(　　　　　)などの肝疾患により，肝に流入すべき血液が阻害され❷(　　　　　)が亢進し，側副血行路として食道静脈へ血液が逆流して，静脈瘤が生じたもの．
症状：食道静脈瘤が破裂しない限り，嚥下時違和感を感じる程度で無症状．破裂すると❸(　　　　　)と意識障害出現
治療：出血予防→内視鏡的食道静脈瘤硬化療法，
　　　　　　　　内視鏡的食道静脈瘤結紮術

b．食道アカラシア(食道無弛緩症)
病因：❹(　　　　　)圧の低下，食道体部の拡張・運動不全
特徴：❺(　　　)歳に多発，冷液体が飲み込みにくい，逆流現象，体重減少は少ない．
治療：安静，❻(　　　　　)の除去，薬物療法(平滑筋弛緩薬)，バルーン拡張術，

c．食道がん
特徴：❼(　　　)歳代に多発，♂>♀(4:1)，食道下部に好発・肺，肝，骨への血行性転移が多い，リンパ節転移多い．
危険因子：喫煙，❽(　　　)
治療：内視鏡的粘膜切除術，非開胸食道抜去術，食道再建術，放射線療法
合併症：肺合併症，縫合不全膿胸

d．逆流性食道炎
胃液，腸液が食道内に，❾(　　　　　)なしに逆流すること．
病因：LES(食道下部括約筋)圧の低下，食道蠕動運動の低下
　　　胃酸分泌亢進など
症状：胸やけ，酸の逆流，胸骨後部痛，食道がんの発生母地になるといわれている小潰瘍やびらんを伴う．
治療：薬物療法 ⎡❿(　　　　　　　)
　　　　　　　⎣⓫(　　　　　　　)(制酸薬)
　　　生活習慣の改善(禁酒，禁煙)，食後30分以上の座位

解答 2　a ❶肝硬変　❷門脈圧　❸大量吐血　b ❹LES(食道下部括約筋)　❺20～40
　　　　❻ストレス　c ❼60　❽飲酒　d ❾嘔気　❿プロトンポンプ阻害剤
　　　　⓫H₂ブロッカー

SIDE MEMO

▶食道憩室(3種類)

- ゼンカー憩室
- 気管支
- ロキタンスキー憩室
- 横隔膜上憩室
- 横隔膜

e. 食道裂孔ヘルニア

横隔膜の食道裂孔から胃が胸腔内へ脱出したもの
❶②(逆流性食道炎)を合併する

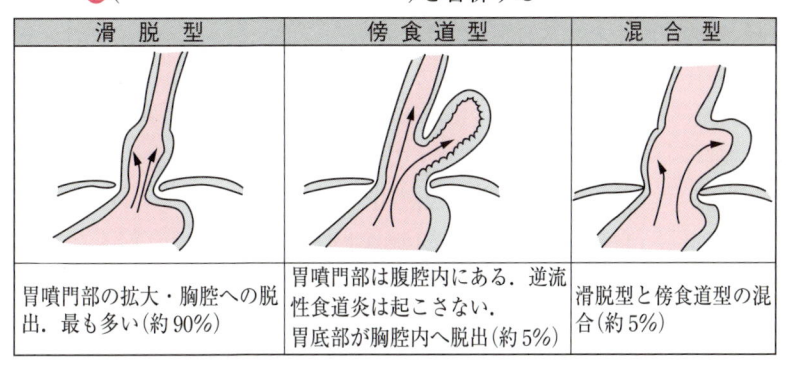

滑脱型	傍食道型	混合型
胃噴門部の拡大・胸腔への脱出．最も多い(約90%)	胃噴門部は腹腔内にある．逆流性食道炎は起こさない．胃底部が胸腔内へ脱出(約5%)	滑脱型と傍食道型の混合(約5%)

f. 食道憩室

食道内腔が側方に突出して❶③(嚥下)困難をきたす疾患．ほとんど無症状．

名称	部位	原因
ロキタンスキー憩室(真性憩室)	食道中部(気管分岐部)	結核性❶④(リンパ節)炎
ゼンカー憩室(仮性憩室)	咽頭食道移行部	食道圧出
横隔膜上憩室(仮性憩室)	食道の横隔膜直上	食道圧出

g. マロリー・ワイス症候群

食道・胃接合部付近の粘膜裂創による消化管出血

原因：嘔吐などの急激な❶⑤(腹圧)上昇
　　　アルコール大量飲酒直後の頻回の❶⑥(嘔吐)
　　　大量吐血

【マロリー・ワイス症候群と特発性食道破裂との比較】

	マロリー・ワイス症候群	特発性食道破裂
原因	嘔吐などによる食道内圧の上昇	分娩時のいきみや咳など急激な食道内圧の上昇
裂創の深さ	❶⑦(粘膜下)層まで到達	全層に到達
主症状	吐血	激しい❶⑨(胸)痛，呼吸困難，気胸など
治療	保存的治療❶⑧(自然)止血	緊急手術(早期縫合閉鎖)

解答　e ❶②逆流性食道炎　f ❶③嚥下　❶④リンパ節　g ❶⑤腹圧　❶⑥嘔吐　❶⑦粘膜下　❶⑧自然　❶⑨胸

基礎問題

1. 口腔疾患・食道疾患
   次の口腔疾患，食道疾患で正しいものに○，誤っているものに×を（　）内に記入しなさい．
   ❶（　）舌がんは60歳以上の男性に好発する．
   ❷（　）発熱患者の多くにイチゴ舌が多発する．
   ❸（　）食道がんは30歳以上の男性に多発する．
   ❹（　）逆流性食道炎と食道裂孔ヘルニアは合併しやすい．
   ❺（　）食道アカラシアは50歳以上の高齢者の男性に多い．
   ❻（　）食道静脈瘤は女性型乳房や痔核とともに門脈亢進症状の一つである．
   ❼（　）感染性食道炎は主としてカンジダなどによる日和見感染症として発生する．
   ❽（　）食道裂孔ヘルニアは腹圧の弱い新生児に多い．

演習問題

1. 門脈圧亢進症の症状でないのはどれか．
   1. 食道静脈瘤
   2. 腹壁静脈怒張
   3. 腎機能低下
   4. 脾腫
   5. 腹水

2. 次の組み合わせで誤っているのはどれか．
   1. 食道がん　────────　心窩部痛
   2. 食道静脈瘤　────────　突然の吐血
   3. 食道潰瘍　────────　胸骨後部痛
   4. 逆流性食道炎　────────　食道上部痛
   5. 食道憩室　────────　無症状

4 胃疾患

SIDE MEMO

▶ヘリコバクター・ピロリ
　菌体がねじれて数本の鞭毛を持つ細菌（約3μm）．ヘリコ(Helico)は"らせん"を表す．胃粘膜細胞表面に定着して住み，この菌が胃炎や胃・十二指腸潰瘍の一因であるといわれている．

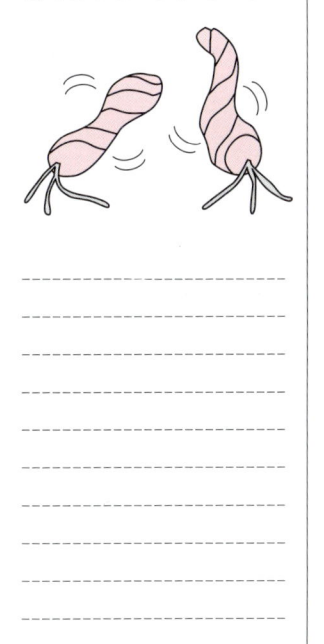

1 胃疾患

a．急性胃炎

機械的刺激や化学的刺激，細菌毒素刺激による胃粘膜の❶（　　　）性炎症

- 組織学的症状：胃粘膜の発赤，浮腫，潰瘍（びらん）
- 病態：
  - 急性❷（　　）性胃炎→食事の不摂生，薬物（抗炎症剤など）
  - 急性❸（　　）性胃炎→誤飲，腐蝕性薬物（塩酸など）
  - 急性❹（　　）性胃炎→インフルエンザ，敗血症などののち発症
- 症状：嘔気，心窩部不快感，嘔吐，高熱，ショック症状，嘔吐による脱水
- 治療：薬物療法（❺（　　　　），制酸剤，抗コリン薬）
  →予後良好

b．慢性胃炎

胃粘膜のびらん性変化，慢性炎症，固有層の❻（　　　）

- 原因：❼（　　　　　　　　）
- 分類1：
  - 表層性胃炎：胃粘膜の炎症，欠損，再生の繰り返し
  - 萎縮性胃炎：再生が欠損に追いつかなくなった状態
  - 肥厚性胃炎：胃粘膜が線維化して肥厚した状態
- 分類2：
  - A型慢性胃炎：❽（　　　　）機序によるもの
  - B型慢性胃炎：A型以外
- 治療：薬物療法（H_2ブロッカー，制酸剤，抗うつ剤など），食生活の改善，除菌（ヘリコバクター・ピロリの除去）

c．胃潰瘍，十二指腸潰瘍の分類

Ul-I	Ul-II	Ul-III	Ul-IV
❾（　　　）	潰瘍	潰瘍	❿（　　）性潰瘍
欠損が粘膜筋層内にとどまり粘膜筋板に及ばないもの	粘膜筋板断裂欠損は粘膜下層に及ぶ	欠損が固有筋層の一部に及ぶ	固有筋層が断裂

解答　1　a　❶びらん　❷単純　❸腐蝕　❹感染　❺H_2ブロッカー　b　❻萎縮　❼ヘリコバクター・ピロリ　❽自己免疫　c　❾びらん　❿穿通（せんつう）

SIDE MEMO

▶潰瘍好発部位

高位潰瘍
帯状潰瘍
慢性胃潰瘍
若年者急性胃潰瘍
急性胃潰瘍
線状潰瘍

▶シュニッツラー転移
　腹腔臓器の原発がんで，ダグラス窩に播種性に転移したもの

▶クルーケンベルグ腫瘍
　卵巣に播種性に転移した転移性腫瘍の一つ．

消化性潰瘍で，胃液の消化作用により粘膜が自己消化されてできた粘膜の欠損

- 原因：
  - 環境因子：⑪(　　　　)，薬物，食事など
  - 粘膜抵抗性の低下：粘膜血流低下
  - 遺伝性素因
  - ヘリコバクター・ピロリ陽性率：⑫(　　　　)潰瘍では特に高い
- 好発部位：慢性胃潰瘍→胃角，急性胃潰瘍→胃体
- 治療：⑬(　　　　　)，⑭(　　　　　)
  ヘリコバクター・ピロリ陽性例には⑮(　　　　)＝抗生物質＋⑬

d．胃がん

胃粘膜上皮細胞から発生する悪性腫瘍，⑯(　　)がんが多い
若年者では⑰(　　)性に多く，40歳以上は⑱(　　)性に多発

- 原因：不明
- 病理組織：⑯がん(管状腺がん，乳頭腺がん)
- 分類：
  - 早期がん：がんの浸潤が粘膜層〜粘膜下層まで
  - 進行がん：固有筋層まで深く浸潤
- 転移：
  - リンパ行性転移：⑲(　　　　)転移(鎖骨上窩への転移)
  - 血行性転移：肝，肺への転移が最も多い
  - ⑳(　　　　)：がん性腹膜炎，シュニッツラー転移，クルーケンベルグ腫瘍
- 治療：外科的手術(唯一の根治療法)

e．胃切除後症候群

胃切除術施行後に起こる合併症や後遺症の総称．器質的機能障害である

- ㉑(　　　　)症候群：胃を切除したために，食道から十二指腸へ一気に食物が流れ込むことに伴う病態のこと
  - 早期㉑症候群：食後20〜30分で生じる
    悪心，嘔吐，下痢，腹痛，動悸，発汗，めまい，脱力感
  - 後期㉑症候群：食後2〜3時間で生じる
    続発性低血糖症候群(脱力感，動悸，手指振戦)
- 治療：食事療法(高蛋白，高脂肪，低炭水化物)

解答 c ⑪ストレス　⑫十二指腸　⑬プロトンポンプ阻害剤　⑭H₂ブロッカー　⑮除菌　d ⑯腺　⑰女　⑱男　⑲ウィルヒョウ　⑳腹膜播種　e ㉑ダンピング

SIDE MEMO

▶**鉄欠乏性貧血**
　鉄欠乏が原因で起こる貧血．胃切除後発症することが多く，高齢者や閉経後の女性にも起こる．

▶**巨赤芽球性貧血**
　大球性貧血．ビタミンB_{12}や葉酸の欠乏によっておこる貧血．胃切除後発症することが多い．

・吻合部潰瘍：残胃と腸管の吻合部
・逆流性食道炎：噴門の逆流防止作用の不足
・貧血：㉒（　　　）欠乏性貧血，㉓（　　　　　）貧血
　　　　治療→鉄剤の経口投与，ビタミン㉔（　　　）の筋注投与
・栄養障害：消化吸収障害（低蛋白血症，浮腫，貧血，脂肪便）
　　　　治療→食事療法（高蛋白，高脂肪，低炭水化物の摂取）
・骨代謝障害：㉕（　　　　　）・ビタミン㉖（　　　）吸収障害，筋肉痛，関節痛，腰痛，四肢痛，しびれ，こむらがえり
・小胃症状：心窩部膨満感，左肩痛，悪心
　　　　治療→食事療法（食事量の制限，食事回数の分割）

解答　　e　㉒鉄　　㉓巨赤芽球性　　㉔B_{12}　　㉕カルシウム(Ca)　　㉖D_3

基礎問題

1. **胃疾患**

　　次の胃疾患について関係するものを下の語群から選びなさい（複数選択あり）．

	原　因	症　状	治療法
急性胃炎	❶	❺	❿
慢性胃炎	❷	❻	⓫
胃潰瘍	❸	❼	⓬
胃がん	不　明	❽	⓭
胃切除後症候群	❹	❾	⓮

【語群】

【原因】	【症状】	【治療法】
㋐ヘリコバクター・ピロリ	㋐心窩部痛	㋐食事療法
㋑薬物	㋑悪心，嘔気，嘔吐	㋑H_2ブロッカー
㋒アルコール	㋒胸やけ，げっぷ，呑酸	㋒生活指導
㋓ストレス	㋓吐血，下血	㋓除菌
㋔消化不良	㋔腫瘍	㋔外科的根治術
	㋕貧血	㋕制酸剤

演習問題

1. 胃潰瘍でみられないのはどれか.
   1. 胃拡張
   2. 幽門狭窄
   3. 胃穿孔
   4. 吐血
   5. 下血

2. 消化器疾患で正しいのはどれか.
   ア．十二指腸潰瘍による痛みは食後に生じる．
   イ．胆石による典型的な痛みは鈍痛である．
   ウ．腹膜炎では腹部を軽く押すと腹筋の緊張が低下する．
   エ．食道静脈瘤の基礎疾患として肝硬変がある．
   オ．広範な熱傷には胃潰瘍が続発しやすい．

   1. ア，イ　　2. ア，オ　　3. イ，ウ　　4. ウ，エ　　5. エ，オ

3. 胃潰瘍の原因として重要でないのはどれか.
   1. 精神性ストレス
   2. ヘリコバクター・ピロリ感染
   3. ステロイドホルモン
   4. 肥満
   5. 非ステロイド性抗炎症剤

4. 胃切除後症候群で誤っているのはどれか.
   1. ダンピング症候群
   2. 鉄欠乏性貧血
   3. 逆流性食道炎
   4. 低蛋白血症
   5. 食後続発性高血糖症候群

5 小腸・大腸疾患

SIDE MEMO

▶偽膜性腸炎(大腸)
　激しい下痢で発症し，腸管粘膜を障害して腸の粘膜に偽膜形成を伴う急性腸炎のこと．

1 急性腸炎
腸粘膜の急性炎症を示し，下痢，腹痛，発熱を伴う症候群．

a．分類
　感染性腸炎：病原体(細菌やウィルスなど)感染による腸炎
　　　　　　　❶(　　　)，コレラ，赤痢，腸結核など
　非感染性腸炎：病原体感染以外の原因で起こる腸炎
　　　　　　　薬剤起因性腸炎，出血性腸炎，
　　　　　　　偽膜性腸炎(大腸)，MRSA腸炎(小腸)など

b．感染性腸炎の原因

細菌	黄色❷(　　　)菌 ❸(　　　)菌 サルモネラ菌 カンピロバクター 赤痢菌 コレラ菌
ウィルス	❹(　　　)ウィルス
原虫	❺(　　　)

c．非感染性腸炎の原因
　・薬物性→❻(　　　)物質や抗がん剤の長期投与
　・腸虚血性→腸間膜動脈狭窄，腸間膜動脈閉塞による腸虚血

d．症状
　・潜伏期間を経て，悪心，嘔吐，心窩部痛，発熱．
　・❼(　　　)便が特徴→病原体により❼便の性状が異なる．
　　　　[水様性下痢便，粘血下痢便，血性下痢便，
　　　　　イチゴゼリー状下痢便]

▶バンコマイシン
　MRSAに効果のある抗菌薬．バンコマイシンは腸管から吸収されないので副作用の心配がない．一般的には静注するが，偽膜性大腸炎の場合は経口投与する．

e．治療
　・脱水症状，循環不全，電解質異常の場合→❽(　　　)
　・薬物療法：感染性腸炎→抗生物質，抗菌剤
　　　　　　　出血性腸炎→治療薬なし
　　　　　　　偽膜性腸炎→バンコマイシン経口投与
　　　　　　　MRSA腸炎→バンコマイシン経口投与

解答　1　a❶食中毒　b❷ブドウ球　❸病原性大腸　❹ロタ　❺赤痢アメーバ　c❻抗生
　　　d❼下痢　e❽輸液

SIDE MEMO

▶腹膜刺激症状
　腹膜・腹腔内臓器の炎症時に生じる一連の症状．腹部筋性防御，圧痛など．

▶ブルンベルグ徴候
　腹膜刺激症状の一つ．回盲部を圧迫するときよりも，急に手を離したときに疼痛が増強する徴候．

▶ローゼンスタイン徴候
　腹膜刺激症状の一つ．左側臥位にして回盲部を圧迫すると仰臥位よりも圧痛が増強する徴候．

▶ニボー（鏡面形成像）
　イレウスの状態で立位腹部単純X線を撮ると，腸管内の液体とガスが鏡面像を形成しアーチ型の腸係蹄を見る．腸が動いていない証拠である．

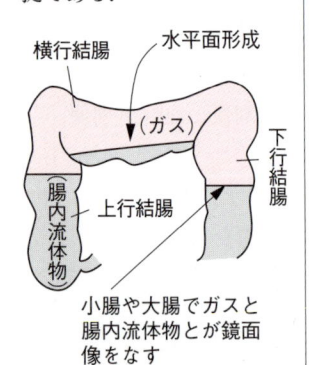

（図：横行結腸，水平面形成，（ガス），下行結腸，上行結腸，腸内流体物）
小腸や大腸でガスと腸内流体物とが鏡面像をなす

2 虫垂炎

細菌感染などにより虫垂に限局的に炎症をおこす急性❶（　　　）性疾患のこと．

a．好発：10〜20歳代
b．症状：虫垂拡張→初期❷（　　　）部痛，❸（　　　）下腹部痛
　　　　　　　　　　（マクバーニー点，ランツ点の圧痛点で診断）
　　　　　虫垂炎症→発熱，❹（　　　）球増加，❺（　　　）亢進
　　　　　　　　　　腸管蠕動運動減退，便秘，下痢，
　　　　　❻（　　　）刺激症状（ブルンベルグ徴候，ローゼンスタイン徴候）
　　　　　化膿性炎症進展→急性化膿性腹膜炎，盲腸周囲膿瘍を形成
c．治療：保存的治療→抗生剤，安静，絶食，補液
　　　　　外科的手術療法→虫垂切除術，腹膜炎を起こしていると大手術になる．

3 腸閉塞（イレウス）

腸管内腔の❶（　　　）や腸管運動障害により，腸管内容の❷（　　　）障害および停滞を起こした病的状態．

a．分類：
　単純性イレウス：腸間膜循環障害を伴わないもの．腹部聴診で金属音．
　❸（　　　）性イレウス：腸間膜絞扼により腸間膜循環障害を伴うもの．
　麻痺性イレウス：麻痺による腸管蠕動運動障害
b．症状：腹痛，嘔吐，腹部膨満，蠕動運動停止，排便・ガスの排出停止
c．診断：X線→立位で❹（　　　）を確認．
d．治療：絞扼性イレウス→緊急手術，❺（　　　）浣腸は禁忌
　　　　　単純性イレウス→保存的療法として❻（　　　）や補液を行う
　　　　　❼（　　　）性イレウス→腸蠕動亢進目的でコリン作動薬やコリンエステラーゼ阻害薬を投与する．

解答 2 ❶化膿　b❷心窩　❸右　❹白血　❺赤沈（血沈）　❻腹膜
　　　　3 ❶閉塞　❷通過　a❸絞扼　c❹ニボー（鏡面形成像）　d❺高圧　❻浣腸　❼麻痺

SIDE MEMO

▶偽ポリポーシス
　限局性に隆起した腫瘤様病変部をポリープという．また，ポリープが多数発生した状態をポリポーシスという．偽ポリポーシスとは，潰瘍の間の残存粘膜が盛り上がった状態のことで，潰瘍性大腸炎でみられる．

4 潰瘍性大腸炎とクローン病

a．潰瘍性大腸炎
❶(　　)を伴う非感染性の大腸炎
- 原因：❷(　　　)
- 特徴：30歳以下の成人に多発．
- 症状：大腸，特に直腸の粘膜および粘膜下層に多発する潰瘍と炎症症状．
  ［大腸粘膜荒廃，❸(　　　　　)，潰瘍の瘢痕化
  　粘血便，血便，水様便，血性下痢，腹痛，発熱，貧血
  　体重減少］
- 治療：薬物療法→サラゾピリン，副腎皮質ステロイド
  　　　外科的手術→結腸全摘＋直腸粘膜抜去＋回腸肛門吻合

b．クローン病
❹(　　　)末端に好発し，腸粘膜に慢性の炎症や潰瘍を生じる原因不明の炎症性病変．大腸にも及ぶことがある．
- 原因：❺(　　　)
- 特徴：比較的まれ，❻(　　　　)歳代の❼(　　　)に好発
- 症状：腹痛，下痢，体重減少，発熱，脂肪便(慢性の場合)
- 治療：食事療法，栄養療法→完全中心静脈栄養，成分経管栄養
  　　　薬物療法→副腎皮質ステロイド，サラゾピリン

5 消化管ポリポーシス

a．ポリポーシス
❶(　　　)が多発して存在する状態

ポリープの分類　Ⅰ型　Ⅱ型　Ⅲ型　Ⅳ型

b．治療：家族性腺腫性ポリポーシス→大腸全摘出
その他のポリープ→経過観察
❷(　　　)的ポリペクトミー
(内視鏡下にポリープを切除すること)

解答 ④ a ❶潰瘍　❷不明　❸偽ポリポーシス　b ❹回腸　❺不明　❻10歳代後半〜20
❼男性
⑤ a ❶ポリープ　b ❷内視鏡

SIDE MEMO

▶悪性リンパ腫の分類
　悪性リンパ腫は大きく，ホジキンリンパ腫と非ホジキンリンパ腫の2つに分類される．日本では非ホジキンリンパ腫が90％以上を占める．

6 腸管の悪性腫瘍

a．大腸がん
　結腸および直腸の上皮性悪性腫瘍．ほとんどが❶(　　　)がんである．
　・分類：原発性→大腸粘膜から発生した❶がん
　　　　　続発性→多臓器からの直接浸潤または遠隔転移したがん
　・原因：食生活の欧米化(高脂肪食，高蛋白食，低繊維成分食)と関係があるといわれている．
　・症状：早期がん→無症状
　　　　　進行がん→❷(　　　)側結腸がんで腸閉塞(イレウス)が起きやすい．腹痛，下血，腫瘤触診
　・治療：早期がん→❸(　　　)的ポリペクトミー
　　　　　進行がん→外科的切除術，放射線治療，化学療法など

b．カルチノイド
　❹(　　　)腸に好発する内分泌細胞を母細胞とする黄白色の腫瘍群．セロトニンを産生する．良性と悪性の中間的性質をもつ．
　・症状：カルチノイド症候群→皮膚の紅潮，喘息様発作，下痢

c．悪性リンパ腫
　❺(　　　)組織から発生した悪性腫瘍．リンパ節が腫れたり，腫瘤ができる．
　・特徴：日本では90％以上が❻(　　　)リンパ腫であるとされ，その場合小腸，大腸を含め全身のあらゆる臓器・リンパ節に及ぶ．

d．平滑筋肉腫
　平滑筋から発生した悪性腫瘍
　・特徴：❼(　　　)に好発．

7 過敏性腸症候群

❶(　　　)的異常をまったく認めないにもかかわらず，①腹部症状，②便通異常の二大徴候を示す症候群のこと．

a．原因：心理的❷(　　　)，不安，❸(　　　)神経機能の不安定
b．症状：便通症状→下痢型(軟便〜水様便)，便秘型(兎糞状)，混合型
　　　　　腹部症状→腹痛，腹部不快感
　　　　　その他→頻尿，残尿感，立ちくらみ，熱感
c．治療：抗コリン薬を中心とした薬物療法
　　　　　心身症的アプローチ，生活指導

解答 6 a❶腺 ❷左 ❸内視鏡 b❹直 c❺リンパ ❻非ホジキン d❼小腸
　　 7 ❶器質 a❷ストレス ❸自律

5 小腸・大腸疾患

⑧ 腸結核

❶(　　)菌がリンパ濾胞をおかし，腸粘膜に侵入して結核性❷(　　)を形成する腸の疾患．❸(　　)部，❹(　　)に好発する．

a．原因：結核菌感染，❺(　　)の呑飲
b．症状：腹痛，体重減少，下痢，吐血，下血，腹部膨満，嘔吐，腹部圧痛，栄養障害，発熱，貧血，無症状など．
　　　　肺結核の合併もありうる．
c．検査所見：ツベルクリン反応❻(　　)，赤沈亢進，CRP陽性，❼(　　)球は増加しない．
d．治療：抗結核薬の三者併用療法．

⑨ メッケル憩室

人体発生過程における❶(　　)が小腸側に消えてなくならずに残ったもの．回盲弁から口側30～100cmの❷(　　)腸に多くみられる．粘膜，筋層，漿膜を有する真性憩室．

a．症状：大部分は❸(　　)症状．消化性潰瘍，憩室炎，がん，カルチノイド腫瘍が見られる場合もある．

⑩ 蛋白漏出性胃腸症

血漿蛋白（特にアルブミン）が腸管に異常に漏れ出ることにより起こる一連の症候群．

a．原因：原因不明
b．症状：❶(　　)，低蛋白血症，悪心，嘔吐，腹部膨満感，食欲不振，下痢，脂肪便，低Ca血症，体重減少
c．治療：薬物療法：浮腫→利尿薬
　　　　　　　　低蛋白血症→アルブミン製剤投与
　　　　食事療法：❷(　　)食

SIDE MEMO

▶抗結核薬の三者併用療法
　耐性菌の出現を防止するために，現在わが国で使用されている抗結核薬11種類の中から複数の薬剤を併用して用いる．3つの薬剤を同時に使用するのが一般的である．

▶カルチノイド腫瘍
　類がん腫のことで，やや小型の丸い好酸性の新生物（発育はおそい）消化管のどこでも発生するが，虫垂や回腸に多い．

解答 ⑧ ❶結核 ❷結節 ❸回盲 ❹直腸　a❺喀痰　c❻陽性 ❼白血
⑨ ❶卵黄管 ❷回　a❸無
⑩ b❶浮腫　c❷低脂肪高蛋白

基礎問題

1. 小腸・大腸疾患

次の文章のうち正しいものに○，誤っているものに×を（　）内に記入しなさい．

❶ （　）十二指腸潰瘍による痛みは食後に生じる．
❷ （　）虫垂炎では腹部を軽く押すと腹筋の緊張が低下する．
❸ （　）虫垂炎の初発症状は右下腹部痛である．
❹ （　）腸閉塞では吐血や下血を起こす．
❺ （　）絞扼性腸閉塞では高圧浣腸を行う．
❻ （　）急性腸炎の多くは細菌性あるいはウィルス性感染である．
❼ （　）大腸がんのほとんどが腺がんである．

演習問題

1. 腸閉塞で見られないのはどれか．

   1. 腹痛　　2. 蠕動不穏　　3. 嘔吐　　4. 吐血　　5. 腹部膨満

2. 次の組み合わせで誤っているのはどれか．
   1. 腸閉塞 ──────── 腸内異常ガス
   2. 大腸がん ──────── 吐　血
   3. 虫垂炎 ──────── 白血球増加
   4. 急性腸炎 ──────── 下　痢
   5. クローン病 ──────── 脂肪便

MEMO

6 肝疾患

SIDE MEMO

▶肝炎ウィルス
現在，A 型〜G 型まで同定されている．
A 型：HAV
　（ヘパティティス A ウィルス）
B 型：HBV
　（ヘパティティス B ウィルス）
C 型：HCV
　（ヘパティティス C ウィルス）

▶アミノ酸代謝酵素（GOT，GPT）
GOT（AST），GPT（ALT）は通称血清トランスアミナーゼとよばれる肝細胞の細胞中に存在する酵素である．肝細胞が何らかの原因で破壊されるとこの酵素が細胞質中から血液中に流入する．ゆえに肝炎の炎症の指標とされる．ただし，GOT（AST）は心筋梗塞など他の疾患でも高くなる．
|GOT（グルタミン酸オキサロ酢酸トランスアミナーゼ）
|AST（アスパラギン酸アミノトランスフェラーゼ）
|GPT（グルタミン酸ピルビン酸トランスアミナーゼ）
|ALT（アラニンアミノトランスフェラーゼ）

1　急性肝炎

a．肝炎ウィルス：一般に A 型，B 型，C 型が知られている

	A 型	B 型	C 型
遺伝子型	❶（　　　）	❷（　　　）	RNA
感染経路	❸（　　　）	血液	❹（　　　）
急性・慢性	急性	急性〜慢性	急性〜慢性
予防ワクチン	❺（　　　）	○	×
発がん性	まれ	やや多い	❻（　　　）

b．A 型急性肝炎：HAV 感染

　　　　　❼（　　　　）感染により伝播する
　　　　　（貝類の生食，井戸水など）
　　　　　潜伏期間は約❽（　　　）週間

・症状：前駆症状→発熱，咽頭痛，関節痛
　　　　2 週間後→❾（　　　）（3〜4 週で消失）
　　　　　　｜❿（　　　）様症状
　　　　　　｜（頭痛，全身倦怠感，筋肉痛）
　　　　　　｜胃腸症状
　　　　　　｜（食欲不振，悪心，嘔吐，腹痛，下痢）
　　　　　　｜肝臓腫大，脾腫（約 10%）

・検査所見：GOT（AST），GPT（ALT）は，1,000 単位以上に上昇
・治療：特別な治療法はなく，数ヶ月のうちに⓫（　　　　）する
　　　まれに黄疸の遷延，劇症化することもあるが，一般的には予後⓬（　　　）．慢性化しない．

⓭（　　　）がみられる

〈A 型急性肝炎の経過〉
（高久，他，一部改変 7)）

解答 1 a ❶ RNA　❷ DNA　❸ 経口　❹ 血液　❺ ○　❻ 多い
　　　　b ❼ 経口　❽ 4　❾ 黄疸　❿ 感冒　⓫ 自然治癒　⓬ 良好　⓭ 黄疸

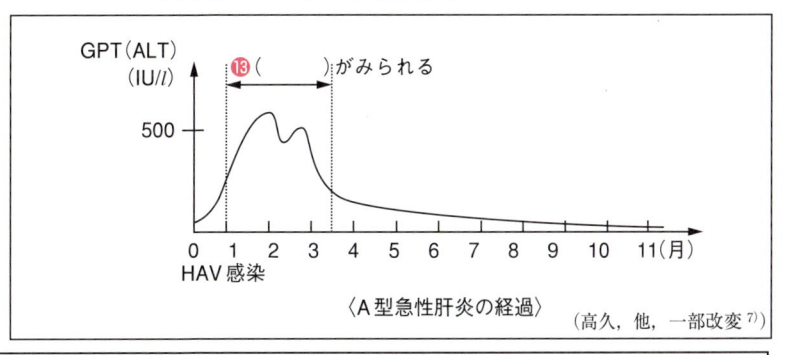

SIDE MEMO

▶ 不顕性感染
　臨床症状をほとんど呈さない感染状態. 自覚症状にも乏しく後になって抗体が証明され確認される.

▶ 劇症肝炎
　肝炎のうち意識障害など急性肝不全症状が出現するもの. 短期間のうちの死亡頻度が高い(約70～80%).

▶ インターフェロン治療
　インターフェロンはウィルスに対抗する免疫系の体内産生物質である. C型肝炎のウィルスを除去し, 肝癌への進展を予防する. しかし, B型肝炎には効果が少ない.

---

c. B型急性肝炎: HBV感染
　　　　　　性感染, 母子感染, ❶( )感染もある
・症状: 主症状→❶( )と肝腫大
　　　　発熱, 消化器症状, 関節痛, 神経痛など.
　　　　キャリア化と❶( )化があり, ❶化すると肝障害が進行し, ときには死に至る. 一過性感染では劇症化例を除いては予後❶( ). およそ❶( )ヶ月で肝機能も正常化し, ウイルスも排除される.

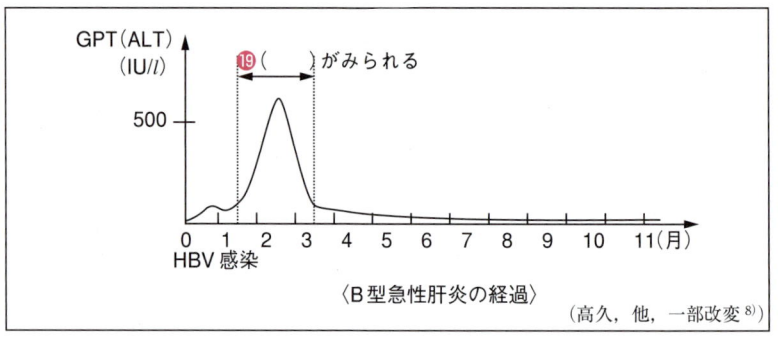

〈B型急性肝炎の経過〉GPT(ALT)(IU/l) グラフ ❶( )がみられる
(高久, 他, 一部改変8))

d. C型急性肝炎: HCV感染
　　　　　　性感染, ❷( )感染(現在ではほとんどない)
・症状: 急性肝炎としては❷( )症で, 黄疸の出現率も❷( )い. 高度(約70%)に❷( )化する.
・治療: 特殊な治療法はない.
　　　　慢性化したら❷( )治療を行う.

② 慢性肝炎
a. 慢性肝炎: ❶( )ヶ月以上にわたって肝内の炎症が持続するもの. 慢性肝炎のうち, B型肝炎起因が❷( )%弱, C型肝炎起因が❸( )%程度である.
b. 症状: 自覚症状→全身倦怠, 易疲労感, 食欲不振, 皮膚掻痒, 黄疸など.
　　　　他覚症状→❹( ), くも状血管腫, 手掌紅斑, 色素沈着など
c. 検査所見: GOT(AST), GPT(ALT)の上昇(100単位を越える)
d. 治療: 生活指導, 肝臓の炎症を抑えるための薬物療法
　　　　C型慢性肝炎→禁酒, ❺( )治療

解答　c ⑭不顕性　⑮黄疸　⑯劇症　⑰良好　⑱3　⑲黄疸
　　　d ⑳輸血　㉑軽　㉒低　㉓慢性　㉔インターフェロン
　② a ❶6　❷20　❸80　b ❹肝腫大　d ❺インターフェロン

SIDE MEMO

▶ γ-GTP(γ-グルタミルトランスペプチダーゼ)
細胞膜酵素であり，アルコール性肝障害で著明に上昇する．

▶ メドゥサの頭

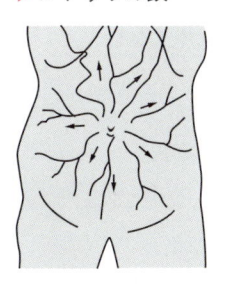

門脈の閉塞が著明な場合門脈圧が亢進し，臍を中心とした放射状の腹壁静脈の怒張がおこる．この症状をメドゥサの頭という．

e．慢性肝炎の経過

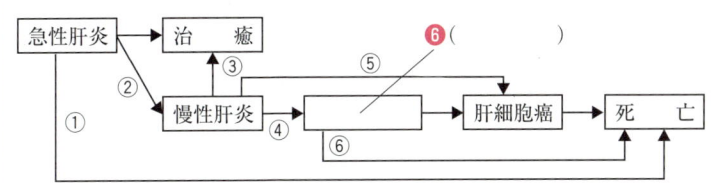

急性肝炎 → 治癒
① → 慢性肝炎 → ❻( ) → 肝細胞癌 → 死亡

①劇症肝炎　②C型肝炎に多い　③肝炎ウイルスの排除
④と⑤肝炎ウイルスの持続感染　⑥肝不全，食道静脈瘤破裂

3　アルコール性肝障害

アルコールの大量摂取による肝障害
❶( )肝 → アルコール性肝炎 → アルコール性肝硬変へと移行する．

a．症状：血液検査所見 → ❷( )，GPT(ALT)の上昇
　　　　　　　　　　　γ-GTPの上昇，IgAの上昇

b．治療：アルコール性肝炎までなら❸( )により回復する
　　　※急激な❸による❹( )症候群(全身性けいれん発作，幻覚など)に注意

4　肝硬変

長期にわたる肝炎の結果，肝が高度に❶( )化し，❷( )した状態

a．分類：[代償期 → 食事療法と安静に気をつけながら通院する
　　　　　 非代償期 → 黄疸，腹水が高度に認められれば入院となる
　　　※自覚症状がない，少ない時期を代償期，自覚症状が出てきた時期を非代償期という

b．症状：門脈圧亢進症 → ❸( )瘤，脾腫
　　　　　　　　　　　　腹壁静脈怒張(メドゥサの頭)
　　　　　　　　　　　　痔核形成
　　　　肝不全 → 腹水貯留，浮腫，貧血，黄疸，出血傾向
　　　　　　　　 肝性❹( )
　　　　他覚症状 → 手掌紅斑，くも状血管腫，女性化乳房(男性のみ)，皮膚の色素沈着

c．特徴：ウイルス性肝硬変には❺( )がんが高率に合併する

解答　② e ❻肝硬変
　　　③ ❶脂肪　a ❷GOT(AST)　b ❸禁酒　❹アルコール離脱
　　　④ ❶線維　❷萎縮　b ❸食道静脈　❹昏睡　c ❺肝細胞

SIDE MEMO

▶腫瘍マーカー
　がん患者の体液中に出現・増加するがんの早期診断，進行状況を推測できる物質の総称．
AFP：α-フェトプロテイン
PIVKA-Ⅱ：γカルボキシル化異常プロトロンビン
がん細胞組織がこれらを産生分泌するため，血中腫瘍マーカーをしらべれば腫瘍を見つけることができる．

5　肝臓がん(肝がん)

肝臓がんは以下のように分類される

分類：
- ①原発性肝がん：❶(　　　　)がんと胆管細胞がん
- ②続発性肝がん：❷(　　　　)肝がん

a．肝細胞がん
- 病因：多くがウィルス性肝炎に続発する❸(　　　)に合併
　　　　(C型肝炎が75%，B型肝炎が15%)
- 検査所見：腫瘍❹(　　　) ┌ AFPの上昇
　　　　　　　　　　　　　└ PIVKA-Ⅱ上昇
　　　　　　エコー，CT，MRI
- 治療：・経皮的カテーテル肝動脈塞栓術(TAE)
　　　　・経皮的エタノール注入療法(PEIT)
　　　　・肝切除術

解答 5　❶肝細胞　❷転移性　a ❸肝硬変　❹マーカー

基礎問題

1．肝疾患のまとめ
　次の(　)に適切な語句を記入し，表を完成させなさい．

	原　因	特　徴	症状，検査所見	治　療
A型急性肝炎	❶(　　)	予後良好	❼(　　)，感冒症状	⓫(　　)
B型急性肝炎	❷(　　)	❹(　　)化率高い	❽(　　)，肝腫大	特殊治療法なし
C型急性肝炎	❸(　　)	❺(　　)化率高い	比較的軽症	特殊治療法なし
慢性肝炎	肝炎ウィルス	経過が長い (20〜30年)	全身❾(　　) 易疲労感，肝腫大 GOT上昇，GPT上昇	生活指導 肝庇護療法 インターフェロン療法
アルコール性肝障害	アルコール	脂肪肝 肝硬変へ進行	❿(　　)上昇 IgA上昇	⓬(　　)
肝硬変	肝炎ウィルス アルコール	肝線維化 肝硬変結節	代償期：慢性肝炎に同じ 非代償期：門脈圧亢進症，肝不全	食事療法 安静 対症療法
肝細胞がん	肝炎ウィルス アルコール性 肝硬変	予後❻(　　)	AFP上昇 PIVKA-Ⅱ上昇	TAE PEIT 肝切除術

演習問題

1. 誤っているのはどれか．
   1. 肝硬変症では門脈圧亢進を示すことが多い．
   2. 肝硬変症では低アルブミン血症が起こる．
   3. A型肝炎はB型肝炎に比べ予後は不良である．
   4. A型肝炎は経口感染が多い．
   5. 閉塞性黄疸では血清ビリルビンの直接型が増える．

2. ウィルス性肝炎で誤っているのはどれか．
   1. A型肝炎は経口感染である．
   2. A型肝炎は免疫グロブリンによる感染予防が可能である．
   3. A型肝炎と肝癌との間には密接な関係が認められる．
   4. B型肝炎は血液や体液を介して感染する．
   5. B型肝炎ウィルスでは無症候性保有者がいる．

3. 門脈循環障害でみられないのはどれか．
   1. 痔核
   2. 脾腫
   3. 食道静脈瘤
   4. 下肢静脈血栓症
   5. メドゥサの頭

4. アルコール性肝炎の検査所見で誤っているのはどれか．
   1. 血清ビリルビンの増加
   2. 血清GOTの増加
   3. 血清γ-GTPの増加
   4. 白血球の増加
   5. 血清アルブミンの増加

5. 肝硬変でみられないのはどれか．
   1. 胸痛発作
   2. 皮下出血
   3. 女性化乳房
   4. 腹水
   5. 黄疸

7 胆のう・胆道疾患

SIDE MEMO

▶胆石症
　胆汁成分を主成分として胆道内で生成された固形物を胆石といい，胆石による疾患を胆石症という．

▶胆石の嵌頓
　胆石が胆道につまって，胆道が閉塞した病態をいう．

▶胆石症の疝痛
　突然におこる内臓性の激痛．胆石による疝痛では右季肋部から心窩部の疝痛が代表的な症状だが，しだいに右肩，右背部に放散する．

1 胆石症

a．分類：場所 ┌ 胆のう胆石症
　　　　　　　├ 総胆管結石症
　　　　　　　└ 肝内胆石症

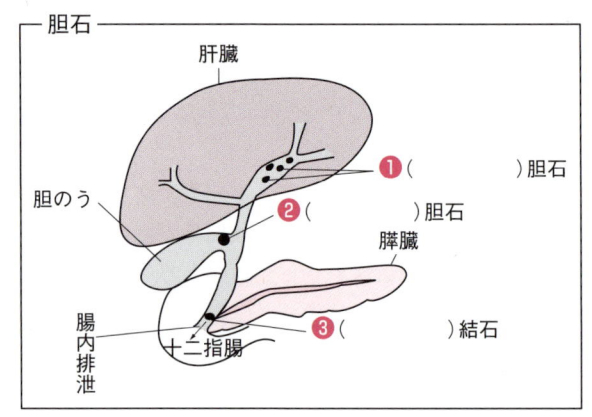

❶（　　　）胆石
❷（　　　）胆石
❸（　　　）結石

b．成分 ┌ コレステロール系結石：❹（　）色，黄色，球形，卵形の結石
　　　　└ ビリルビン系結石：❺（　）色石，ビリルビンカルシウム石

c．症状：❻（　　　）発作，発熱，黄疸
　　　　胆石の嵌頓→胆汁うっ滞，閉塞性黄疸

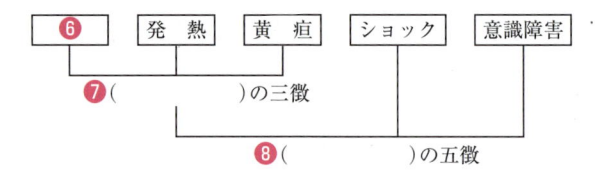

❻ ─ 発熱 ─ 黄疸 ─ ショック ─ 意識障害
❼（　　　）の三徴
❽（　　　）の五徴

d．肝機能検査：血清ビリルビン，ALP，γ-GTP 上昇
e．その他の検査：腹部❾（　　　）検査，腹部 CT 検査など
f．治療：❿（　　　）観察
　・胆石溶解剤
　・体外衝撃波破砕療法
　・腹腔鏡下胆のう摘出術（早期退院可能）
　・胆外科手術（胆のうがんの合併）

解答 1 a ❶肝内 ❷胆のう ❸総胆管　b ❹白 ❺黒　c ❻疝痛 ❼シャルコー ❽レイノルド　e ❾超音波　f ❿経過

SIDE MEMO

2 　胆のうがん・胆管がん

　a．胆のうがん

　　胆のうに発生する悪性腫瘍

　　・分類： 原発性
　　　　　　続発性（他から転移したがん）

　　・特徴：❶（　　）歳以上，❷（　　）性に多い（♂：♀＝1：2）

　　・病因：❸（　　　）症，

　　　　　　❹（　　　）の胆のう内への逆流など

　　・症状：初期は無症状．合併症状（胆のう炎，閉塞性黄疸）が主症状

　　・予後：胆のう炎や閉塞性黄疸が出現しなければ診断困難

　　　　　　早期発見できなければ予後❺（　　　）

　b．胆管がん

　　肝外胆管に発生する悪性腫瘍で，未分化型❻（　　）がん

　　・特徴：60歳以上，やや男性に多い

　　・病因：胆石との関連はない

　　・予後：乳頭型→黄疸が早期に出現するため比較的予後❼（　　　）

　　　　　　　結節型，浸潤型→予後❽（　　　）

解答 ② a ❶60　❷女　❸胆石　❹膵液　❺不良
　　　　 b ❻腺　❼良好　❽不良

基礎問題

1．胆石症

　　次の徴候の症状を記入しなさい．

　　a．シャルコーの三徴：（　　　　　）（　　　　　）（　　　　　）

　　b．レイノルドの五徴：（　　　　　）（　　　　　）（　　　　　）

　　　　　　　　　　　　（　　　　　）（　　　　　）

演習問題

1. 胆石症でみられないのはどれか．
   1. 黄疸
   2. 発熱
   3. 疝痛
   4. 腹水
   5. イレウス

2. 誤っている組合せはどれか．
   1. アルコール性肝障害 ──── γ-GTP 上昇
   2. 肝硬変 ──────── 食道静脈瘤
   3. 十二指腸潰瘍 ────── 黄疸
   4. 胆石症 ──────── 上腹部痛
   5. 急性膵炎 ──────── アミラーゼ値上昇

MEMO

8 膵疾患

1 急性膵炎

a．急性膵炎：活性化した膵臓の❶(　　　　)が自己の膵実質を❷(　　　　)する疾患．重症では死亡例もある

（進行）
自己消化 → ❸(　　) → 脱落・壊死 → 再生 → 治癒
　　　　　　　　　　　　　　　　　　　　　----線維化なし
線維の増生
↓
形態機能の不可逆性障害

b．病因：❹(　　　　)，アルコール過剰摂取，膵管形成異常，過食，高中性脂肪の過剰摂取
c．症状：上腹部・背部激痛
d．検査所見：血清❺(　　　　)・尿中❻(　　　　)の著明な上昇

（高久，他⁹⁾）

d．治療：❼(　　　　)，輸液，抗酵素療法

2 慢性膵炎

a．慢性膵炎：炎症性変化の結果，膵実質組織の❶(　　　　)，消失，❷(　　　　)化したもの
b．病因：❸(　　　　)過剰摂取，急性膵炎からの移行，原因不明など

解答 1 a ❶消化酵素　❷消化　❸炎症　b ❹胆石　d ❺アミラーゼ　❻アミラーゼ
　　　　d ❼絶飲食
2 a ❶破壊　❷線維　b ❸アルコール

SIDE MEMO

c．症状：激しい❹(　　　　)痛(上腹部)，下痢，脂肪便，体重減少，糖尿病症状
d．治療：生活指導→❺(　　　　)，脂肪制限食
e．予後：❻(　　　　)を合併しなければ比較的予後良好

3 膵がん

a．膵がん：❶(　　　　)上皮，膵実質細胞から発生する悪性腫瘍
b．病態：膵❷(　　　　)部がんが膵がんの大部分を占める
　　　　　浸潤性発育，リンパ節転移や肝転移をきたしやすい
c．病因：外因性環境因子→❸(　　　　)
　　　　　食習慣(肉食，高脂肪食)，飲酒など
d．症状：❹(　　　　)，上腹部痛，悪心，嘔吐，下血など
e．治療：外科的根治療法，放射線療法，化学療法
f．予後：早期発見が困難
　　　　　消化器系のがんの中でも予後❺(　　　　)

解答 　2 c❹腹　d❺禁酒　e❻糖尿病
　　　　　3 a❶膵管　b❷頭　c❸喫煙　d❹黄疸　f❺不良

基礎問題

1．膵疾患について
　次の文章のうち正しいものに○，誤っているものに×を(　)内に記入しなさい．
　❶(　)急性膵炎の成因は細菌やウィルス感染によるものが最も多い．
　❷(　)慢性膵炎の成因はアルコール過剰摂取が最も多い．
　❸(　)慢性膵炎では糖尿病症状が出現する．
　❹(　)膵がんは近年減少傾向にあるがんの一つである．
　❺(　)膵がんの予後は一般に不良である．

演習問題

1．膵がんの症状としてみられないのはどれか．
　1．上腹部痛　2．粘血便　3．体重減少　4．下痢　5．黄疸

2．急性膵炎の検査所見で上昇がみられないのはどれか．
　1．血清アミラーゼ　　2．血清アルブミン　　3．尿アミラーゼ
　4．血清リパーゼ　　　5．血清エラスターゼ

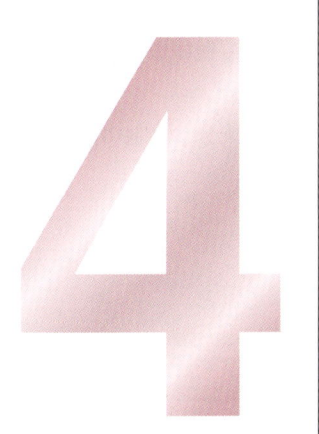

第4章　代謝性疾患

1 代謝の生理学……108
2 糖代謝障害（糖尿病・低血糖症）……112
3 脂質代謝障害（高脂血症）……117
4 痛　　風……119
5 骨粗鬆症……121

1 代謝の生理学

SIDE MEMO

▶必須アミノ酸(8種類)の覚え方
ト リプトファン
ロ イシン
リ ジン
イ ソロイシン
バ リン
ス レオニン
フ ェニルアラニン
メ チオニン

「トロリイバス,フメ」

乳幼児の場合，急速な発育のため，この8種類にヒスチジンを加えて9種類とする．

▶リポ蛋白
中性脂肪・コレステロールはリポ蛋白によって血液中に運搬される．
蛋白質の量によって比重が変化し，5つに分類されている．
・カイロミクロン
・VLDL
　(超低比重リポ蛋白)
・IDL
　(中間比重リポ蛋白)
・LDL(低比重リポ蛋白)
・HDL(高比重リポ蛋白)

1 代謝

・代謝とは，❶(　　　)作用(身体の構成成分を作り出す作用)と❷(　　　)作用(身体の不要成分を分解する作用)の2つの働きとこの両方の作用の均衡をつかさどる機能をいう

・❸(　　　)代謝とは，体内のある成分から他の成分に転換する過程の代謝のこと

・栄養とは，生体が体外から❹(　　　)を摂取しその❹を❶して成長し，生命力を維持すること

SIDE MEMO

▶リポ蛋白の働き
リポ蛋白はコレステロールを運ぶ働きをもつ．
LDLが運ぶコレステロールを悪玉コレステロールといい，HDLが運ぶコレステロールを善玉コレステロールという．

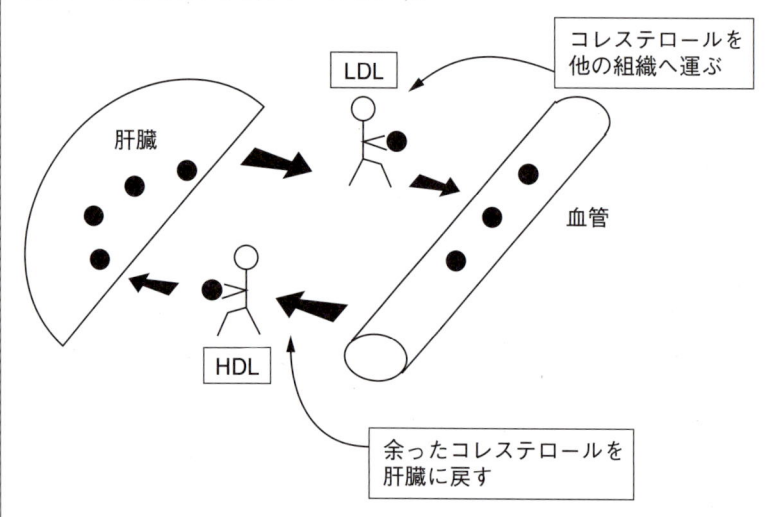

[図：肝臓／LDL／HDL／血管／コレステロールを他の組織へ運ぶ／余ったコレステロールを肝臓に戻す]

※LDLによって運ばれたコレステロールが血中で多くなると，動脈の壁に侵入して溜まったりして，動脈硬化の原因となり，心筋梗塞，狭心症，脳梗塞の危険性を増す．

解答 ① ❶同化 ❷異化 ❸中間 ❹栄養素

2 栄養素

栄養素			説明	役割
糖質	❶(単)糖類	❷(ブドウ)糖(グルコース)	❸(二)糖類,❹(多)糖類の一部を構成	・生体内の❺(エネルギー)源 熱量❻(4)kcal/g
		果糖(フルクトース),五炭糖	天然中最も多い	
	❸糖類(オリゴ糖)	麦芽糖	ブドウ糖+ブドウ糖	
		乳糖	ガラクトース+ブドウ糖	
		ショ糖	果糖+ブドウ糖	
	❹糖類	❼(グリコーゲン)	動物の貯蔵多糖類 ❽(肝臓),筋肉に多く含まれる	
		デンプン	植物の貯蔵多糖類	
		セルロース	(分解困難)ブドウ糖結合の多糖類	
蛋白質	❾(必須)アミノ酸	トリプトファン ロイシン リジン イソロイシン バリン スレオニン フェニルアラニン メチオニン	体内❿(合成)不可能 (食物から摂取しなければならない)	・人体組織の主要な構成成分 ・生体内の⓫(エネルギー)源 熱量⓬(4)kcal/g
	非⓭(必須)アミノ酸	⓮(必須)アミノ酸以外のアミノ酸	体内⓯(合成)可能	
脂質	単純脂質	⓰(中性)脂肪(トリグリセリド)	脂肪酸+グリセロール	・生体内の⓱(エネルギー)源 熱量⓲(9)kcal/g ・ステロイドホルモンの材料 ・⓳(細胞膜)の主成分 ・内部臓器の保護作用
		ろう(wax)	脂肪酸+アルコール	
	複合脂質	リン脂質	細胞膜の主成分	
		スフィンゴリピド	脳・神経系に多く含有	
	誘導脂質	⓴(飽和)脂肪酸	パルミチン酸 ステアリン酸	
		㉑(不飽和)脂肪酸	オレイン酸	
		㉒(必須)脂肪酸(生体内で合成不能)	リノール酸 アラキドン酸 リノレン酸	
		コレステロール	動物性ステロール 神経組織に多く含有	
	リポ蛋白	カイロミクロンなど	水に溶ける形で㉓(血漿)中を移動	

※誘導脂質:単純脂質および複合脂質の加水分解による生成物

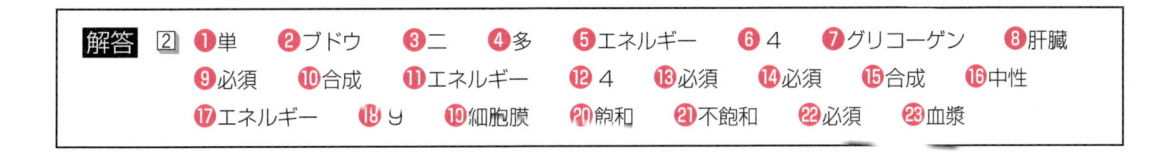

解答 ② ❶単 ❷ブドウ ❸二 ❹多 ❺エネルギー ❻4 ❼グリコーゲン ❽肝臓 ❾必須 ❿合成 ⓫エネルギー ⓬4 ⓭必須 ⓮必須 ⓯合成 ⓰中性 ⓱エネルギー ⓲9 ⓳細胞膜 ⓴飽和 ㉑不飽和 ㉒必須 ㉓血漿

3 代 謝

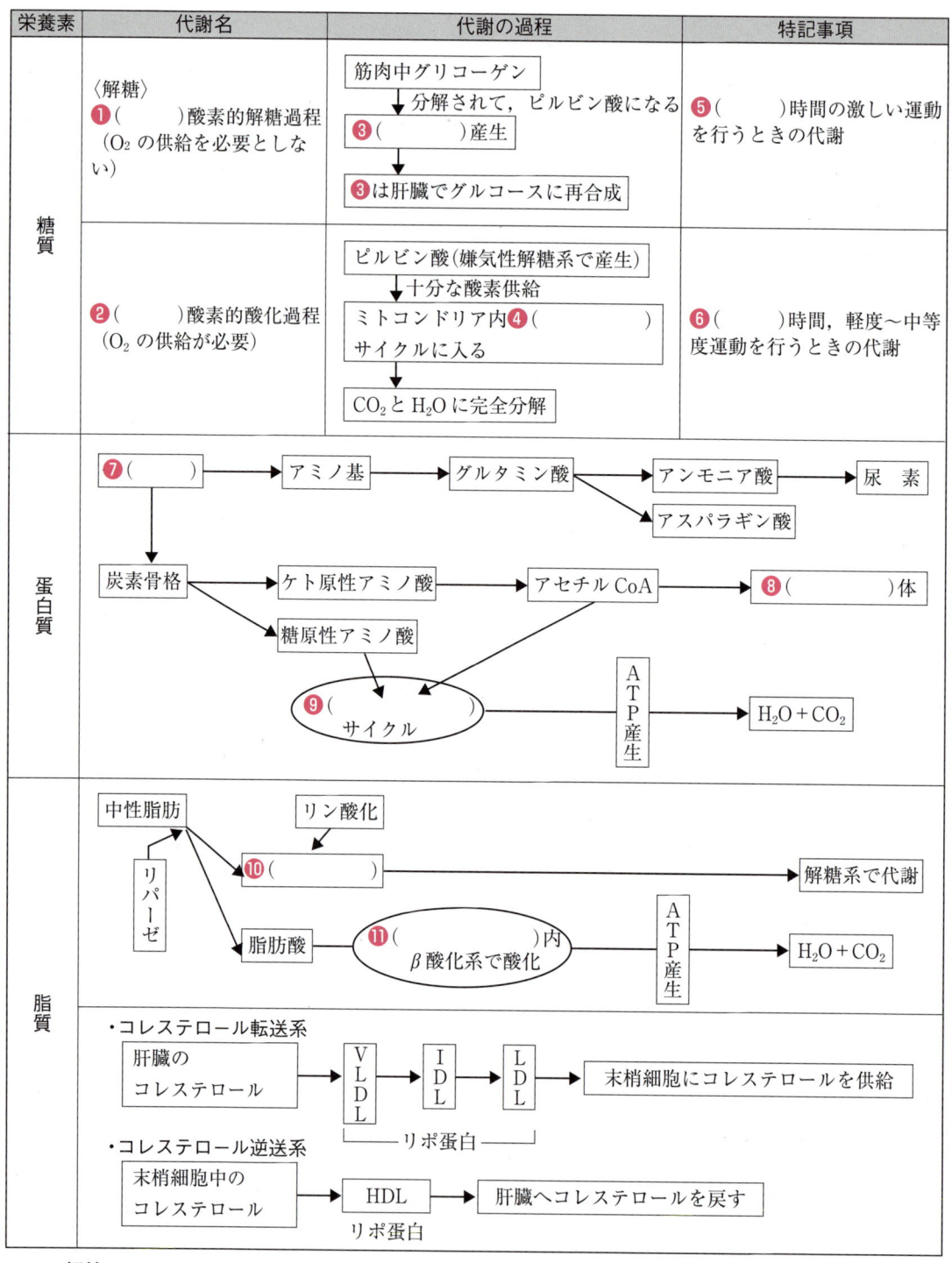

栄養素	代謝名	代謝の過程	特記事項
糖質	〈解糖〉 ❶( )酸素的解糖過程 (O_2の供給を必要としない)	筋肉中グリコーゲン → 分解されて，ピルビン酸になる → ❸( )産生 → ❸は肝臓でグルコースに再合成	❺( )時間の激しい運動を行うときの代謝
糖質	❷( )酸素的酸化過程 (O_2の供給が必要)	ピルビン酸（嫌気性解糖系で産生）→ 十分な酸素供給 → ミトコンドリア内❹( )サイクルに入る → CO_2とH_2Oに完全分解	❻( )時間，軽度～中等度運動を行うときの代謝
蛋白質		❼( ) → アミノ基 → グルタミン酸 → アンモニア酸 → 尿素 / アスパラギン酸 ↓ 炭素骨格 → ケト原性アミノ酸 → アセチルCoA → ❽( )体 → 糖原性アミノ酸 → ❾( )サイクル → ATP産生 → $H_2O + CO_2$	
脂質		中性脂肪 ⇄ リパーゼ ／ リン酸化 → ❿( ) → 解糖系で代謝 → 脂肪酸 → ⓫( )内β酸化系で酸化 → ATP産生 → $H_2O + CO_2$ ・コレステロール転送系 肝臓のコレステロール → VLDL → IDL → LDL → 末梢細胞にコレステロールを供給 ――リポ蛋白―― ・コレステロール逆送系 末梢細胞中のコレステロール → HDL → 肝臓へコレステロールを戻す リポ蛋白	

※解糖：グリコーゲンまたはグルコースが乳糖までに分解されること
※ATP：アデノシン三リン酸のこと．高エネルギー化合物質である
※アセチルCoA：CoA（補酵素A）と酢酸から合成される高エネルギー物質

解答 3 ❶無 ❷有 ❸乳酸 ❹TCA ❺短 ❻長 ❼アミノ酸 ❽ケトン ❾TCA ❿グリセロール ⓫ミトコンドリア

基礎問題

1. 肝臓の働き
   肝臓の働きについて正しいものに○，誤っているものに×を（ ）内に記入しなさい．
   - ❶（　）グリコーゲンの合成
   - ❷（　）グリコーゲンの貯蔵
   - ❸（　）血糖の調節
   - ❹（　）胆汁の生成
   - ❺（　）胆汁の貯蔵
   - ❻（　）血液の貯蔵
   - ❼（　）栄養素の貯蔵
   - ❽（　）蛋白質の合成
   - ❾（　）中性脂肪の合成
   - ❿（　）解毒作用
   - ⓫（　）尿素の排泄
   - ⓬（　）グルカゴンの分泌

2. 必須アミノ酸
   必須アミノ酸を8つ挙げなさい．
   （　　　　）（　　　　　）（　　　　　　）（　　　　　）
   （　　　　）（　　　　　）（　　　　　　）（　　　　　）

演習問題

1. エネルギー代謝について誤っているのはどれか．
   1. 食物から吸収されたブドウ糖の一部は，肝細胞中にグリコーゲンとして蓄えられる．
   2. ブドウ糖は解糖によりピルビン酸となる．
   3. 高エネルギー化合物はアデノシン三リン酸（ATP）とクレアチンリン酸である．
   4. アミノ酸はグリコーゲンとして蓄えられる．
   5. 運動強度が上がると糖質の利用が高まる．

2. ブドウ糖について誤っているのはどれか．
   1. 単糖類である．
   2. 空腹時の正常血中濃度は 70～100mg/dl である．
   3. 血中濃度はインスリンにより下降する．
   4. グリコーゲンとして貯蔵される．
   5. 呼吸商は 0.7 である．

2 糖代謝障害（糖尿病・低血糖症）

1 糖代謝

a．糖代謝に関与するホルモン

分泌組織		ホルモン名	作用	血糖値
❶（　　）	β細胞	❷（　　）	・肝臓や筋肉への❸（　　）の取り込み促進 ・肝臓や筋肉での❹（　　）合成促進 ・肝臓での❸分解と脂肪酸合成促進	❼（　　）
	α細胞	グルカゴン	・肝臓での❹分解促進 ・肝臓での糖新生促進	❽（　　）
副腎皮質 （束状層）		❺（　　）	・体蛋白質の分解促進 ・アミノ酸からの糖新生促進 ・❸の分解抑制	❾（　　）
副腎髄質		❻（　　）	・肝臓での❹分解促進	❿（　　）

SIDE MEMO

▶ 血糖値
　血液中のブドウ糖（グルコース）の量を血糖値という．
　どんな種類の糖質でも，いったんはブドウ糖（グルコース）に変換してからエネルギー源として利用される．

▶ 糖質コルチコイド
　副腎皮質の束状層から分泌されるステロイドホルモンの総称．コルチゾールやコルチゾンなどがある．

▶ アドレナリン
　副腎髄質や交感神経節後線維終末から分泌される神経伝達物質（ホルモン）．

b．血糖の調節

・正常な場合，末梢血液中の血糖値は⓫（　　）調節により約⓬（　　）mg/dℓ程度に保たれている．

・食後，小腸から吸収された⓭（　　）は門脈を通り，⓮（　　）に運ばれ，過剰な⓭は⓮でインスリン作用によりグリコーゲンに合成され，貯蔵される．それ以上に過剰な⓭は同じくインスリン作用により⓯（　　）に転換合成される．このような作用の結果，食後上昇した血糖値は食後約⓰（　　）時間で正常値まで下降する．

・空腹時に血糖値が正常値以上に低下した場合は，⓱（　　）の働きにより肝臓中の⓲（　　）が分解してグルコースとなって血液中に放出され，臓器に供給される．

・長時間の絶食が続いた場合は，肝臓内の⓲が減少し，筋肉内の蛋白質が分解されてできた⓳（　　）が肝臓に運ばれて⓴（　　）によって血糖値が保たれる．

解答 1 a ❶膵島（ランゲルハンス島）　❷インスリン　❸ブドウ糖（グルコース）　❹グリコーゲン　❺糖質コルチコイド　❻アドレナリン　❼↓（下降）　❽↑（上昇）　❾↑（上昇）　❿↑（上昇）　b. ⓫ホルモン　⓬70〜100　⓭ブドウ糖（グルコース）　⓮肝臓　⓯脂肪酸　⓰2〜3　⓱グルカゴン　⓲グリコーゲン　⓳アミノ酸（アラニン）　⓴糖新生

SIDE MEMO

▶糖尿病の検査
①糖負荷試験
　75g糖負荷試験で血糖値の動きを見る．糖の負荷前と負荷2時間後の値で判定する．
②ヘモグロビン A_{1c}
　高血糖状態が続くと糖と結合するヘモグロビン（HbA_{1c}）の割合も増える．正常は5.8％未満．6.5％以上であれば糖尿病．

▶糖尿病の新しい分類について
　日本糖尿病学会は1999年糖尿病分類について成因分類と病態分類を併用することを提唱し，成因分類では，従来のインスリン依存型，非依存型という用語を用いないこととした．成因分類では①1型，②2型，③その他の特定の機序，疾患によるもの，④妊娠糖尿病の4つに分け，病態・病期分類では①正常血糖領域，②境界領域，③糖尿病領域に分けた上で，③をさらにインスリン作用不足の程度を判定するインスリン依存状態，インスリン非依存状態などで表すことになった．

▶糖尿病性ケトアシドーシス（ケトーシス）
　インスリン作用不足の結果，高血糖，ケトーシス（ケトアシドーシス），脱水，意識障害あるいは昏睡をきたす糖尿病状態をいう．

2 糖尿病

a．糖尿病
　膵臓のランゲルハンス島のβ細胞から分泌するインスリンの❶（　　　）低下またはインスリンに対する❷（　　　）低下により，ブドウ糖が肝臓や筋肉に❸（　　　）として取り込まれることなく❹（　　　）中に残存し，❺（　　　）血糖状態を引き起こすために種々の❻（　　　）症を併発してくる病態をいう．

b．糖尿病の診断
- 随時血糖値…❼（　　　）mg/dl ↑
- 空腹時血糖値…❽（　　　）mg/dl ↑
- 75g糖負荷試験で2時間値…❾（　　　）mg/dl ↑

c．糖尿病の分類

	❿（　　）型糖尿病	⓫（　　）型糖尿病
発症	急激	緩徐
発症年齢	⓬（　　）年者	⓭（　　）年者
糖尿病中の割合	1～3％	95～97％
体質	⓮（　　）型	⓯（　　）型
ケトーシス	＋	－
自己免疫	＋	－
インスリン治療	＋＋＋	－（末期に＋）

d．糖尿病の症状
- 低血糖の症状：冷汗，⓰（　　　），意識障害
  →インスリンの過剰投与，食事量が少ない，空腹時などに起こる
- 高血糖の症状：⓱（　　　），⓲（　　　）
  　⓳（　　　），易疲労性，意識障害
  ケトアシドーシス

e．糖尿病の合併症
- 急性合併症：糖尿病性⓴（　　　）
  　非ケトン性高浸圧性昏睡，低血糖
  ※速やかに治療しなければ㉑（　　　）に至ることもある

解答 2　a ❶分泌　❷感受性　❸グリコーゲン　❹血　❺高　❻合併
　　　　　b ❼200　❽126　❾200
　　　　　c ❿1　⓫2　⓬若　⓭中高　⓮やせ　⓯肥満
　　　　　d ⓰振戦（ふるえ）　⓱口渇　⓲多飲　⓳多尿（⓱⓲⓳は順不同）
　　　　　e ⓴ケトーシス（ケトアシドーシス）　㉑死

SIDE MEMO

▶その他の合併症
　三大合併症の他に白内障，閉塞性動脈硬化症，虚血性心疾患，脳梗塞，下肢の潰瘍・壊疽等の慢性合併症も出現する．これらの慢性合併症は微細小血管へのダメージが原因となっている．「コントロール不良の糖尿病は，血管をぼろぼろにする」ことを頭に入れておこう．

▶糖尿病網膜症について
　2002 年に日本糖尿病学会と眼科学会の話し合いで，今後は「糖尿病網膜症」の病名を使用とすることが決まった．「糖尿病性腎症」「糖尿病性神経障害」に関しては当分の間「性」をつけたまま使用することになっている．

・慢性三大合併症
　　糖尿病❷（　　　　　）：❷（　　　　）の原因の第 1 位
　　糖尿病性❷（　　　　）：腎不全になれば人工❷（　　　）を適応
　　糖尿病性神経障害　　：対称性疼痛・知覚異常，
　　　　　　　　　　　　　　❷（　　　　）筋麻痺

f．糖尿病の治療
・食事療法：❷（　　　　）を伴う軽症糖尿病患者に対して❷（　　　）療法と併用して行う．摂取カロリーを制限し，蛋白質，ビタミン，ミネラルなどをバランスよく摂取する．

・運動療法：高血糖誘発の防止，エネルギー消費
　　・50〜60% 最大酸素摂取量（%$\dot{V}O_2$max）以下の❷（　　　）運動
　　・運動中の心拍数は❸（　　　〜　　　）拍/分
　　・食後 30 分〜2 時間後に❸（　　　）分以上の運動
　　・❸（　　　　　　　）kcal/日，1 回/2 日，1000 kcal/週
　　・速歩，❸（　　　　　），水泳など

・薬物療法（経口血糖降下剤療法）
　　・2 週間以上の食事療法，運動療法を実施しても空腹時血糖が❸（　　　）mg/dl 以下にならない❸（　　　　　）患者で，❸（　　　　　　）がなく，肝障害や感染症などの合併症のない患者に対して行う．
　　・❸（　　　　　）尿素剤が主に使用される．インスリン分泌促進作用がある．
　　・使用方法の誤用により❸（　　　）症状を起こす危険性がある．
　　・糖質酵素阻害剤，インスリン抵抗性改善薬も使用される．

・インスリン療法
　　・1 型糖尿病患者には必須．
　　・2 型糖尿病患者では糖尿病性❸（　　　　）やケトーシス（ケトアシドーシス）などの場合は適応．
　　・患者自身による❹（　　　）注射
　　・1 日 1 回以上の❹（　　　）自己測定

解答　②　❷網膜症　❷失明　❷腎症　❷透析　❷外眼　f ❷肥満　❷運動　❷有酸素　❸100〜120　❸30　❸200〜300　❸サイクリング　❸140　❸2 型糖尿病　❸ケトーシス（ケトアシドーシス）　❸スルホニル　❸低血糖　❸昏睡　❹自己　❹血糖

2 糖代謝障害(糖尿病・低血糖症)

③ 低血糖症

a．インスリノーマ：膵臓ランゲルハンス島❶（　　　）細胞の❷（　　　）が原因で低血糖を起こす疾患．多くが❸（　　　）性の腺腫．悪性は5〜10%．

b．特徴
- 血糖値が正常下限値以下に低下
- 低血糖は空腹時や運動❹（　　　）に出現
- ❺（　　　　）を投与すると速やかに改善する．

c．症状：低血糖症状

〈低血糖症状〉
- ❻（　　　）亢進，冷汗
- ❼（　　　）脈，頭痛
- ❽顔面（　　　），イライラ
- 行動異常，けいれん
- ❾（　　　），意識障害

解答 ③ a❶β ❷腫瘍(インスリノーマ) ❸良 b❹後 ❺グルコース
c❻心悸 ❼頻 ❽蒼白 ❾昏睡

基礎問題

1．糖尿病の合併症
次の疾患のうち糖尿病に合併する疾患に○を，合併しない疾患に×を（　）内に記入しなさい．

- ❶（　）閉塞性末梢動脈硬化症
- ❷（　）脳血管障害
- ❸（　）虚血性心疾患
- ❹（　）網膜症
- ❺（　）尿路結石
- ❻（　）痙性膀胱
- ❼（　）肺結核
- ❽（　）皮膚化膿症
- ❾（　）ニューロパチー
- ❿（　）腎糸球体硬化症

2．糖尿病の症状
糖尿病について高血糖症状と低血糖症状を右下の語群から選び次の表を完成させなさい．

	高血糖	低血糖
症状		

【語群】
❶頭重感　❷動悸　❸多飲　❹振戦
❺けいれん　❻顔面蒼白　❼頻脈
❽意識障害　❾口渇　❿冷汗　⓫多尿
⓬空腹感　⓭ケトアシドーシス
⓮倦怠感　⓯脱力感

演習問題

1. 糖尿病について誤っているのはどれか．
   1. 全身の血管障害，特に細小血管に障害が起こりやすい．
   2. 若年性糖尿病の多くはインスリン治療が必要である．
   3. 合併する神経症状として，下肢に腱反射の消失や，振動覚の低下を認めることがある．
   4. 運動によりインスリンの投与量が増加する．
   5. 合併症により失明することがある．

2. 糖尿病で正しいのはどれか．
   1. 冠動脈疾患の危険因子である．
   2. 徐脈は低血糖症状である．
   3. インスリン非依存型は若年で発症する．
   4. グリコヘモグロビン値が高いほどコントロールは良好と判定される．
   5. 膝蓋腱反射は消失する．

3. 糖尿病について誤っているのはどれか．
   1. 下肢遠位部に深部感覚障害が生じる．
   2. 診断に経口糖負荷試験が用いられる．
   3. 食事療法が治療の基本である．
   4. 低血糖症状として冷汗・ふるえがみられる．
   5. 運動療法はインスリン感受性を低下させる．

4. 糖尿病について誤っているのはどれか．
   1. 口渇がみられる．
   2. 糖尿病性昏睡ではアルカローシスとなる．
   3. 網膜症を合併する．
   4. 食事療法が基本である．
   5. 運動療法として有酸素運動が用いられる．

5. 糖尿病の眼の合併症として多いのはどれか．
   ア．結膜炎
   イ．白内障
   ウ．網膜症
   エ．ブドウ膜炎
   オ．緑内障
   　　1．ア，イ　　2．ア，オ　　3．イ，ウ　　4．ウ，エ　　5．エ，オ

3 脂質代謝障害(高脂血症)

SIDE MEMO

▶LDL コレステロール
　動脈硬化促進因子(悪玉コレステロール)

▶HDL コレステロール
　動脈硬化防御因子(善玉コレステロール)ウォーキング等の運動で増加し，運動不足で減少する．
→代謝の生理学の項目を参照(p.110)

1 脂質

- 脂質とは，クロロホルム，ベンゼン，エーテルなどの❶(　　　)溶媒には溶けるが，水には溶けにくい❶物質のこと．
- 脂質の種類：
  - 単純脂質→❷(　　　)脂肪(トリグリセリド)
  - 複合脂質→❸(　　　)脂質
  　　　　　　スフィンゴリピド(長鎖アミノアルコール)
  - 誘導脂質→❹(　　　)，コレステロール
  - ❺(　　　)蛋白→脂質とアポ蛋白の結合物質

2 高脂血症

- 高脂血症は空腹時に以下の条件が同時に出現した場合をいう．
  - 血清コレステロール値❶(　　　)mg/dl 以上
  - 血清トリグリセリド(中性脂肪)❷(　　　)mg/dl 以上
  - HDL コレステロール 40 mg/dl 以下

- 高脂血症の分類：
  - 原発性高脂血症→❸(　　　)異常
  　　　　　　　　　原因不明
  - 二次性高脂血症→❹(　　　)病
  　　　　　　　　　アルコール飲用
  　　　　　　　　　特定薬物服用

- 臨床症状：
  - 黄色腫→顔面，頸部，背部，殿部，手背伸筋腱部，アキレス腱部
  - 肝腫(肝臓の腫大)
  - ❺(　　　)→全身動脈血管

- 治療
  - ❻(　　　)療法と❼(　　　)療法──(効果がない場合)→ 薬物療法
    - ❻療法：カロリー制限，脂肪制限，アルコール制限
    　　　　　食物繊維摂取を行う
    - ❼療法：LDL コレステロール低下
    　　　　　HDL コレステロールの上昇

解答
1 ❶有機　❷中性　❸リン　❹脂肪酸　❺リポ
2 ❶220　❷150　❸遺伝子　❹糖尿　❺動脈硬化　❻食事　❼運動

基礎問題

1. 脂質

次の文章中の（ ）内に適切な語句を記入しなさい．

a．脂質は❶（　　　　）を含有する量が少なく，❷（　　　　）を含まない形で体内に貯蔵される．1g 当たりのエネルギーは❸（　　　　）kcal である．

b．リン脂質は生体の❹（　　　　）の主成分である．

c．脂質が分解されてできる❺（　　　　）はホルモンの材料である．

d．中性脂肪は❻（　　　　）により❼（　　　　）とグリセロールに分解される．グリセロールはリン酸化を受けて❽（　　　　）系で代謝される．

演習問題

1. 代謝性疾患について誤っている組合せはどれか．
   1. 糖尿病 ──────── グリコーゲン
   2. 痛風 ──────── 尿酸
   3. 高脂血症 ──────── コレステロール
   4. ウィルソン病 ──────── 銅
   5. 周期性四肢麻痺 ──────── カルシウム

MEMO

4 痛風

SIDE MEMO

1 痛風

痛風とは❶( )代謝異常による❷( )血症により，尿酸の結晶が析出し，皮下❸( )，関節炎，❹( )障害などを起こす疾患である．

内　容	説　明
原　因	❺( )的素因，環境因子，血液疾患
好発傾向	❻( )性に圧倒的に多い 肥満者，❼( )家，大酒家に多い．
血清尿酸値	男性　❽( )mg/d*l* 以上 女性　5.5 mg/d*l* 以上
痛風発作	母趾❾( )関節の激痛，発赤・腫脹・熱感
痛風結節	❿( )や関節周辺部に尿酸の沈着 粟粒大～大豆大の結節を形成
痛風腎	⓫( )位尿細管や集合管に尿酸塩沈着→尿路閉塞→腎不全
治　療	発作時：消炎鎮痛薬 高尿酸血症：薬物療法（尿酸低下剤），食事療法，⓬( )

2 痛風発作の特徴

1. ❶( )の1箇所の小関節に急性関節炎
2. ❷( )趾中足趾節関節に初発
3. わずかな発作の予感
4. ❸( )発症し，激痛は1日以内に最高に達する
5. 発赤，熱感，❹( )
6. 発症3～4日後より漸減し，2～3週間で❺( )
7. 放置すると繰り返し，間隔が❻( )くなる

❼( )関節

❽( )像

母趾

X線像

▶パンチドアウト像
「打ち抜き像」のこと．X線検査像で見られる，骨の溶骨性破壊性変化が切符切りで打ち抜いたように丸く抜けたように見えるためについた名称．

解答
1 ❶プリン体　❷高尿酸　❸結節　❹腎　❺遺伝　❻男　❼美食　❽7
　❾中足趾節　❿耳介　⓫遠　⓬飲水
2 ❶足　❷母　❸突然　❹腫脹　❺寛解　❻短　❼母趾中足趾節
　❽パンチドアウト

基礎問題

1. 痛風

次の文章中の（ ）内に適切な語句を記入しなさい．

a．痛風は❶（　　　　）結石の出現により，結節や関節炎，腎障害を起こす疾患である．男性に圧倒的に多く発症し，発生率は成人男性の約❷（　　　　）％以上ともいわれている．

b．尿酸は❸（　　　　）体に属する化合物である．体内尿酸の大部分は❹（　　　　）プリン体に由来せず，❺（　　　　）によるプリン体に由来する．尿酸の大部分が❻（　　　　）から❼（　　　　）と共に排泄され，一部は腸管から便と共に排泄される．血中尿酸の飽和濃度は❽（　　　　）mg/dl であり，それ以上になると，尿酸塩の❾（　　　　）が起こり，痛風発作が起きやすくなる．

演習問題

1. 痛風について誤っているのはどれか．
   1. 男性に多い．
   2. 疼痛発作は母趾中足趾節関節に多い．
   3. 高尿酸血症がみられる．
   4. 腎障害を合併する．
   5. 脂肪制限食が有効である．

2. 痛風について誤っているのはどれか．
   1. 男性に多い．
   2. 発作は母趾中足趾節関節に多い．
   3. 血中尿酸値が高い．
   4. 腎障害を合併する．
   5. 白内障を合併する．

MEMO

5 骨粗鬆症

SIDE MEMO

▶骨粗鬆症

骨量の低下と，骨の微細構造の劣化を特徴とする疾患で，そのために骨折の危険が増した状態を骨粗鬆症という．

▶骨粗鬆症の原因

Ⅰ型，Ⅱ型の原因以外に腎不全に伴うビタミンD活性化障害，ステロイド長期投与，副甲状腺機能亢進症，栄養不良，運動不足などがある．

1 骨粗鬆症

石灰化の異常を伴わない❶(　　　)の減少
↓
❷(　　　)の脆弱化
↓
❸(　　　)の危険性大

	Ⅰ型（閉経後）骨粗鬆症	Ⅱ型（老人性）骨粗鬆症
原因	❹(　　　)の減少	❺(　　　)の機能低下
骨吸収と骨形成	骨吸収と骨形成の❻(　　)性の崩れ	骨❼(　　)の抑制 腸管からの❽(　　)吸収の抑制，Ca代謝平衡の乱れ
骨代謝回転	❾(　　　)	❿(　　　)
臨床所見	椎体圧迫骨折，前腕骨遠位端骨折，⓫(　　)痛，骨痛	大腿骨頸部骨折 脛骨骨折 椎体圧迫骨折
治療	エストロゲンの投与 イソフラボンの投与 運動療法	活性型⓬(　　) カルシトニン 運動療法 }投与

※エストロゲン：卵胞ホルモン（女性）ホルモンで，卵巣や胎盤から分泌される．閉経後のエストロゲン欠乏によりⅠ型骨粗鬆症となるため，治療としてエストロゲンを投与する．

※イソフラボン：植物性エストロゲンといわれ，エストロゲンと同様の分子構造生理作用をもつ．大豆に多く含まれる．Ⅰ型骨粗鬆症の食事療法として，大豆食品（豆腐，豆乳，納豆，枝豆，煮豆など）を多く摂取する．

解答 ❶骨量　❷骨　❸骨折　❹エストロゲン　❺骨芽細胞　❻平衡　❼形成　❽Ca(カルシウム)　❾亢進　❿低下　⓫腰　⓬ビタミンD

基礎問題

1. 骨粗鬆症

次の文章が正しければ○を，誤っていれば×を（ ）内に記入しなさい．

❶（ ）喫煙，飲酒は骨粗鬆症の危険因子である．
❷（ ）女性の場合，閉経後2～3年以内にエストロゲン投与を開始すると骨粗鬆症は予防できる．
❸（ ）日本における食事でのCa摂取量は欧米並みである．
❹（ ）日本における骨粗鬆症患者は数十万人に達する．
❺（ ）老人性骨粗鬆症には活性型ビタミンDとカルシトニンの併用療法が効果的である．

演習問題

1. 骨粗鬆症で正しいのはどれか．
   ア．閉経後の女性に多い．
   イ．皮質骨の厚さは変わらない．
   ウ．低カルシウム血症を伴う．
   エ．低リン酸血症を伴う．
   オ．血性アルカリフォスファターゼは正常範囲内にある．

   1．ア，イ　　2．ア，オ　　3．イ，ウ　　4．ウ，エ　　5．エ，オ

2. 骨粗鬆症で正しいのはどれか．
   1．正常の骨と比べて骨量に差はない．
   2．正常の骨と比べて類骨の割合が増加している．
   3．女性では閉経以後その進行が緩徐となる．
   4．内分泌疾患に伴って起こることがある．
   5．X線透過性が低下している．

# 第5章　内分泌疾患

1 内分泌腺の解剖生理学…… 124
2 視床下部疾患・下垂体疾患…… 129
3 甲状腺疾患…… 133
4 副甲状腺疾患…… 136
5 副腎皮質・副腎髄質疾患…… 139
6 性腺疾患…… 141

1 内分泌腺の解剖生理学　　月　日

SIDE MEMO

▶内分泌腺

　ホルモンを分泌する腺器官を内分泌腺という．内分泌腺は分泌物を導出する導管をもたず，ホルモンは主に血液中に分泌され，血液循環を介してホルモンの作用の対象となる器官や組織に到達する．

1 内分泌腺の解剖

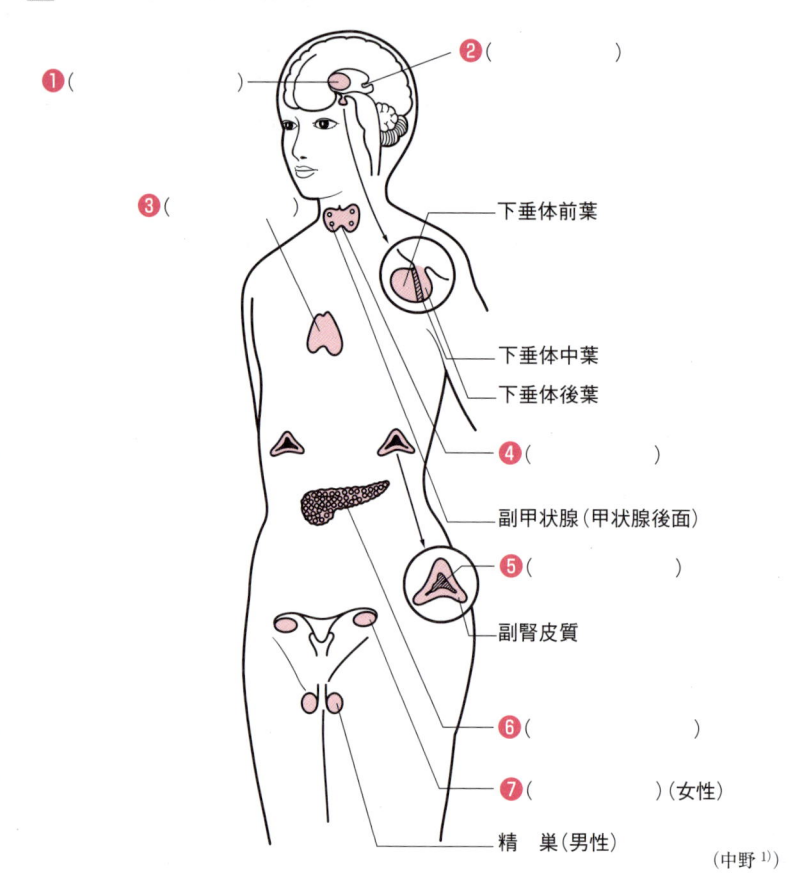

❶(　　　　　)
❷(　　　　　)
❸(　　　　　)
下垂体前葉
下垂体中葉
下垂体後葉
❹(　　　　　)
副甲状腺（甲状腺後面）
❺(　　　　　)
副腎皮質
❻(　　　　　)
❼(　　　　　)（女性）
精巣（男性）

(中野[1])

2 ホルモン

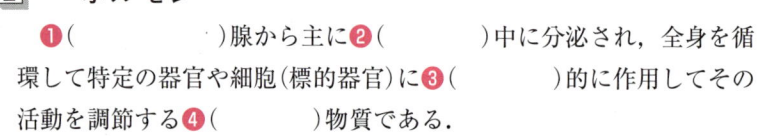

　❶(　　　　)腺から主に❷(　　　　)中に分泌され，全身を循環して特定の器官や細胞（標的器官）に❸(　　　　)的に作用してその活動を調節する❹(　　　　)物質である．

解答　1 ❶視床下部　❷松果体　❸胸腺　❹甲状腺　❺副腎髄質　❻膵臓（ランゲルハンス島）　❼卵巣
　　　　2 ❶内分泌　❷血液　❸特異　❹化学

3 内分泌腺の種類とホルモン

内分泌腺		ホルモン名	標的器官	生理作用
下垂体	前葉	❶（　　　　　）ホルモン	骨，筋，一般組織	成長促進，蛋白合成促進 血糖❷（　　　　）
		甲状腺刺激ホルモン	甲状腺	サイロキシン分泌促進
		副腎皮質刺激ホルモン	副腎皮質	コルチコイド分泌促進
		卵胞刺激ホルモン	卵巣	卵胞発育促進 エストロゲン分泌促進
			精巣	精子形成促進
		黄体形成ホルモン	卵巣	排卵促進，黄体形成促進 プロゲステロン分泌促進
			精巣	❸（　　　　　　）分泌促進
		プロラクチン	乳腺	乳腺発育発達，乳汁分泌促進 排卵抑制
	後葉	❹（　　　　　　）	尿細管	水分再吸収促進，抗利尿作用
		オキシトシン	乳腺	乳汁分泌促進
			子宮	子宮筋収縮促進
甲状腺		サイロキシン（T₄） トリヨードサイロニン（T₃）	全身組織	細胞酸素消費率促進 体熱産生促進，血糖値上昇促進
		カルシトニン	骨 尿細管	血中Ca濃度低下，骨形成促進 尿細管Ca❺（　　　　）促進
上皮小体（副甲状腺）		パラソルモン	骨 尿細管	血中Ca濃度増加，骨吸収促進 Ca血中遊離 尿細管Ca❻（　　　　）促進
副腎皮質	球状帯	アルドステロン（鉱質コルチコイド）	遠位尿細管，集合管	Na再吸収，水再吸収
	束状帯	❼（　　　　　）（糖質コルチコイド）	腸管 遠位尿細管，集合管	糖代謝，蛋白代謝，脂肪代謝 利尿作用，腸管Ca吸収抑制
	網状帯	アンドロゲン（性ステロイド）	男性生殖器	男性の第二次性徴早期発現
副腎髄質		アドレナリン（80%）	全身組織	心筋収縮力増強，心拍数増加 気管支拡張，血糖値上昇 末梢血管❽（　　　　）
		ノルアドレナリン（20%）	全身組織	全身血管❾（　　　　） 平滑筋収縮作用
膵島（ランゲルハンス島）		❿（　　　　）	肝，筋，脂肪組織	細胞への糖の取り込み促進 グリコーゲン合成促進 血糖値低下作用
		グルカゴン	肝臓	グリコーゲン分解促進 血糖値上昇作用
		ソマトスタチン	膵臓	インスリン／グルカゴン 分泌抑制

解答 ③ ❶成長　❷上昇　❸アンドロゲン　❹バゾプレッシン（抗利尿ホルモン）　❺分泌
❻再吸収　❼コルチゾール　❽拡張　❾収縮　❿インスリン

③ 内分泌腺の種類とホルモン(つづき)

内分泌腺		ホルモン名	標的器官	生理作用
卵巣	卵胞	⑪(　　　)	子宮, 乳腺 一般組織	女性第二次性徴促進, 乳腺発達 子宮粘膜の周期的増殖, 排卵誘発
	黄体	⑫(　　　)	子宮, 乳腺	子宮粘膜の腺分泌促進, 排卵抑制 乳腺発達, 妊娠維持作用
精巣		⑬(　　　)	精巣, 一般組織	男性生殖器発育促進 男性第二次性徴促進, 精子形成促進

※テストステロン：精巣のライディッヒ細胞から分泌される男性ホルモン

④ ネガティブフィードバック機構

- ホルモンの重要な❶(　　　)機構
- 血中のホルモン❷(　　　)を見張る機構で, 分泌が多いようだったら❸(　　　)の内分泌器官に働きかけ, 分泌刺激ホルモンを❹(　　　)させるように働く.

```
上位内分泌器官(分泌器官) ──────→ 下位内分泌器官(標的器官)
         上位分泌器官の放出するホルモンにより
         標的器官を促進的に刺激

         下位分泌器官の放出するホルモンにより
         上位内分泌器官へ抑制的に刺激
```

- 短環フィードバック
  下垂体前葉ホルモン→❺(　　　)へのフィードバック
- 長環フィードバック
  最終内分泌器官分泌ホルモン→❺へのフィードバック

※ ACTH：副腎皮質刺激ホルモン,
　TSH：甲状腺刺激ホルモン

解答 ③ ⑪エストロゲン　⑫プロゲステロン　⑬テストステロン
　　　　④ ❶調節　❷濃度　❸上位　❹減少(抑制)　❺視床下部

SIDE MEMO

5 **ホルモン分泌異常による内分泌疾患**

　a．ホルモンの分泌異常
　　① ホルモン分泌❶(　　　)，消失
　　　・先天性原因：ホルモン遺伝子の欠如など
　　　・後天性原因：腫瘍，感染，放射線など
　　② ホルモン分泌❷(　　　)
　　　原因：ホルモン産生腫瘍
　　　　　　内分泌器官の過形成
　　　　　　フィードバック機構の異常など

　b．ホルモンの❸(　　　)障害
　　　原因：血流障害，ホルモンに対する抗原抗体反応による
　　　　　　不活性化など

　c．ホルモン❹(　　　)体の異常
　　　原因：情報伝達機構の異常

解答 5 a ❶低下　❷過剰　b ❸移送　c ❹受容

基礎問題

1．**内分泌器とホルモン**

次の内分泌器官とそこから分泌されるホルモンを線で結びなさい（複数解答有）．

- ❶ 視床下部　・
- ❷ 下垂体前葉　・
- ❸ 下垂体後葉　・
- ❹ 甲状腺　・
- ❺ 副甲状腺　・
- ❻ 副腎皮質　・
- ❼ 副腎髄質　・
- ❽ 膵　臓　・
- ❾ 卵　巣　・
- ❿ 精　巣　・

- ・ⓐ 成長ホルモン放出ホルモン
- ・ⓑ 成長ホルモン
- ・ⓒ カルシトニン
- ・ⓓ アドレナリン
- ・ⓔ プロゲステロン
- ・ⓕ ノルアドレナリン
- ・ⓖ サイロキシン
- ・ⓗ アルドステロン
- ・ⓘ オキシトシン
- ・ⓙ エストロゲン
- ・ⓚ バゾプレッシン
- ・ⓛ パラソルモン(PTH)
- ・ⓜ インスリン
- ・ⓝ テストステロン
- ・ⓞ プロラクチン

演習問題

1. 骨代謝で誤っているのはどれか．
   1. 上皮小体ホルモンは骨吸収を促進する．
   2. 副腎皮質ホルモンは骨吸収を促進する．
   3. アンドロゲンは骨吸収を促進する．
   4. カルシトニンは骨形成を促進する．
   5. ビタミンDは骨形成を促進する．

2. 下垂体から分泌されないのはどれか．
   1. 成長ホルモン
   2. 黄体ホルモン
   3. 抗利尿ホルモン
   4. 甲状腺刺激ホルモン
   5. 副腎皮質ホルモン

3. 副腎皮質ホルモンはどれか．
   ア．アドレナリン
   イ．コルチゾール
   ウ．アルドステロン
   エ．ドーパミン
   オ．ノルアドレナリン

   1. ア，イ　　2. ア，オ　　3. イ，ウ　　4. ウ，エ　　5. エ，オ

MEMO

2 視床下部疾患・下垂体疾患

1 視床下部疾患

a．視床下部症候群：視床下部病変による症候の総称
- 下垂体前葉機能異常
- 下垂体後葉機能異常
- 下垂体機能以外の視床下部機能異常
  → 体温調節，飲水行動，❶(　　　)，❷(　　　)神経調節，記憶，情動，認識などの異常をおこす．

b．思春期早発症：思春期発現をコントロールする機構の障害
- 男子→9～10歳未満で生殖器の発育，陰毛，腋毛，❸(　　　)の発現
- 女子→7～8歳未満で乳房発育，陰毛，腋毛の発現，❹(　　　)の発来

c．視床下部性肥満・視床下部性るいそう
- 視床下部性肥満：❺(　　　)中枢(腹内側核)の破壊
  →過食，肥満
- 視床下部性るいそう：❻(　　　)中枢(腹外側核)の破壊
  →摂食障害，やせ症

SIDE MEMO

▶ るいそう(羸痩)(やせ(痩))
脂肪組織が著しく減少した状態．一般に標準体重の10％以上の体重減少の場合をいうが，20％以上の減少があれば病的である．

MEMO

解答 1 a ❶睡眠 ❷自律 b ❸ひげ ❹月経 c ❺満腹 ❻摂食

2 下垂体疾患の分類と症状

下垂体前葉は❶(　　　)性下垂体，下垂体後葉は❷(　　　)性下垂体である．

	疾　患	ホルモン	分泌異常	原　因	症　状
下垂体前葉疾患	末端肥大症 (図1)	成長ホルモン	過剰	腫瘍	30〜60歳，男性❸(　　　)女性 骨端線閉鎖❹(　　　)→巨人症 骨端線閉鎖❺(　　　)→末端肥大症 発汗亢進，体重増加，四肢肥大
	クッシング症候群 (図2)	❻(　　　) →コルチコイド分泌促進	過剰	腫瘍	両側副腎皮質過形成 中心性肥満，❼(　　　)様顔貌 水牛様脂肪沈着，無月経，陰萎
	高プロラクチン血症	プロラクチン	過剰	腫瘍 薬物	乳汁漏出，無月経
	シモンズ病 (汎下垂体機能低下症) (図3)	下垂体前葉ホルモン	不全	腫瘍 血栓	やせが顕著，下垂体前葉が90%以上障害されると症状出現，分娩後に起こるものはシーハン症候群
	下垂体前葉ホルモン欠損症	成長ホルモン	欠損	腫瘍 結核	小児→下垂体性❽(　　　)症 (男児)(図4)，低身長，知能低下なし
		副腎皮質刺激ホルモン	欠損		全身倦怠，食欲不振 ❾(　　　)血糖，低血圧
		❿(　　　)	欠損		思春期前→二次性徴の発現抑制 成人女性→月経異常，無月経，不妊
下垂体後葉疾患	⓫(　　　)症	抗利尿ホルモン (バゾプレッシン)	欠乏	腫瘍 原因不明	多尿(10ℓ↑/日)，低張尿 視力障害，食欲減退，無月経
	抗利尿ホルモン不適合分泌症候群	抗利尿ホルモン (バゾプレッシン)	亢進	腫瘍	皮膚粘膜の乾燥，血圧低下 全身倦怠，食欲不振

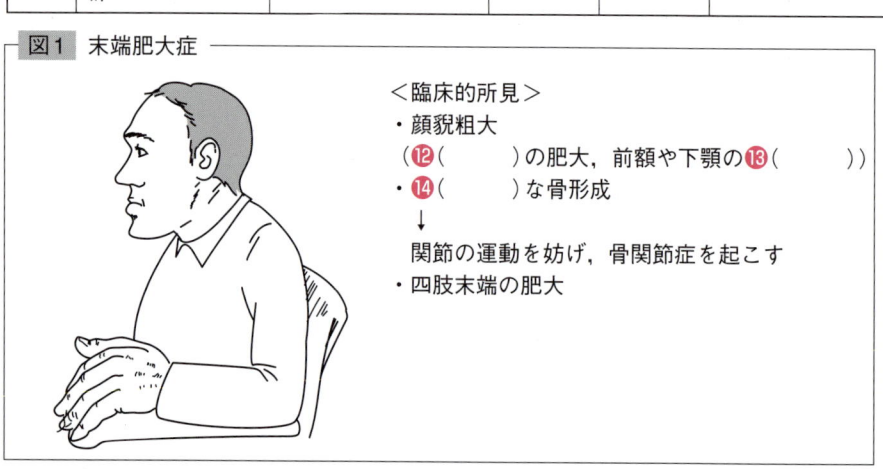

図1　末端肥大症

＜臨床的所見＞
・顔貌粗大
　(⓬(　　　)の肥大，前額や下顎の⓭(　　　))
・⓮(　　　)な骨形成
　↓
　関節の運動を妨げ，骨関節症を起こす
・四肢末端の肥大

解答 2 ❶腺　❷神経　❸＞　❹前　❺後　❻副腎皮質刺激ホルモン(ACTH)　❼満月　❽小人　❾低　❿ゴナドトロピン　⓫尿崩　⓬鼻　⓭突出　⓮不整

SIDE MEMO

▶ クッシング症候群
コルチゾール(糖質コルチコイド)の過剰産生によって引き起こされる症候群.
クッシング症候群の原因は下垂体前葉の副腎皮質刺激ホルモンの過剰生産にある. 副腎皮質刺激ホルモンは副腎を刺激し, コルチコイドの分泌を促す.

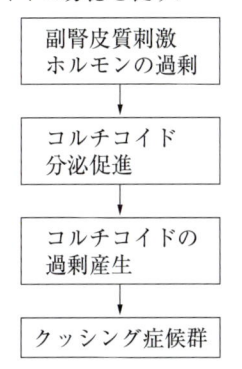

```
副腎皮質刺激
ホルモンの過剰
    ↓
コルチコイド
分泌促進
    ↓
コルチコイドの
過剰産生
    ↓
クッシング症候群
```

▶ シーハン症候群
分娩後に大量出血を起こした結果, 下垂体前葉に血栓を形成して, 虚血性壊死を起こしシモンズ病(汎下垂体機能低下症)を呈したもの.

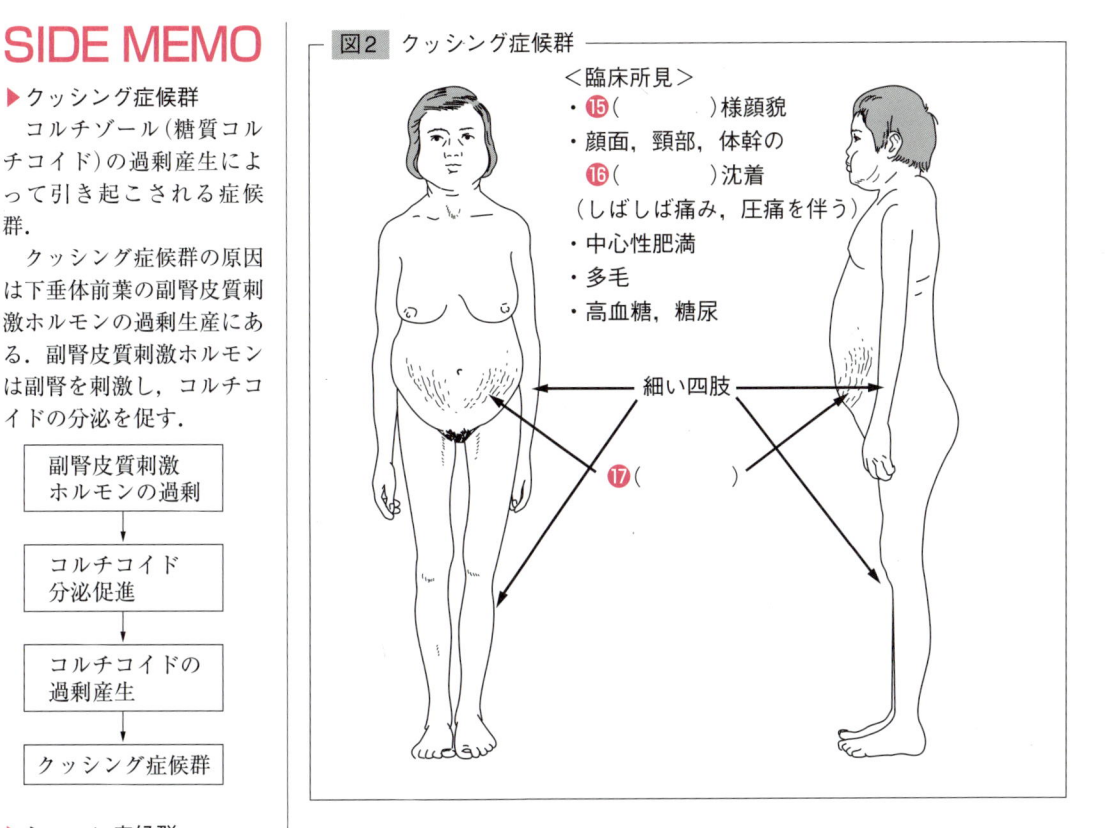

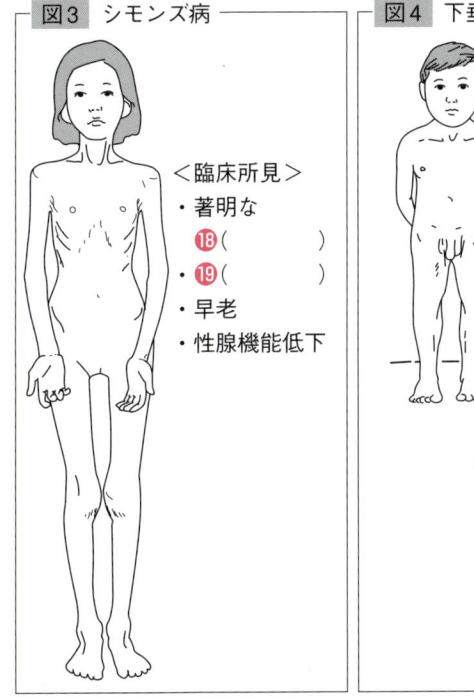

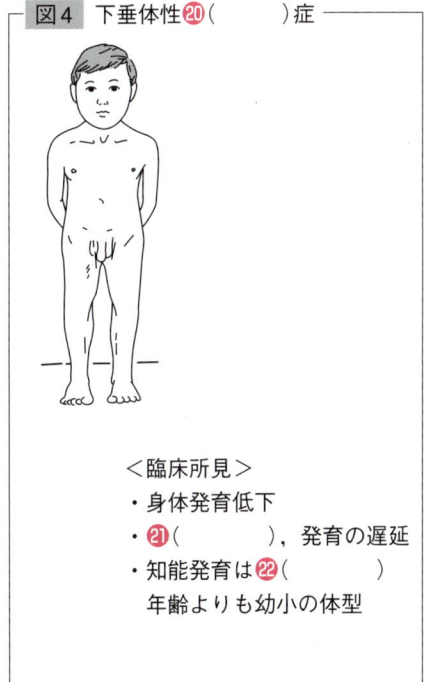

図2 クッシング症候群

＜臨床所見＞
・❶❺(　　　)様顔貌
・顔面, 頸部, 体幹の
　❶❻(　　　)沈着
　(しばしば痛み, 圧痛を伴う)
・中心性肥満
・多毛
・高血糖, 糖尿
・細い四肢
・❶❼(　　　)

図3 シモンズ病

＜臨床所見＞
・著明な
　❶❽(　　　)
・❶❾(　　　)
・早老
・性腺機能低下

図4 下垂体性❷⓿(　　　)症

＜臨床所見＞
・身体発育低下
・❷❶(　　　), 発育の遅延
・知能発育は❷❷(　　　)
　年齢よりも幼小の体型

解答 ② ❶❺満月 ❶❻脂肪 ❶❼線条 ❶❽るいそう(やせ) ❶❾悪液質 ❷⓿小人(または低身長) ❷❶性徴 ❷❷正常

基礎問題

1. 視床下部疾患，下垂体疾患
   視床下部，下垂体前葉，下垂体後葉の分泌異常疾患を下の語群から選んで数字を記入しなさい．
   a．視床下部　（　　　　　　　　　　　）
   b．下垂体前葉（　　　　　　　　　　　）
   c．下垂体後葉（　　　　　　　　　　　）

   > 【語群】
   > ①巨人症　　②尿崩症　　③中枢性尿崩症　　④クッシング病　　⑤シモンズ病
   > ⑥小人症　　⑦思春期早発症　　⑧シーハン症候群　　⑨末端肥大症

2. 下垂体疾患とその症状
   次の下垂体疾患と症状の組み合わせについて正しいものに○，誤っているものに×を（　）内に記入しなさい．
   ❶（　）末端肥大症　　―――― 骨端線閉鎖前症状，先端肥大，頭痛，視力障害
   ❷（　）クッシング病　　―――― 満月様顔貌，中心性肥満，浮腫，多毛
   ❸（　）シーハン症候群　―――― 無月経，脱毛，低体温，るいそう
   ❹（　）尿崩症　　　　―――― 多尿，頻尿，低張尿
   ❺（　）小人症　　　　―――― 女性，低身長，知能低下，てんかん，

演習問題

1. 下垂体機能異常に起因する疾患はどれか．
   ア．クッシング症候群
   イ．尿崩症
   ウ．クラインフェルター症候群
   エ．強皮症
   オ．レックリングハウゼン病

   1．ア，イ　　2．ア，オ　　3．イ，ウ　　4．ウ，エ　　5．エ，オ

3 甲状腺疾患

1 甲状腺機能異常疾患の分類と症状

	疾患	原因	症状	治療
甲状腺機能亢進	甲状腺機能亢進症 バセドウ病（グレーブス病）(図1)	自己免疫異常（甲状腺ホルモン(T3, T4)過剰分泌）	メルゼブルグ三徴〈甲状腺腫大，❶(　　)脈，眼球❷(　　)〉基礎代謝亢進，多汗，心悸亢進，息切れ，体重❸(　　)	抗甲状腺薬 甲状腺腫摘出
	亜急性甲状腺炎	不明，ウィルス	40～50歳，❹(　　)性に多発，甲状腺部圧痛，発熱，全身倦怠	消炎鎮痛薬 副腎皮質ステロイド
	甲状腺クリーゼ	甲状腺機能亢進症の極端な増悪	5大徴候（高熱，頻脈，流汗，下痢，精神不安）	抗甲状腺薬
甲状腺機能低下	❺(　　)病(図2)	出生直後～小児期の甲状腺形成異常	低身長，小児体型，発育障害	甲状腺ホルモン剤
	❻(　　)水腫(図3)	成人の甲状腺機能低下	寒冷過敏，蝋様皮膚，浮腫状腫脹，ムコ多糖真皮沈着	
	❼(　　)病（慢性甲状腺炎）	❽(　　)性素因，自己免疫異常	❾(　　)い甲状腺腫，全身倦怠感，浮腫，嗄声，寒がり	
機能異常なし	甲状腺良性腫瘍	濾胞腺腫	無症状	治療必要なし
	甲状腺悪性腫瘍(図4)	乳頭がん，濾胞がん，未分化がん，髄様がん	進行がん →❿(　　)神経麻痺 →嗄声，呼吸困難，嚥下障害	甲状腺全摘出 甲状腺ホルモン剤

SIDE MEMO

▶蝋様皮膚
皮膚の硬化変性により，皮膚がワックス状に変化した状態をいう．

▶嗄声
声帯に病変がある場合に起こる音声の音色異常，かすれ声．

a. バセドウ病（グレーブス病）

図1 バセドウ病（グレーブス病）

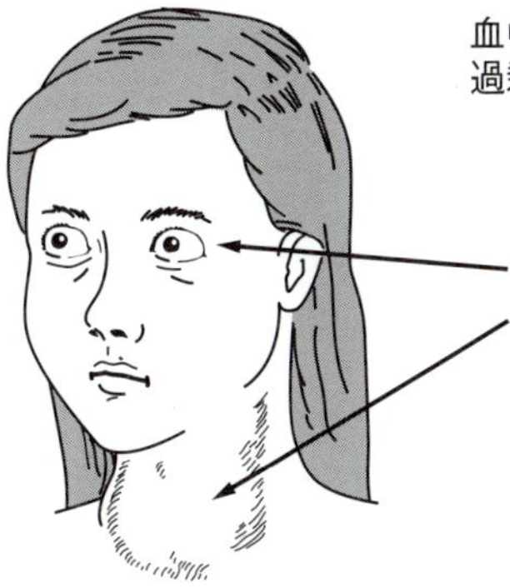

血中甲状腺ホルモン(T3, T4)の過剰は，甲状腺中毒症を起こす．

＜臨床主症状＞
⓫(　　)三徴
1. 眼球⓬(　　)（ない場合もある）
2. 甲状腺腫大
3. ⓭(　　)脈

※T3：トリヨードサイロニン，T4：サイロキシン

解答 1 ❶頻 ❷突出 ❸減少 ❹女 ❺クレチン ❻粘液 ❼橋本 ❽遺伝 ❾硬 ❿反回 a ⓫メルゼブルグ ⓬突出 ⓭頻

SIDE MEMO

▶濾胞(ろほう)
　単層の上皮細胞の袋でその中はコロイドと呼ばれる米層蛋白で満たされている．サイロキシン(チロキシン)ホルモンを貯留する．

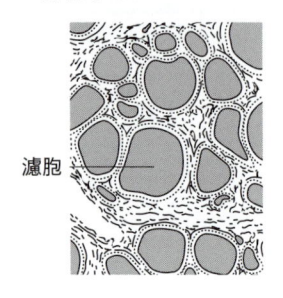

濾胞

▶濾胞腺腫，濾胞がん
　濾胞内に発生した腫瘍のこと．

b. 甲状腺ホルモン分泌不全(甲状腺機能低下症)

小児では❸(　　　　)病，成人では❹(　　　　)水腫となる

図2 ❺(　　　　)病：先天性甲状腺機能低下症

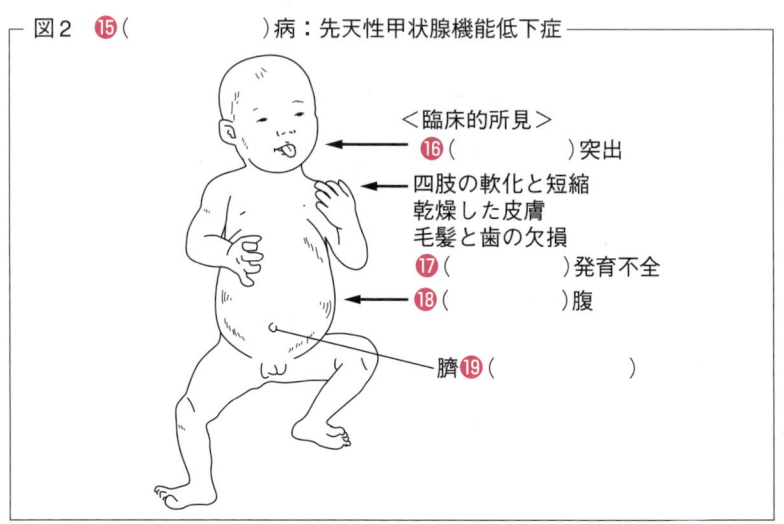

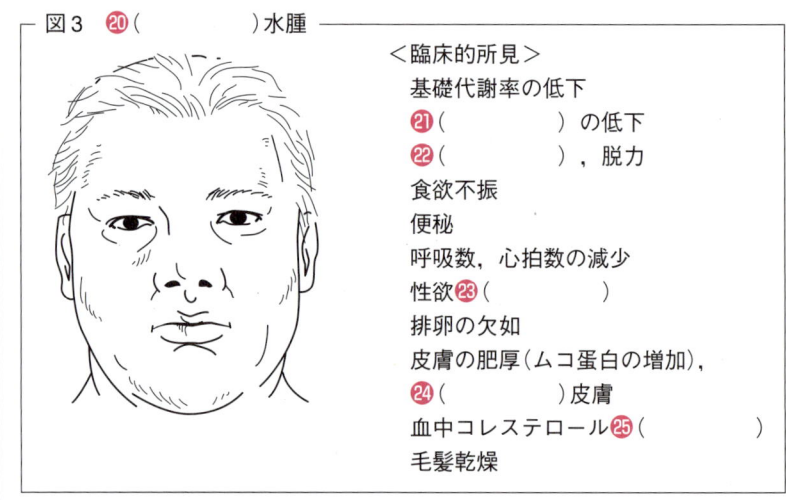

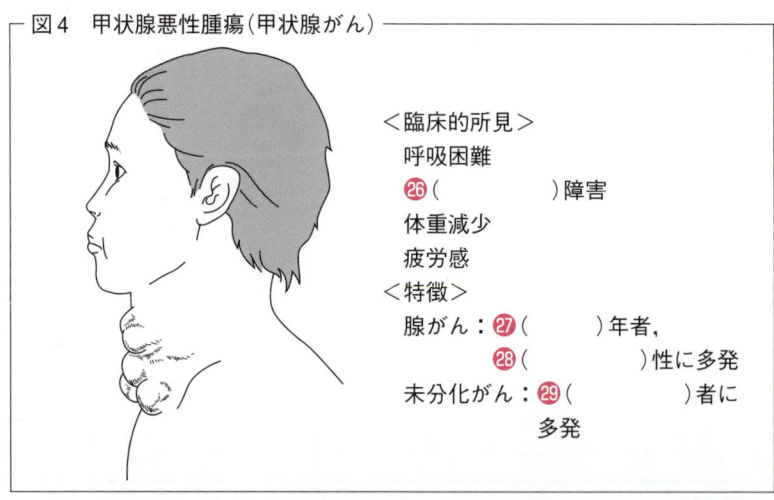

<臨床的所見>
❻(　　　　)突出
四肢の軟化と短縮
乾燥した皮膚
毛髪と歯の欠損
❼(　　　　)発育不全
❽(　　　　)腹
臍❾(　　　　)

図3 ⑳(　　　　)水腫

<臨床的所見>
基礎代謝率の低下
㉑(　　　　)の低下
㉒(　　　　)，脱力
食欲不振
便秘
呼吸数，心拍数の減少
性欲㉓(　　　　)
排卵の欠如
皮膚の肥厚(ムコ蛋白の増加)，
㉔(　　　　)皮膚
血中コレステロール㉕(　　　　)
毛髪乾燥

図4 甲状腺悪性腫瘍(甲状腺がん)

<臨床的所見>
呼吸困難
㉖(　　　　)障害
体重減少
疲労感
<特徴>
腺がん：㉗(　　　　)年者，
　　　　㉘(　　　　)性に多発
未分化がん：㉙(　　　　)者に多発

解答 b ❸クレチン　❹粘液　❺クレチン　❻舌　❼知能　❽太鼓　❾ヘルニア　⑳粘液　㉑体温　㉒無気力　㉓減退　㉔蝋様(ろうよう)　㉕上昇　㉖嚥下　㉗若　㉘女　㉙高齢

基礎問題

1. 甲状腺疾患

次の甲状腺疾患について，甲状腺機能が亢進する場合は(↑)，機能低下する場合は(↓)，症状がない場合は(−)を(　)内に記入し，またその代表的症状を記入しなさい．

　　　　　　　　　　　症状
- ❶ (　　)橋本病　　　　(　　　　　　　　　　　　　　　　　　　　　　　)
- ❷ (　　)甲状腺悪性腫瘍　(　　　　　　　　　　　　　　　　　　　　　　　)
- ❸ (　　)バセドウ病　　　(　　　　　　　　　　　　　　　　　　　　　　　)
- ❹ (　　)クレチン病　　　(　　　　　　　　　　　　　　　　　　　　　　　)
- ❺ (　　)甲状腺クリーゼ　(　　　　　　　　　　　　　　　　　　　　　　　)
- ❻ (　　)粘液水腫　　　　(　　　　　　　　　　　　　　　　　　　　　　　)
- ❼ (　　)甲状腺良性腫瘍　(　　　　　　　　　　　　　　　　　　　　　　　)

演習問題

1. バセドウ病について誤っているのはどれか．
   1. 甲状腺腫
   2. 眼球突出
   3. 体重増加
   4. 頻脈
   5. 発汗

2. 甲状腺機能亢進症の症状で正しいのはどれか．
   1. 眼球陥没
   2. 食欲不振
   3. 徐脈
   4. 体重減少
   5. 低体温

MEMO

4 副甲状腺疾患

1 副甲状腺疾患の分類と症状

疾患		原因	病態	症状	治療
副甲状腺機能亢進	原発性副甲状腺機能亢進症	腺腫，癌腫 過形成 ↓ パラソルモンの分泌亢進	破骨細胞の活性 ↓ 骨量❶(　　　) ❷(　　　)でCaの再吸収，高カルシウム血症 低リン血症	❸(　　　)骨折 筋緊張❹(　　　) 胃腸症状 精神症状	腺腫摘出術
	続発性副甲状腺機能亢進症	慢性腎不全	透析者 →ビタミンDの活性障害 →腸管からの❺(　　　)吸収障害		活性型ビタミンD投与
副甲状腺機能低下	原発性副甲状腺機能低下症	パラソルモンの分泌低下	低カルシウム血症，高リン血症， ❻(　　　)(図1)，❼(　　　)の手位(図2) トルーソー徴候，クボステック徴候		Ca製剤 活性型ビタミンD投与
	偽性副甲状腺機能低下症 (図3)	パラソルモンの欠如	❽(　　　)，❾(　　　)の手位， トルーソー徴候，クボステック徴候，低身長， 円形顔貌，中手骨短縮など		

2 副甲状腺機能低下症状の特徴

a．テタニー

❸(　　　)血症による主要症状で，神経筋興奮性が❹(　　　)し，易刺激性の出現，全身❺(　　　)，手部は❻(　　　)の手位を示す．喉頭筋や❼(　　　)筋のけいれんにより意識消失や❽(　　　)することもある．

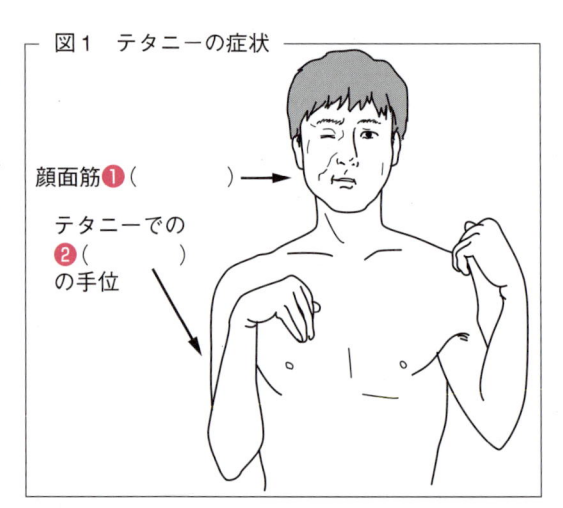

図1　テタニーの症状

顔面筋❶(　　　)
テタニーでの❷(　　　)の手位

解答　1　❶減少　❷尿細管　❸病的　❹低下　❺Ca(カルシウム)　❻テタニー　❼助産婦(産科医)　❽テタニー　❾助産婦(産科医)
2　a　❶けいれん　❷助産婦(産科医)　❸低カルシウム(Ca)　❹亢進　❺けいれん　❻助産婦(産科医)　❼呼吸　❽窒息

b．助産婦の手位（産科医の手位）

❾（　　　　）患者にみられる現象で，手関節軽度❿（　　　），第Ⅰ～Ⅴ指のMP関節軽度⓫（　　　），IP関節けいれん性⓬（　　　），母指と小指は内転位⓭（　　　）傾向になり，手全体が⓮（　　　）形状態になる．

図2　助産婦（産科医）の手位

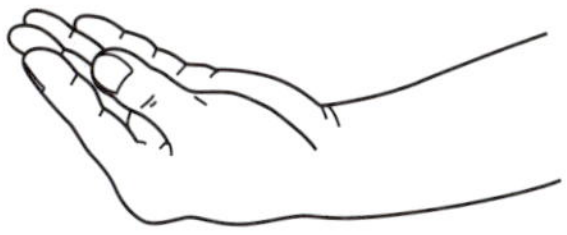

c．トルーソー徴候

テタニーの診断に用いる．⓯（　　　）をマンシェットで⓰（　　　）分間阻血すると，手指のけいれん性⓱（　　　）が生じる場合を⓲（　　　）性とする．

d．クボステック徴候

テタニーの診断に用いる

・クボステック徴候Ⅰ：⓳（　　　）神経幹を外耳孔前方で叩打して鼻翼，⓴（　　　），㉑（　　　）などに筋けいれんをみる場合を陽性とする．

・クボステック徴候Ⅱ：頬骨弓と口角を結ぶ線の中間点を叩打して鼻翼，眼瞼，口角などに筋けいれんをみる場合を陽性とする．

e．偽性副甲状腺機能低下症の特徴的身体所見

図3　偽性副甲状腺機能低下症

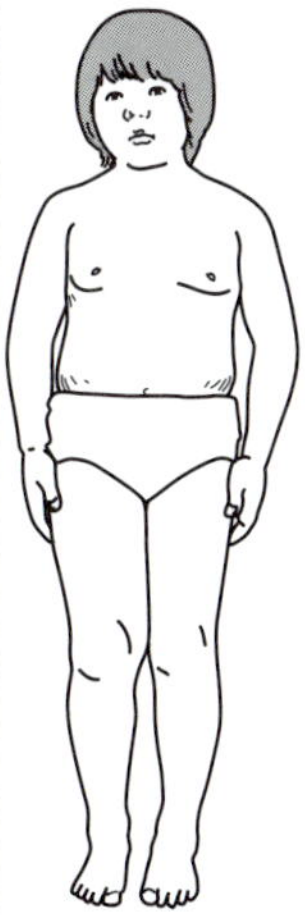

・㉒（　　　）身長
・肥満
・円形顔貌
・短㉓（　　　）
・㉔（　　　）骨短縮

解答　② b ❾テタニー　❿屈曲　⓫屈曲　⓬伸展　⓭対立　⓮円錐
c ⓯上腕　⓰3　⓱硬直（助産婦の手位）　⓲陽
d ⓳顔面　⓴眼瞼　㉑口角（⓴㉑順不同）　e ㉒低　㉓頸　㉔中手

SIDE MEMO

f．低カルシウム血症の長期継続による症状
・爪の萎縮変形，歯の発育不全，㉕（　　）内障，知能㉖（　　　　），心電図所見では，Q 波から T 波にかけて，㉗（　　　）する．

解答 ② f ㉕白 ㉖低下 ㉗延長

基礎問題

1．副甲状腺疾患

副甲状腺機能障害について次の（　）内に適切な語句を記入しなさい．
❶副甲状腺機能亢進 ━━▶ （　）カルシウム血症，（　）リン血症，活性型ビタミン（　）投与
❷副甲状腺機能低下 ━━▶ （　）カルシウム血症，（　）リン血症，活性型ビタミン（　）投与

演習問題

1．副甲状腺ホルモンの働きで誤っているのはどれか．
 1．骨の再吸収を促進する．
 2．腸管でのカルシウムの吸収を促進する．
 3．腎臓でのカルシウムの再吸収を促進する．
 4．腎臓でのリンの排泄を抑制する．
 5．分泌は血清カルシウム濃度の低下によって増加する．

MEMO

5 副腎皮質・副腎髄質疾患

1 副腎皮質・髄質疾患の分類と症状

		疾患名	原因	病態と症状		治療, 合併症
副腎❶( )質	機能亢進	クッシング症候群(図1)	❸( )慢性過剰分泌	コルチゾール産生腫瘍 → 中心性❹( ), ❺( )様顔貌, 赤ら顔, にきび, 水牛様脂肪, 沈着, 多毛, 無月経, 陰萎		腫瘍摘出術
		原発性アルドステロン症	アルドステロン過剰分泌	副腎球状層の腺腫癌腫 → 高血圧, 頭痛, 動悸, 筋力低下 四肢麻痺など		
	機能低下	❻( )病	アルドステロン コルチゾール アンドロゲン } 総合的欠乏	アルドステロン欠乏	皮膚乾燥, 悪心, 嘔吐	コルチゾール投与
				コルチゾール欠乏	❼( )沈着 易疲労, 低血糖 低血圧	
				アンドロゲン欠乏	女性の腋毛・恥毛減少 早期閉経	
副腎❷( )質	機能亢進	褐色細胞腫	❽( )過剰分泌	❾( )性細胞由来腫瘍 → 3主徴(頭痛, 発汗, 動悸) 代謝亢進, 高血圧, 高血糖		腫瘍摘出術

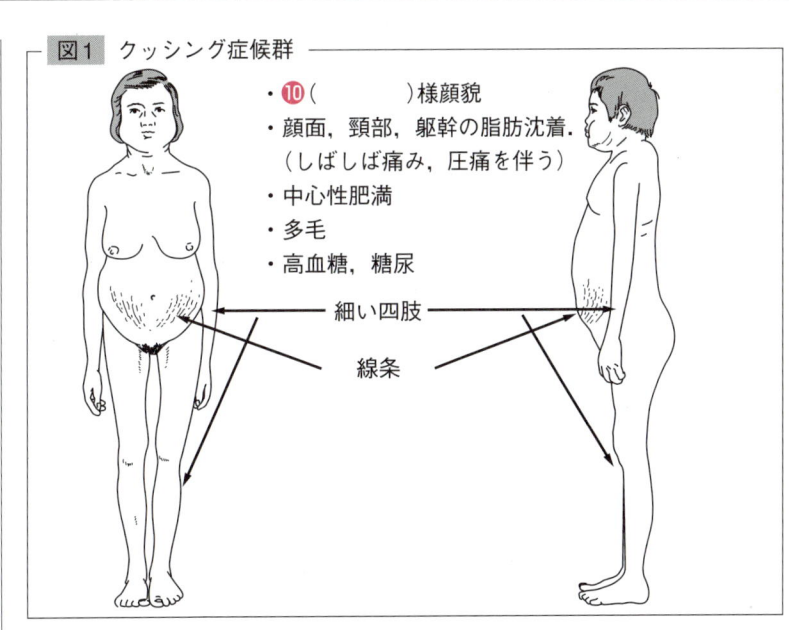

SIDE MEMO

図1 クッシング症候群

- ❿( )様顔貌
- 顔面, 頸部, 躯幹の脂肪沈着. (しばしば痛み, 圧痛を伴う)
- 中心性肥満
- 多毛
- 高血糖, 糖尿

細い四肢
線条

解答 ①❶皮 ❷髄 ❸コルチゾール ❹肥満 ❺満月 ❻アジソン ❼色素 ❽カテコールアミン ❾クロム親和 ❿満月

基礎問題

1. 副腎皮質疾患・副腎髄質疾患

    次の副腎疾患について（　）内に適切な語句を記入しなさい．

病　名	部　位	機　能	ホルモン名
❶クッシング症候群	副腎（　）質	（　　）	（　　　　　）
❷褐色細胞腫	副腎（　）質	（　　）	（　　　　　）
❸アジソン病	副腎（　）質	（　　）	（　　　　　）
❹原発性アルドステロン症	副腎（　）質	（　　）	（　　　　　）

演習問題

1. 内分泌疾患と臓器の組合せで誤っているのはどれか．
    1. 末端肥大症　　　　　　　下垂体前葉
    2. 尿崩症　　　　　　　　　下垂体後葉
    3. テタニー　　　　　　　　副甲状腺
    4. アジソン病　　　　　　　副腎皮質
    5. クッシング症候群　　　　副腎髄質

2. 誤っているのはどれか．
    1. アジソン病では色素沈着が見られる．
    2. クッシング症候群では満月様顔貌がみられる．
    3. 褐色細胞腫では発作的に血圧が著しく低下する．
    4. 褐色細胞腫の3主徴は頭痛，発汗，動悸である．
    5. 原発性アルドステロン症では高血圧，頭痛が特徴である．

MEMO

6 性腺疾患

1 性腺疾患の分類と症状

	疾　患	原　因	病　態	症　状
性腺分化異常	❶(　　　　　)症候群 (図1)	先天性異常 (47XXY型染色体異常)	原発性精巣機能低下	男性型外生殖器 精子形成障害，女性化乳房 知的障害
	❷(　　　　　)症候群 (図2)	先天性異常 (45X型染色体異常)	卵巣機能不全	女性型外生殖器，無月経 低身長，❸(　　　)頸 第❹(　　)趾骨短縮
精巣疾患	精巣機能低下症	❺(　　)照射，炎症など	テストステロン産生障害	性器発育不全，四肢過長 性欲減退
	精巣機能亢進症	❻(　　　)腫瘍など	テストステロン産生過剰	思春期早発
卵巣疾患	卵巣機能低下症	間脳下垂体系異常 卵巣障害	❼(　　　　　)， テストステロンの分泌低下	❽(　　　)月経 第二次性徴なし
	卵巣機能亢進症	視床下部疾患，卵巣腫瘍	❾(　　　　　)， テストステロンの分泌過剰	思春期❿(　　　)

図1 ⓫(　　　　　)症候群

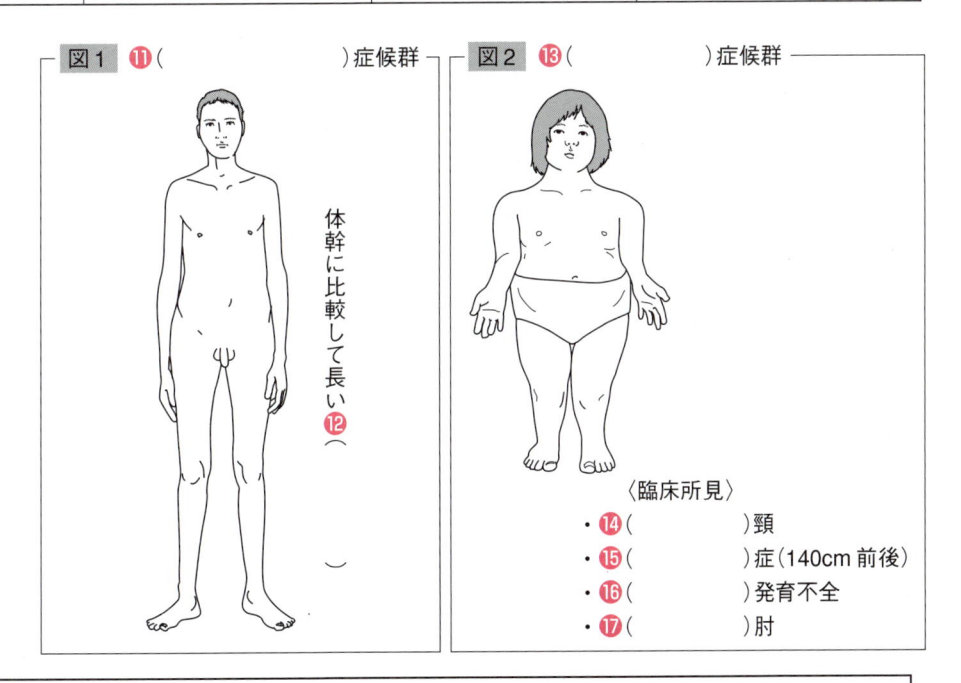

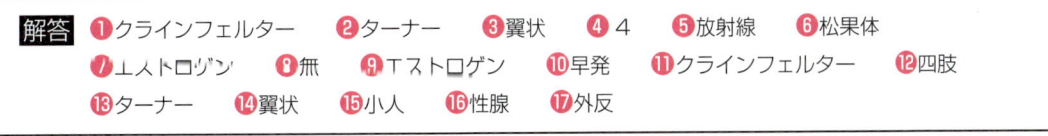

体幹に比較して長い ⓬(　　)

図2 ⓭(　　　　)症候群

〈臨床所見〉
・⓮(　　　)頸
・⓯(　　　)症(140cm前後)
・⓰(　　　)発育不全
・⓱(　　　)肘

解答 ❶クラインフェルター ❷ターナー ❸翼状 ❹4 ❺放射線 ❻松果体 ❼エストロゲン ❽無 ❾エストロゲン ❿早発 ⓫クラインフェルター ⓬四肢 ⓭ターナー ⓮翼状 ⓯小人 ⓰性腺 ⓱外反

演習問題

1. 先天性性染色体異常による性腺疾患はどれか．
   ア．フェニルケトン尿症
   イ．クラインフェルター症候群
   ウ．ターナー症候群
   エ．クレチン病
   オ．ダウン症

   1．ア，イ　　2．ア，オ　　3．イ，ウ　　4．ウ，エ　　5．エ，オ

MEMO

第6章　泌尿器疾患

1 泌尿器の解剖生理学…… 144
2 急性腎不全・慢性腎不全…… 149
3 前立腺疾患…… 151
4 その他の泌尿器疾患…… 153

1 泌尿器の解剖生理学

SIDE MEMO

1 腎臓の解剖

腎臓は❶(　　　)～❷(　　　)の高さで脊柱の両側に位置している❸(　　　)器官である．❹(　　)腎は❺(　　)腎より❻(　　)cm上位にあり，長径は約❼(　　)cm，重さ約❽(　　)gの尿の排泄臓器である．

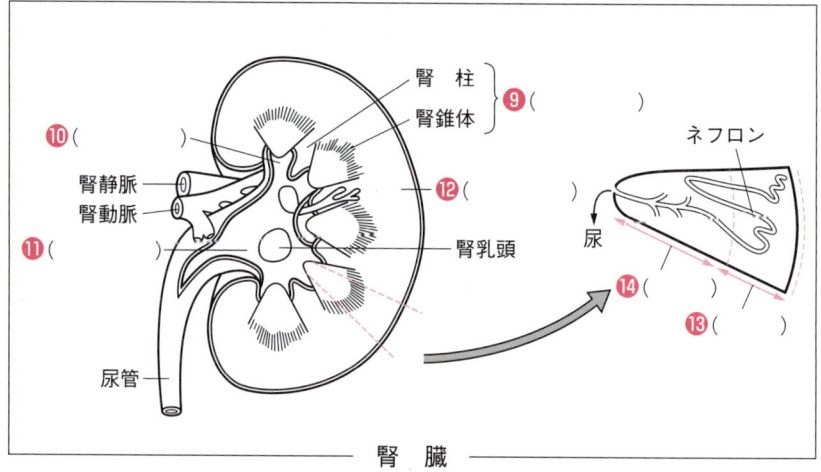

図中ラベル：腎柱，腎錐体，❾(　　)，ネフロン，❿(　　)，腎静脈，腎動脈，⓬(　　)，腎乳頭，尿，⓫(　　)，⓮(　　)，⓭(　　)，尿管，腎臓

(Inglis 1998, 一部改変[1])

2 腎小体の解剖

・腎小体は❶(　　)小体ともいい，❷(　　)とそれを包むボウマン嚢からなる．直径が約❸(　　)mmの球形で，一側の腎で❹(　　)万個以上ある

・腎小体と尿細管を合わせたものを❺(　　)という

解答
1 ❶第12胸椎(T_{12})　❷第3腰椎(L_3)　❸腹膜後　❹左　❺右　❻1～2　❼10　❽100　❾腎髄質　❿腎杯　⓫腎盂　⓬腎皮質　⓭皮質　⓮髄質
2 ❶マルピギー　❷糸球体　❸0.2　❹100　❺ネフロン

SIDE MEMO

▶レニンの分泌

　レニンは傍糸球体細胞で生成分泌される酵素．レニンはアンギオテンシンⅡの産生とアルドステロンの分泌を促す．その結果，腎でのナトリウムイオンと水分の再吸収が促進され，細胞外液が増加し，細胞外液の恒常性が維持される（レニン・アンギオテンシン・アルドステロン系作用）．

▶ビタミンDの活性化

　ビタミンDは腎臓で水酸化されて活性型ビタミンDに転換される．活性型ビタミンDは血清カルシウムを上昇させる作用をもつ．

▶エリスロポイエチン

　傍糸球体細胞で産生される赤血球新生促進刺激因子．腎不全でエリスロポイエチンが減少すると赤血球数が減少し，貧血を起こす．

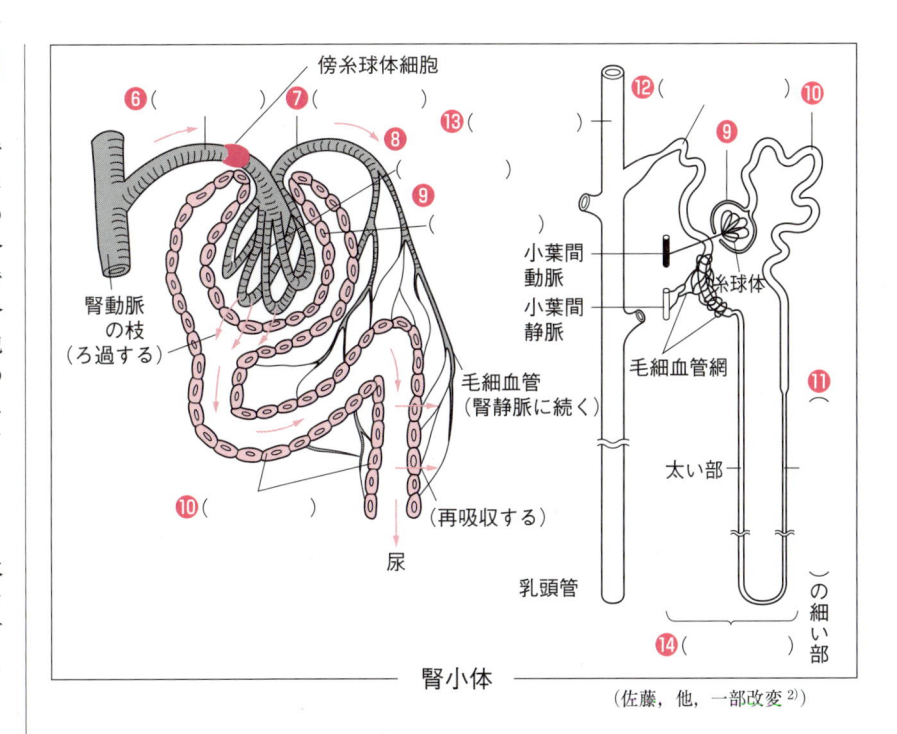

図中ラベル: ❻( )／❼( )／傍糸球体細胞／❽( )／❸( )／❾( )／腎動脈の枝（ろ過する）／毛細血管（腎静脈に続く）／❿( )／（再吸収する）／尿／❶( )／❷( )／❸( )／小葉間動脈／小葉間静脈／糸球体／毛細血管網／⓫( )／太い部／乳頭管／⓮( )／( )の細い部／腎小体

（佐藤，他，一部改変²⁾）

3 尿の生成

a. 腎臓の作用

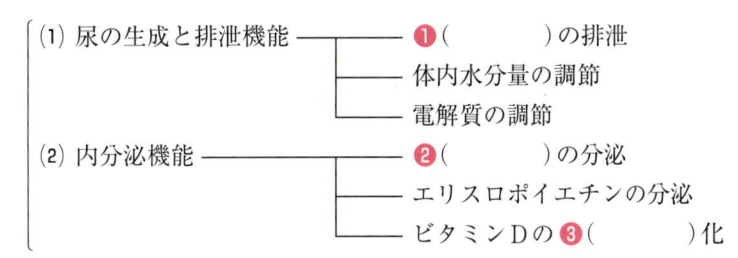

(1) 尿の生成と排泄機能 ── ❶( )の排泄
　　　　　　　　　　　　── 体内水分量の調節
　　　　　　　　　　　　── 電解質の調節

(2) 内分泌機能 ── ❷( )の分泌
　　　　　　　── エリスロポイエチンの分泌
　　　　　　　── ビタミンDの❸( )化

b. 尿の成分

　尿は正常成人で，1日あたり約❹( )ml生成され，約90%が❺( )，残りの約5%が固形物である．固形物の主な成分は，❻( )，尿酸，クレアチニン，塩素，ナトリウム，カリウム，アンモニアなどである．

c. 糸球体ろ過作用

　毛細血管内圧により血漿中の水分がボウマン嚢に押し出される．この原動力を❼( )という．

> ❼＝糸球体毛細血管内圧－（ボウマン嚢内圧＋血漿膠質浸透圧）

解答 ②❻輸入管（輸入細動脈）　❼輸出管（輸出細動脈）　❽糸球体　❾糸球体嚢（ボウマン嚢）　❿近位尿細管　⓫ヘンレのワナ（ヘンレ係蹄）　⓬遠位尿細管　⓭集合管　⓮ネフロン
③ a ❶老廃物　❷レニン　❸活性　b ❹1000〜2000　❺水　❻尿素
c ❼有効ろ過圧

SIDE MEMO

▶ **蛋白尿**
尿中に蛋白が検出されること．健常人の上限は100〜150 mg/日．尿検査により尿中蛋白が5〜10 mg/dl以上になれば蛋白尿（+）．

▶ **血尿**
尿中に多量の赤血球がみられる尿．肉眼的血尿と潜血尿がある．

▶ **膿尿**
尿中に白血球を混じた状態．尿路炎症反応の指標である．

▶ **細菌尿**
尿中に細菌が存在している状態．尿検査の定量培養で細菌数が 10^5 個/ml以上の場合をいう．細菌は大腸菌が最も多い．

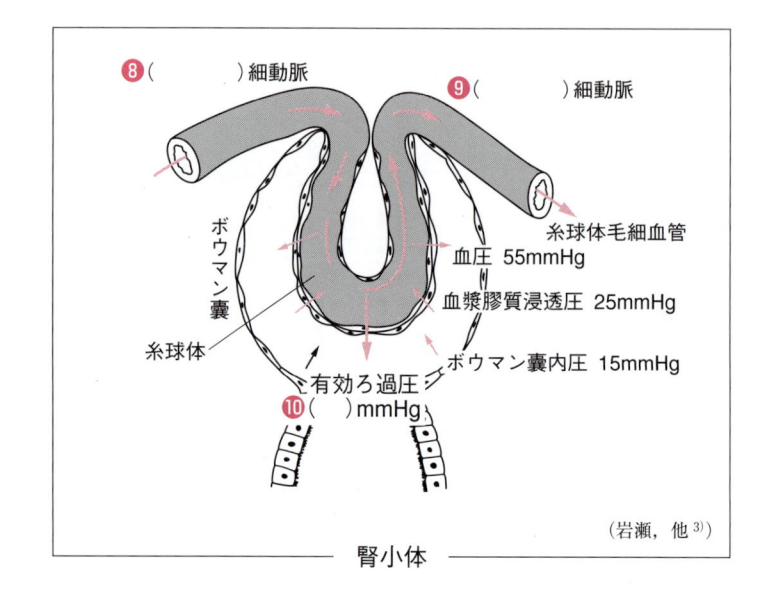

腎小体の図：❽（　　）細動脈、❾（　　）細動脈、糸球体毛細血管、血圧 55mmHg、血漿膠質浸透圧 25mmHg、ボウマン嚢内圧 15mmHg、ボウマン嚢、糸球体、有効ろ過圧 ❿（　　）mmHg

（岩瀬，他[3]）

d. 尿細管での再吸収，分泌と尿の生成

糸球体毛細血管を通して血液中の⓫（　　），塩分，尿素，クレアチニン，アミノ酸，糖などがボウマン嚢中にろ過される．これを⓬（　　）という．⓬は左右の腎から1日約⓭（　　）l生成される．その後，近位尿細管，ヘンレのワナ，遠位尿細管，集合管などで⓮（　　）％以上が⓯（　　）され，残り1％が尿として排泄される．また身体に不必要な成分は，⓯されても再び⓰（　　）される．

〈尿細管における再吸収と分泌〉

部位	完全再吸収（100%）	再吸収（70〜80%）	分泌
近位尿細管	⓱（　　） ⓲（　　） 尿酸，尿素	水， ⓳（　　） ⓴（　　）	アンモニア 水素イオン
ヘンレのワナ		水， ⓴	⓳
遠位尿細管		水， ⓳	⓴ 水素イオン アンモニア
集合管		水，⓳，尿素	アンモニア

解答 ③ ❽輸入 ❾輸出 ❿15 d ⓫水分 ⓬原尿 ⓭150〜200 ⓮99 ⓯再吸収 ⓰分泌 ⓱アミノ酸 ⓲ブドウ糖（⓱・⓲順不同） ⓳ナトリウム ⓴カリウム

SIDE MEMO

▶水腎症
　尿路通過障害のために腎盂腎杯が拡張し，尿が充満している状態．慢性化すれば腎機能障害が起こる．

e．腎血流量の自己調節と糸球体ろ過量
・腎血流量は❷¹（　　　　　）の20％を占める．
・腎臓は腎血流量の自己調節機能があり，血圧が80〜❷²（　　　）mmHgまでの間で変化しても腎血流量は変化しない．
・糸球体でのろ過量は原則として❷³（　　　　　）に比例して変動する．

f．尿量

❷⁴（　　）	❷⁵（　）尿	❷⁶（　）尿	正常	❷⁷（　）尿
尿は作られているが，尿路異常により排尿できない状態．膀胱充満状態．悪化すると水腎症を合併する．	尿量50mℓ/日以下	尿量500mℓ/日以下	尿量1,500〜2,000mℓ/日以下	尿量3,000mℓ/日以上

解答 ③ e ❷¹心拍出量　❷²200　❷³腎血流量　f ❷⁴尿閉　❷⁵無　❷⁶乏　❷⁷多

基礎問題

1　腎機能の生理

次の文章のうち正しいものに○，誤っているものに×を（　）内に記入しなさい．

❶（　）腎は排泄機能と内分泌機能を持つ．
❷（　）1分間に腎臓を流れる腎血流量は約1500mℓである．
❸（　）1分間に糸球体でろ過される糸球体ろ過量は約500mℓである．
❹（　）血圧が一定の範囲(80〜200mmHg)であれば，腎血流量は変化しない．
❺（　）近位尿細管でのNa⁺の再吸収は能動輸送である．

演習問題

1 腎臓から排泄されないのはどれか．
  1. ナトリウム
  2. カリウム
  3. 塩素
  4. リン酸
  5. 鉄

2 腎臓の機能で誤っているのはどれか．
  1. 代謝産物の排泄
  2. 血液の浸透圧調節
  3. 血液のpH調節
  4. 循環血液量の調節
  5. 赤血球の破壊

3 腎臓について誤っているのはどれか．
  1. 糸球体で血漿成分のろ過が行われる．
  2. ろ過量の70％が尿となる．
  3. 尿細管は水分やブドウ糖の再吸収を行う．
  4. 遠位尿細管が集まって集合管を形成する．
  5. 成人の1日の尿量は約 1.5 l である．

4 腎について正しいのはどれか．
  1. 腎血流量は運動により増加する．
  2. 水は近位尿細管で能動的に再吸収される．
  3. 尿量の増加の原因として浸透圧利尿がある．
  4. 糸球体ろ過量は1日に約 1.5 l である．
  5. 糸球体ろ過膜は血漿アルブミンをろ過する．

5 腎臓の機能で誤っているのはどれか．
  1. 血流量は毎分心拍出量の 20～25％に相当する．
  2. クリアランスは尿量の増加とともに増加する．
  3. 糸球体でろ過が行われる．
  4. 近位尿細管では再吸収が行われる．
  5. 再吸収は抗利尿ホルモンが関与する．

2 急性腎不全・慢性腎不全

1 腎不全
腎❶(　　　)の低下に伴って，水分，電解質，❷(　　　　)平衡が崩れた状態のこと

2 腎不全の分類・原因・症状・治療

		急性腎不全		慢性腎不全
原因	腎前性	腎血流量減少，腎虚血	出血，❶(　　　　)，脱水 うっ血性心不全，肝硬変など	腎性
	腎性	急性腎炎，腎毒性物質	横紋筋融解症，抗生物質 造影剤の投与	慢性❸(　　　　)腎炎 ❹(　　　　)性腎症
	腎後性	尿路通過障害，尿路閉鎖	尿管腫瘍，❷(　　　)肥大 腎結石など	
症状	無尿期・欠尿期	BUN K Cr ❺(　　　　) 代謝性アシドーシス，頭痛，嘔吐 意識障害，心不全，肺水腫など		初期 初期多尿，末期乏尿，❻(　　)間多尿 口渇，皮膚乾燥
				代謝異常 BUN, Cr, 尿酸 脂質(中性脂肪) ↑(上昇) 電解質(K, P, Mg)
	利尿期	電解質異常		
障害		乏尿，欠尿，浮腫，❼(　　　)症		❽(　　　)障害，高血圧，心不全 肺うっ血，肺水腫，悪心，嘔吐，下痢 貧血，骨粗鬆症，色素沈着など
	水分排泄障害	乏尿，❾(　　　)，腹水，肺水腫 (呼吸困難，チアノーゼ)		糸球体障害・窒素排泄障害 高窒素血症 ↓(BUN値↑，血清Cr値↑) 尿毒症 尿毒症性脳症，低アルブミン血症
	窒素排泄障害	高窒素血症 ↓(BUN値↑，血清Cr値↑) ❿(　　　)症		イオン交換障害 高K血症，高リン酸血症 ↓ 代謝性⓫(　　　　)
	急性尿細管壊死症状	K排泄障害，Na再吸収障害 血尿，尿混濁 高K血症 → 筋脱力，感覚障害		活性化ビタミンD障害 Ca吸収↓ 血清Ca値↓
治療		対症療法，(末期)透析療法		透析療法，腎移植 食事療法⓬(　　　)制限，⓭(　　　)制限

※腎前性→腎臓に入る血流量が減少した状態，腎性→腎臓の糸球体や尿細管が壊れた状態，腎後性→尿管閉鎖などで尿が膀胱までとどかない状態
※BUN：尿素窒素　K：カリウム　Cr：クレアチニン，↑：上昇　↓：下降

解答
1 ❶機能　❷酸塩基
2 ❶ショック　❷前立腺　❸糸球体　❹糖尿病　❺↑(上昇)　❻夜　❼尿毒
❽意識　❾浮腫　❿尿毒　⓫アシドーシス　⓬蛋白　⓭塩分(⓬, ⓭順不同)

基礎問題

1 慢性腎不全

慢性腎不全でみられるものに○，そうでないものに×を（　）内に記入しなさい．

- ❶（　　）高アルブミン血症
- ❷（　　）高カリウム血症
- ❸（　　）高リン酸血症
- ❹（　　）高クレアチニン血症
- ❺（　　）高マグネシウム血症
- ❻（　　）高ナトリウム血症
- ❼（　　）高窒素血症
- ❽（　　）高カルシウム血症
- ❾（　　）高脂血症
- ❿（　　）高蛋白血症

演習問題

1 腎不全にみられないのはどれか．
1. 高血圧
2. 口臭
3. 貧血
4. 低カリウム血症
5. 高クレアチニン血症

MEMO

3 前立腺疾患

SIDE MEMO

▶ PSA
　前立腺特異抗原のことで，前立腺がんの腫瘍マーカーである．前立腺肥大がある場合，前立腺肥大症と前立腺がんを区別するため必ず検査する．

1 前立腺肥大症と前立腺がん

	前立腺肥大症（BPH）	前立腺がん
病態	❶（　　）性肥大	❷（　　）性腫瘍（腺がん）
病理	前立腺が❸（　　）により肥大	❹（　　）ががん増殖を助長
PSA	正常	上昇
症状	排尿困難，夜間❺（　　）尿，残尿，尿閉，❻（　　）症	前立腺肥大様症状，❼（　　）転移しやすい
直腸内指診	やわらかい	❽（　　）を触れる
治療	薬物療法 手術療法	前立腺全摘出術，ホルモン療法，徐睾術

解答　1　❶良　❷悪　❸加齢　❹男性ホルモン　❺頻　❻水腎　❼骨　❽硬結

基礎問題

1　前立腺疾患
　下記の語群のうち，前立腺肥大に関係のないものを選びなさい．
　（　　　　　　　　）

【語群】
❶夜間頻尿　❷排尿時間延長　❸残尿　❹多尿
❺腎機能障害　❻尿閉　❼水腎症　❽溢流性尿失禁

MEMO

演習問題

1　前立腺肥大について誤っているのはどれか．
  1. 良性の肥大である．
  2. 腺組織と平滑筋の肥大が見られる．
  3. 排尿困難が主症状である．
  4. 夜間頻尿が初発症状である．
  5. 前立腺内のテストステロンの減少が原因である．

2　前立腺がんについて誤っているのはどれか．
  1. 悪性の腺がんである．
  2. 骨転移による疼痛が主症状である．
  3. 直腸内指診により硬い硬結を触知する．
  4. 早期発見が可能である．
  5. 精巣除去術や薬物的去勢，女性ホルモン投与が行われる．

MEMO

4 その他の泌尿器疾患

1 その他の泌尿器疾患

病名		特徴
糸球体疾患	❶(　　　)腎症	原発性糸球体腎炎→血尿，蛋白尿 慢性糸球体腎炎中最多，10〜29歳男性に好発
	急性糸球体腎炎	A型❷(　　　)菌の上気道，皮膚感染後に発症 臨床症状→3主徴(❸(　　　)尿，高血圧，❹(　　　))，蛋白尿
	慢性糸球体腎炎	慢性経過による腎炎 主症状→❺(　　　)尿，血尿，高血圧，浮腫
	❻(　　　)症候群	大量の蛋白尿→低蛋白血症，低アルブミン血症，浮腫(腹水，胸水) 予後不良
二次性糸球体腎炎	糖尿病性腎症	進行性，末期→ネフローゼ症候群，浮腫，高血圧 尿所見→❼(　　　)尿，尿中❽(　　　)増加
	❾(　　　)腎炎(SLE)	尿所見→蛋白尿，尿内活動性沈渣 末期→❻症候群
	膠原病性腎症	尿所見→蛋白尿，血尿 ❾腎炎類似病態
	❿(　　　)腎	急性腎不全，慢性腎不全
	高血圧性腎症	良性腎⓫(　　　)症(本態性高血圧と腎硬化) 悪性腎⓫症(悪性高血圧と糸球体⓬(　　　)変性)→腎不全
	⓭(　　　)中毒症	妊婦に高血圧，蛋白尿，浮腫のうち1つ以上の症状が見られる状態 頻度は10％以下
	純粋型	妊娠前に異常なく⓮(　　　)週以降に，蛋白尿，高血圧を来たす 分娩後速やかに回復する
	混合型	妊娠以前から腎疾患や高血圧があり妊娠により増悪したもの 産褥期にも影響が残る

SIDE MEMO

▶ネフローゼ症候群の浮腫の発生機序
※ネフローゼ症候群とは尿中に蛋白質が漏れ出て血中蛋白質が不足した病態をいう．

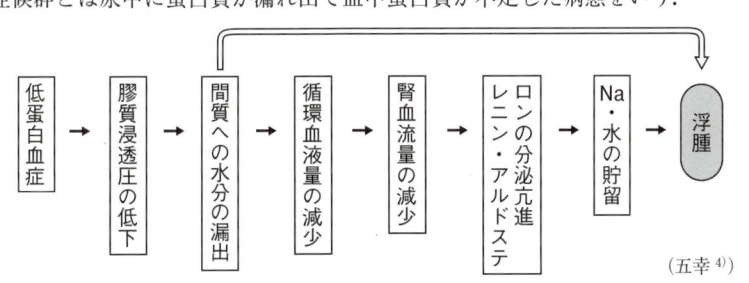

低蛋白血症 → 膠質浸透圧の低下 → 間質への水分の漏出 → 循環血液量の減少 → 腎血流量の減少 → レニン・アルドステロンの分泌亢進 → Na・水の貯留 → 浮腫

(五幸[4])

解答 1 ❶IgA ❷β溶連 ❸血 ❹浮腫 ❺蛋白 ❻ネフローゼ ❼蛋白 ❽アルブミン ❾ループス ❿痛風 ⓫硬化 ⓬フィブリノイド ⓭妊娠 ⓮24

第6章 泌尿器疾患

病名			特徴
尿細管	腎性尿崩症		腎尿細管での水再吸収不全のために起こる尿崩症 尿細管機能異常，❶⑮（　　　　　　）遺伝 口渇，多飲，多尿，全身倦怠感，皮膚乾燥，発熱，嘔吐，❶⑯（　　　　　）
尿路疾患	尿路結石	腎結石	❶⑰（　　　）痛，❶⑱（　　　　）尿，腎機能低下
		尿道結石	腎尿管結石の尿道嵌頓，排尿困難，排尿時痛，血尿
		前立腺結石	前立腺内カルシウム沈着，無症状，排尿困難
	尿路感染症	腎盂腎炎	細菌（大腸菌など）感染症 急性腎盂腎炎：❶⑲（　　　　）熱，❶⑳（　　　　　），腰痛，尿混濁 慢性腎盂腎炎：無症状，腎機能障害
		膀胱炎	細菌（大腸菌など）感染症，女性に多発， 3徴候：❶㉑（　　　　）痛，❶㉒（　　　　）尿，尿混濁 尿所見→尿混濁，血尿，尿沈渣
泌尿器の腫瘍	腎細胞がん		40〜70歳の❶㉓（　　　）性に多発 3主徴→血尿，疼痛，側腹部❶㉔（　　　　　）
	腎盂腫瘍		❶㉕（　　　　）性血尿，肉眼的血尿
	ウィルムス腫瘍		❶㉖（　　　　）腎腫瘍
	膀胱がん		男性に好発，無症候性血尿

SIDE MEMO

▶ 子癇（しかん）
妊娠，分娩，産褥期に出現する強直性あるいは間代性けいれんと昏睡を主症状とする特殊型妊娠中毒症．高血圧，蛋白尿，浮腫，意識消失．その後，強直性，間代性けいれんが見られる．

▶ 尿路結石・結晶の特徴

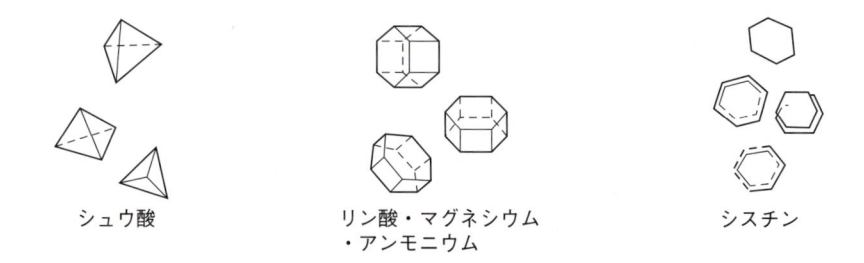

シュウ酸　　　　　リン酸・マグネシウム・アンモニウム　　　　　シスチン

解答 ① ⑮伴性劣性　⑯けいれん　⑰疝　⑱血　⑲高　⑳悪寒　㉑排尿　㉒頻　㉓男　㉔腫瘤　㉕無症候　㉖小児

基礎問題

1　その他の泌尿器疾患

次の泌尿器疾患の症状について正しいものを下の語群から結びなさい（複数解答有）．

- ❶ 急性糸球体腎炎　　（　　　　　　　　）
- ❷ 慢性糸球体腎炎　　（　　　　　　　　）
- ❸ ループス腎炎　　　（　　　　　　　　）
- ❹ ネフローゼ症候群　（　　　　　　　　）
- ❺ 腎盂腎炎　　　　　（　　　　　　　　）
- ❻ 妊娠中毒症　　　　（　　　　　　　　）
- ❼ 腎結石　　　　　　（　　　　　　　　）
- ❽ 膀胱炎　　　　　　（　　　　　　　　）

【語群】
a. 蛋白尿　　b. 血尿　　c. 尿混濁　　d. 疝痛　　e. 排尿痛
f. 悪寒　　g. 高血圧　　h. 高熱　　i. 浮腫

演習問題

1　ネフローゼ症候群について誤っているのはどれか．
1. 浮腫
2. 低アルブミン血症
3. 蛋白尿
4. 血尿
5. 高コレステロール血症

MEMO

第7章　血液・造血器疾患

1 骨髄・血液の解剖生理学……158
2 貧血症・多血症……161
3 白血病……165
4 悪性リンパ腫……167
5 出血性疾患……168

1 骨髄・血液の解剖生理学　　月　日

SIDE MEMO

▶ 白血球の種類
- 顆粒球：10〜18μm
  - 好中球
  - 好酸球
  - 好塩基球
- 単球：10〜18μm
- リンパ球：6〜14μm

▶ 血液の比重
- 1.053〜1.066
- 男性が女性よりやや重い．

▶ 赤血球

上面観察　側面観察

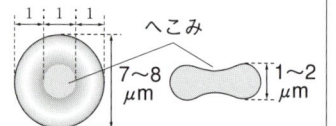

中央へこみのある円板状
「正常赤血球」

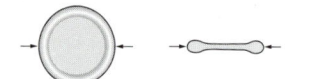

鉄欠乏性貧血でみられる
「菲薄赤血球」

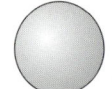

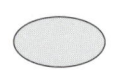

遺伝性球状赤血球症でみられる
「球状赤血球」

1　骨髄

・血液の細胞成分を作ることを❶（　　　　）という．胎生期には肝臓，脾臓などでも❶が行われるが，出生以後は❷（　　　　）が唯一の❶器官となる．

・成人における造血部位は❸（　　　　），❹（　　　　），❺（　　　　），❻（　　　　），上腕骨の近位部の骨髄のみである．血液中の全ての血球は1種類の細胞から分化する．この細胞を幹細胞という．赤血球は❼（　　　　）幹細胞から，白血球のうちリンパ球以外は❽（　　　　）幹細胞から，リンパ球は❾（　　　　）幹細胞から，血小板は❿（　　　　）幹細胞から分化する．

2　血液の組成
a. 血液の分類

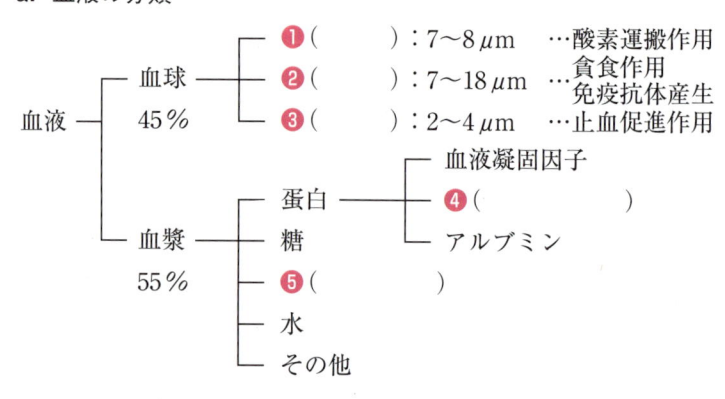

血液
- 血球 45%
  - ❶（　　　　）：7〜8μm …酸素運搬作用
  - ❷（　　　　）：7〜18μm …貪食作用／免疫抗体産生
  - ❸（　　　　）：2〜4μm …止血促進作用
- 血漿 55%
  - 蛋白
    - 血液凝固因子
    - ❹（　　　　）
    - アルブミン
  - 糖
  - ❺（　　　　）
  - 水
  - その他

〈白血球の形態〉

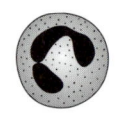

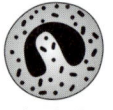

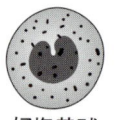

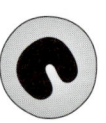

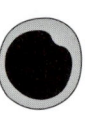

好中球　好酸球　好塩基球　単球　リンパ球

解答
1　❶造血　❷骨髄　❸椎骨　❹肋骨　❺腸骨　❻大腿骨（❸〜❻順不同）　❼骨髄
❽骨髄　❾リンパ　❿骨髄
2　a ❶赤血球　❷白血球　❸血小板　❹γ-グロブリン　❺電解質

b. 血液の作用

			生理的作用	
赤血球		❻(　　　　　) →主にO₂の運搬, 緩衝作用		寿命(120日)→ 肝臓や脾臓などで崩壊(溶血)
白血球	顆粒球	好中球	❼(　　　　)作用	全白血球中約70％ 寿命(約4〜5日)
		好酸球	❼作用	抗原抗体複合体を貪食作用で処理する
		好塩基球	❼作用	ヒスタミン, セロトニンを含む
	無顆粒球	単球	❼作用	広範囲物質を貪食, 寿命(数ヶ月) 血管外に出ると⓫(　　　　　)になる
		リンパ球	Bリンパ球　❽(　　　)性免疫 　　　　　　　(免疫グロブリン)	骨髄由来性リンパ球 寿命（数日〜数年）
			Tリンパ球　❾(　　　)性免疫	胸腺由来性リンパ球, 寿命(数日〜数年)
血小板			❿(　　)促進作用, 血管収縮作用 血小板凝集作用, フィブリン形成作用	寿命(約10日)→⓬(　　)で処理

SIDE MEMO

▶ヘマトクリット値
（赤血球容積率）
　一定の血液中に含まれる赤血球の容積の割合.

3 血液検査データ

	正常値	（正常＜）高値	（正常＞）低値
赤血球数	男 ❶(　　)×万/mm³前後 女 ❷(　　)×万/mm³前後	真性多血症	❸(　　　)性貧血
ヘマトクリット値	男 ❹(　〜　)% 女 ❺(　〜　)%	真性多血症	鉄欠乏性貧血
❻(　　)濃度	男 13.0〜17.0 g/ 女 11.0〜15.0 g/	❼(　　)症	鉄欠乏性貧血
白血球数	❽(　　　)/mm³前後	❾(　　)病 ❿(　　)症	無顆粒球症 全身性エリマトーデス ⓫(　　)病
血小板数	15〜35×万/mm³	原発性血小板増多症	⓬(　　)性貧血, 本態性⓭(　　　)性紫斑症, 急性白血病
赤血球沈降速度(赤沈)	男 2〜10 mm/時 女 3〜15 mm/時	血液疾患 悪性腫瘍 ⓮(　　)症	多血症 播種性血管内凝固症候群

▶播種性血管内凝固症候群
（DIC）
　いろいろな原因で血液凝固の活性化が起きて, 全身の微小血管内に血栓が形成される病態.

解答 ② ❻ヘモグロビン　❼貪食　❽(体)液　❾細胞　❿止血　⓫マクロファージ　⓬脾臓

③ ❶500　❷450　❸鉄欠乏　❹40〜50　❺35〜45　❻ヘモグロビン　❼真性多血　❽6000　❾白血　❿化膿性炎　⓫膠原　⓬再生不良　⓭血小板減少　⓮感染

基礎問題

1. 血液の生理学

次の（　）の中に適当な数字や語句を記入しなさい．

a. 血液の組成比率は細胞成分 45%，血漿成分 ❶（　　　）% である．
b. 赤血球のおおよその数は 1 mm³ 当たり男性では約 ❷（　　　），女性では約 ❸（　　　）個である．
c. 白血球のおおよその数は 1 mm³ 当たり約 ❹（　　　）個である．
d. 血小板のおおよその数は 1 mm³ 当たり約 ❺（　　　）個である．
e. 血漿成分のほとんどは ❻（　　　）である．

演習問題

1　血液について誤っているのはどれか．
1. 血小板は血液凝固に関与する．
2. ヘモグロビンは二酸化炭素と結合しやすい．
3. 赤沈は炎症により亢進する．
4. 骨髄は造血に関与する．
5. 脾臓は赤血球の破壊に関与する．

2　血球とその働きとの組み合わせで誤っているのはどれか．
1. 赤血球 ——— 酸素運搬
2. 顆粒球 ——— 栄養素運搬
3. 単　球 ——— 病原体貪食
4. リンパ球 ——— 抗体産生
5. 血小板 ——— 止　血

3　次の組み合わせで誤っているのはどれか．
1. 赤血球の寿命 ——— 30 日
2. 顆粒球の寿命 ——— 4〜5 日
3. 単球の寿命 ——— 数ヶ月
4. リンパ球の寿命 ——— 数日〜数年
5. 血小板の寿命 ——— 10 日

2 貧血症・多血症

SIDE MEMO

▶赤血球の大きさ
　赤血球の大きさはMCV（平均赤血球容積）で表す．
MCV＝{Ht(%)/RBC(10^6/mm³)}×10
基準値（81〜100pg）より大きければ大球性，小さければ小球性である．

▶サラセミア
　（地中海性貧血）
　（クーリー貧血）
　低色素性小球性貧血．優性遺伝であり赤血球は奇形赤血球である．地中海地方に多い．

▶貧血の判定基準
　以下の値よりも低ければ貧血とみなす．

性・年齢	ヘモグロビン (g/dl)	ヘマトクリット (%)
幼児	11.0	33
小児	12.0	36
成人男性	13.0	39
成人女性	12.0	36
妊婦	11.0	33

1 貧血

身体の全血液中の総❶（　　　　）数または総❷（　　　　）量が減少し，各臓器や組織への❸（　　　）供給が不足した状態，またこれに伴って出現する種々の症状．

a. 分類：赤血球の大きさにより3種類に分類される

・小球性低色素性貧血
　❹（　　　　）貧血，サラセミア
　鉄の不足や赤血球の❺（　　　　）過程の障害による貧血．赤血球はヘモグロビンが少なく体積が小さくなる．

・大球性正色素性貧血
　巨赤芽球性貧血（❻（　　　）貧血）
　赤芽球の増殖に必要な❼（　　　　），葉酸が不足して細胞分裂が進まず❽（　　　）赤芽球のまま成長する．そのために血液中の総赤血球数が減少する．

・正球性正色素性貧血
　急性出血，溶血性貧血，❾（　　　　）性貧血
　二次性貧血（腎性，内分泌疾患，肝疾患など）
　正常赤血球数が減少した貧血．出血による減少や❿（　　　）細胞の段階で障害された場合に起こる．

b. 原因：・赤血球の生産（分化過程，増殖過程，⓫（　　　）過程）の低下
　　　　・⓬（　　　）による血液の体外流出
　　　　・⓭（　　　　）の破綻など

c. 自覚症状：⓮（　　　　　），頭痛，めまい，耳鳴り，動悸，息切れなど

d. 他覚症状：⓯（　　　）脈，眼瞼結膜蒼白など

解答 1 ❶赤血球 ❷ヘモグロビン ❸酸素 a ❹鉄欠乏性 ❺成熟 ❻悪性 ❼ビタミンB₁₂ ❽巨大 ❾再生不良 ❿骨髄幹 b ⓫成熟 ⓬出血 ⓭赤血球膜 c ⓮全身倦怠感 d ⓯頻

SIDE MEMO

▶ さじ様爪
　さじ状に凹形になった爪．重症貧血により出現する．

▶ TIBC（総鉄結合能）
　血漿中の蛋白体の鉄を結合する総能力のこと．正常値は300～500μg/dl．鉄欠乏性貧血や出血後に上昇し，肝疾患，感染症，腫瘍で低下する．

▶ 鉄芽球
　鉄染色に染まる顆粒を持った赤芽球のこと．正常の骨髄では赤芽球の約30％程度であるが，鉄欠乏性貧血ではこれが減少する．

▶ 血清フェリチン
　フェリチンは，鉄蛋白複合体で，通常脾臓や肝臓に多く存在するが，血清中に存在するものを血清フェリチンという．

2 鉄欠乏性貧血

❶（　　　）の欠乏によって起こる貧血．比較的よくみられる疾患で20～40歳の❷（　　　）性に多い．

a. 原因：鉄の摂取不足　❸（　　　）からの鉄吸収不足，慢性出血
b. 症状：全身倦怠感，頭痛めまい，さじ様爪，顔面および❹（　　　）結膜の蒼白
c. 診断：❺（　　　）低値，血清フェリチン低値，TIBC高値　小球性低色素性赤血球，骨髄の❻（　　　）球減少
d. 治療：貧血の原因除去，鉄剤投与
e. 予後：❼（　　　）

3 悪性貧血

❶（　　　）球性貧血の代表的疾患．（我が国では比較的まれ）40歳代以降に発症．60～70歳代に多い．

a. 原因：❷（　　　）欠乏症．❸（　　　）後などに発症する．
b. 診断：❹（　　　）球性貧血，❺（　　　）値低下
c. 治療：ビタミンB₁₂（注射），鉄剤（投与）
d. 予後：以前は不良．近年は治療法の確立で良好となった．

解答　2　❶鉄　❷女　a❸腸管　b❹眼瞼　c❺血清鉄　❻鉄芽　e❼良好
　　　　3　❶大　a❷ビタミンB₁₂　❸胃切除　b❹大　❺血清ビタミンB₁₂

SIDE MEMO

▶ファンコニ貧血

先天性の再生不良性貧血．常染色体劣性遺伝で小人症，性器発達不全などを伴う．

▶汎血球

全ての血球（赤血球，白血球，リンパ球，血小板など）のこと．

---

4 再生不良性貧血

骨髄の❶（　　　）機能低下が原因で起こる貧血．骨髄造血機能の低下により全血球の産生障害をきたし，全血球数が減少する疾患．

a. 原因：原発性（80％を占める）
   - 先天性：ファンコニ貧血
   - 二次性：薬剤投与，❷（　　　　　）照射など

b. 症状：❸（　　　　　）
   症状（頭痛，耳鳴り，めまい，倦怠感，心悸亢進，息切れ，蒼白）
   ❹（　　　　　）
   傾向（鼻出血，皮下出血，下血）
   発熱
   易感染性

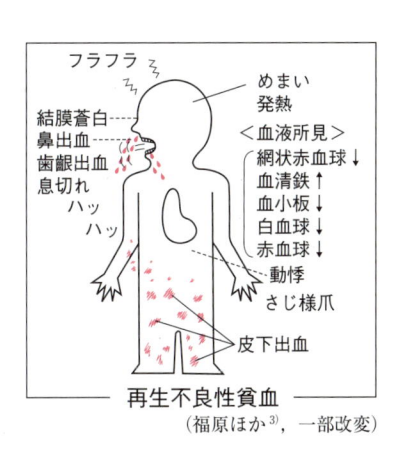

c. 診断：❺（　　　　　）減少（赤血球，白血球，血小板の減少）
   血清鉄上昇，鉄利用率低下，❻（　　　）の低形成

d. 治療：原因の除去（原因薬剤の使用中止）
   骨髄低形成改善療法：❼（　　　）ホルモン ⎫
                     蛋白同化ステロイド　⎬ 投与
                                        ⎭
   骨髄低形成の支持療法
   - 貧血に対する輸血
   - 出血傾向に対する❽（　　　　）輸血
   - 感染症に対する❾（　　　　　）投与

e. 予後：❿（　　　）

解答 4 ❶造血　a ❷放射線　b ❸貧血　❹出血　c ❺汎血球　❻骨髄　d ❼男性　❽血小板　❾抗生物質　e ❿不良

SIDE MEMO

▶掻痒
皮膚または粘膜の不快なかゆみでそこをひっかいたり，こすったりする．

5 多血症（赤血球増加症）

さまざまな原因で❶（　　　　　）が増加した病態

a. 原因
- 相対的赤血球増加症→熱傷や下痢などで❷（　　　）による血漿量の減少により赤血球が見かけ上の増加をきたす．
- 二次性赤血球増加症→先天性❸（　　　　）疾患，慢性肺疾患，腎動脈狭窄などで起こる．
- 真性赤血球増加症→骨髄増殖

b. 症状：❹（　　　　），めまい，掻痒，血栓

c. 治療：骨髄増殖の抑制，血栓形成の予防

d. 予後：治療により良好

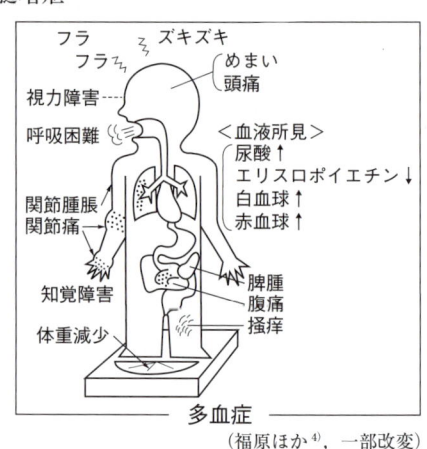

多血症
（福原ほか[4]，一部改変）

解答 5 ❶赤血球　a ❷脱水　❸心　b ❹頭痛

基礎問題

1 貧血，多血症
正しい組み合わせになるように線で結びなさい．

❶ ビタミンB₁₂欠乏　・　　　　・a 鉄欠乏性貧血
❷ 放射線障害　　　・　　　　・b 多血症
❸ 腎動脈狭窄　　　・　　　　・c 悪性貧血
❹ 慢性出血　　　　・　　　　・d 再生不良性貧血

演習問題

1 低色素性小球性貧血の要因で誤っているのはどれか．
　1. 急性失血　　2. 鉄欠乏　　3. 成長期
　4. 胃酸低下　　5. 月経過多症

3 白血病

SIDE MEMO

1 白血病

❶(　　　)生成組織の❷(　　　)性増殖により，病的に白血球細胞が増殖し，正常な❸(　　　)機能が失われる病態．

2 急性白血病

急激に進行する❶(　　)性腫瘍性疾患．

- a．分類：
  - ・急性❷(　　　)性白血病→骨髄芽球の腫瘍性細胞
  - ・急性❸(　　　)性白血病→リンパ球の腫瘍性細胞
- b．原因：白血球造血❹(　　)細胞の障害
- c．症状：
  - ・❺(　　　)症状
    （息切れ，動悸，倦怠感，顔面蒼白）
  - ・❻(　　　)症状
    （皮下点状出血，鼻出血，歯肉出血，臓器の内出血など）
  - ・脾腫，肝腫，❼(　　　)腫大
- d．検査所見
  - ・血液：❽(　　)白血病細胞の出現
  - ・骨髄：白血病芽細胞の増加
- e．治療：化学療法，❾(　　　　)
- f．予後：以前は急速に進行し予後不良
  最近は化学療法の進歩により生存率は良好
  成人の急性❿(　　　)性白血病の長期生存率は低い．

解答
1 ❶白血球　❷腫瘍　❸免疫
2 ❶悪　a ❷骨髄　❸リンパ　b ❹幹　c ❺貧血　❻出血　❼リンパ節　d ❽幼若
e ❾骨髄移植　f ❿リンパ球

SIDE MEMO

③ 慢性骨髄性白血病

骨髄系細胞，特に❶（　　　）球の腫瘍性増殖を示す疾患．徐々に発症し症状が乏しい．発見後1〜4年で急性転化を起こし急性白血病と同様の病状を呈する．白血病の❷（　　）％を占める．

a. 症状：進行期に❸（　　　）・❹（　　　）の腫大に基づく腹部膨満感，食欲不振
b. 検査所見：❺（　　　）顆粒球優位の白血球
　　　　　　　白血球数の増大❻（　　　　）/mm³
c. 治療：化学療法，❼（　　　）
d. 予後：急性転化すると不良．5年生存率10〜30％

④ 慢性リンパ性白血病

❶（　　）性リンパ球の❷（　　）性腫瘍性疾患．成熟しているが❸（　　）が未熟な小型リンパ球の増殖・浸潤がある．❹（　　）者に好発する．

a. 症状：❺（　　　），易疲労性，❻（　　　）腫大
b. 検査所見：❼（　　　）数の増加
c. 治療：化学療法
d. 予後：不良，平均生存期間4〜6年

解答　③ ❶顆粒　❷25　a ❸脾臓　❹肝臓（❸❹は順不同）　b ❺成熟　❻数万〜十数万　c ❼骨髄移植
　　　　　④ ❶B細胞　❷悪　❸機能　❹高齢　a ❺発熱　❻リンパ節　b ❼リンパ球

演習問題

1　急性白血病について誤っているのはどれか．
　1．白血球の腫瘍性増殖疾患である．
　2．白血球は成熟しているが機能が未熟である．
　3．貧血症状を示す．
　4．骨髄移植療法が有効である．
　5．成人の急性リンパ球白血病は予後不良である．

4 悪性リンパ腫

SIDE MEMO

▶ホジキン細胞
（シュテルンベルグ細胞）
免疫（TまたはB）細胞の単核細胞のことで巨細胞に類似した性格をもつ．ホジキン病でよくみられるためこの名前がついた．

▶波状熱
有熱期と無熱期が交互に出現する周期型の発熱．

1 悪性リンパ腫
全身のリンパ組織に原発する悪性腫瘍．ホジキン病と非ホジキン病に分類される．日本では90％が非ホジキン病である．

2 ホジキン病
リンパ組織に❶（　　　）する❷（　　　）性腫瘍性増殖性疾患のうち❸（　　　）細胞が出現し，❹（　　　）球には異形がみられない．
a. 症状：❺（　　　）痛性の❻（　　　）腫脹，波状熱，寝汗
b. 治療：放射線療法，化学療法
c. 予後：比較的良好

3 成人T細胞性白血病（ATL）
❶（　　　）ウイルスの感染で引き起こされる末梢性❷（　　　）の腫瘍性疾患．❸（　　　）歳以上に好発し，❹（　　　），沖縄，南四国出身者が大半を占める．
a. 病態：多様（くすぶり型，慢性型，リンパ腫型，急性型）
b. 症状：リンパ節腫，発熱，❺（　　　）腫および肝腫，❻（　　　）症などの皮膚浸潤をともなう．
c. 予後：（3ヶ月〜5年以上の経過）不良．

解答 ② ❶原発　❷悪　❸ホジキン　❹リンパ　a❺無　❻リンパ節
③ ❶レトロ　❷Tリンパ球　❸40　❹九州　b❺脾　❻紅皮

演習問題

1　悪性リンパ腫について，次の文章で誤っているのはどれか．
 1．ホジキン病は悪性リンパ腫の一種である．
 2．成人T細胞性白血病は，九州，沖縄，南四国出身者に多い．
 3．ホジキン病では波状熱を呈する．
 4．白血球増加はみられない．
 5．ホジキン病には放射線療法が効果的である．

5 出血性疾患

1 止血

a. 正常止血の機序

出血
↓
❶（　　）止血：❷（　　）が凝集し，傷口にふたをして止血
↓
二次止血：❸（　　）因子と❹（　　）で強固にふたをして止血

b. 止血障害

血管異常，❺（　　）数の異常，血小板機能の異常，❻（　　）因子の異常により止血が障害され出血症状が起こる．

	一次止血障害	二次止血障害
原因	血管または❼（　　）の異常	❽（　　）の異常
出血部位	皮膚・粘膜の❾（　　）出血 鼻出血 ❿（　　）出血	皮下，⓫（　　）， ⓬（　　）内への深部出血，血腫
止血の開始	即発性	遅発性
止血の持続	短い	遅延性，再出血
処置	⓭（　　）が有効	止血困難，再発が多い
疾患	血管異常：紫斑病 血小板数異常： 　特発性⓮（　　）性紫斑病 　血栓性血小板減少性紫斑病 血小板機能異常：血小板無力症	⓯（　　）病 播種性血管内凝固症候群

解答 1 a ❶一次 ❷血小板 ❸血液凝固 ❹フィブリン b ❺血小板 ❻血液凝固 ❼血小板 ❽血液凝固因子 ❾点状 ❿消化管 ⓫筋肉 ⓬関節 ⓭圧迫 ⓮血小板減少 ⓯血友

SIDE MEMO

▶ 非加熱血液製剤
　血友病治療のための非加熱血液製剤による HIV 感染（ADIS）が問題となっている．現在は加熱処理濃縮製剤が使用されている．

▶ エバンス症候群
　慢性特発性血小板減少性紫斑病と慢性自己免疫性溶血性貧血が合併したもの．原因不明である．

---

② **特発性血小板減少性紫斑病（ITP）**

　自己免疫疾患で，抗血小板抗体が結合した血小板が❶（　　　）で貪食され，血小板が減少する病態

	急性ITP	慢性ITP	エバンス症候群
特徴	❷（　　　）の急激な減少	緩徐に進行	自己免疫性❸（　　　）性貧血を合併
症状	皮下出血 粘膜出血	症状に乏しく紫斑程度	血小板減少 貧血
好発年齢	❹（　　　）に高頻度に発症	成人女性に多い	

③ **血友病**

　❶（　　　　）遺伝の形式をとる先天的血液凝固因子の異常
　　⎰血友病 A：血液凝固第❷（　　）因子の欠乏
　　⎱血友病 B：血液凝固第❸（　　）因子の欠乏
　a. 病態：凝固反応が遷延し，❹（　　）止血，❺（　　）の形成不良により出血傾向を呈する．
　b. 症状：全身の出血傾向
　　・❻（　　　）内出血：関節血腫→関節の腫脹→関節❼（　　）
　　・筋肉内出血：筋肉内血腫→筋拘縮
　　・❽（　　）性出血：外傷後，手術後，抜歯後の出血
　　・頭蓋内出血：小児期の死亡原因の第 1 位
　　・口腔内粘膜からの出血，鼻出血，皮下出血，消化管出血による吐血および下血，頭蓋内出血
　c. 診断：出血傾向，家族歴あり
　　　血小板数や出血時間など凝固時間を除いた検査所見は正常．
　d. 治療：欠乏した凝固因子の❾（　　）療法
　　　血友病 A の第Ⅷ因子は不安定であるため，❿（　　）血の輸血が必要

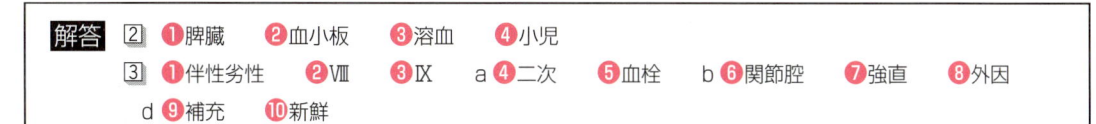

解答　② ❶脾臓　❷血小板　❸溶血　❹小児
③ ❶伴性劣性　❷Ⅷ　❸Ⅸ　a ❹二次　❺血栓　b ❻関節腔　❼強直　❽外因
d ❾補充　❿新鮮

基礎問題

1　血友病

血友病について次の（　）内に適切な語句を記入しなさい．

a．血友病は❶（　　　）遺伝である．
b．血友病は血液の❷（　　　）因子の欠乏によるものである．
c．出血は❸（　　　）内に最も多くみられる．
d．関節内出血の結果，関節❹（　　　）がおこる．
e．血友病患者の小児期の死亡原因の第1位は❺（　　　）出血である．

演習問題

1　血友病Aについて誤っているのはどれか．
 1. 先天性凝固障害のうち最も多く最も重症である．
 2. 第Ⅷ凝固因子の欠乏によって起こる．
 3. 軽微な外傷で大きな筋肉内血腫を生じる．
 4. 関節血腫によって関節の疼痛，腫脹および運動制限を生じる．
 5. 関節内出血は肩関節に多い．

2　血友病について誤っているのはどれか．
 1. 伴性劣性遺伝　　2. 血小板減少　　3. 頭蓋内出血
 4. 膝関節屈曲拘縮　5. 関節破壊

MEMO

第8章　免疫関連疾患

1 免疫反応の生理学…… 172
2 膠原病…… 175
3 膠原病類縁疾患…… 180
4 自己免疫疾患…… 182
5 免疫不全症候群…… 184

1 免疫反応の生理学

SIDE MEMO

▶免疫
　自分の体以外の生物体（細菌，ウイルス，花粉などの異物）が体に侵入してきたときにそれを排除しようとする働き．

▶免疫グロブリン(Ig)

IgG	Ig中最も多い（約1200 mg/dl）IgMの後に出現する
IgM	免疫応答初期に出現し，すぐに消失する（約120 mg/dl）
IgA	分泌型IgAが多い　初乳に多く含まれる　唾液，涙，鼻汁等にも多い
IgD	末梢血リンパ球表面に存在する
IgE	血清中は微量　気道，リンパ節等に存在　肥満細胞と結合し即時型アレルギーを起こす

1 免疫に関与する細胞

リンパ球	由来	免疫作用と働き
Bリンパ球（B細胞）	❶(　　　)	・❷(　　　)性免疫→異物(抗原)に対して❸(　　　)という抗体を産生して異物を排除する
Tリンパ球（T細胞） <種類> ヘルパーT細胞 細胞傷害性T細胞 キラーT細胞 サプレッサーT細胞 エフェクターT細胞	❹(　　　)	・❺(　　　)性免疫→異物に対してリンパ球が直接取り囲んで異物を排除する ・Bリンパ球の抗体産生機能の補助 ・Bリンパ球の抗体産生機能の❻(　　　)作用
❼(　　　)細胞	❽(　　　)	・特殊な大型リンパ球(nonT, nonB細胞) ・以前感作されたことがはっきりしない細胞を抗原の関与なく殺傷する働きを持つ
マクロファージ	骨髄	・❾(　　　)作用 ・ヘルパーT細胞に抗原を提示して，ヘルパーTの免疫応答を促す

2 免疫グロブリン(Ig)

　免疫グロブリンはBリンパ球が抗原刺激を受けて分化した❶(　　　)細胞から産生される免疫抗体である．血清❷(　　　)中のγ-グロブリン分画中に存在する．この抗体には，IgG, IgM, IgA, IgD, IgEの5種類がある．

解答 ① ❶骨髄　❷(体)液　❸免疫グロブリン　❹胸腺　❺細胞　❻抑制　❼ナチュラルキラー　❽骨髄　❾貪食
② ❶形質　❷蛋白

SIDE MEMO

▶ 体液性免疫と細胞性免疫

免疫には体液性免疫と細胞性免疫がある．

体液性免疫は，異物（抗原）が入ってきたときに，それを排除し，阻止する抗体を血中につくり，新たな病原微生物の増殖や毒力を阻止する免疫のことでBリンパ球が担当する．

細胞性免疫は，リンパ球が直接抗原（異物）と接触して，抗原を取り囲んで排除する免疫でTリンパ球が担当する．

▶ 抗原抗体反応

生体外から非自己と認識された異物（抗原）が生体内に侵入すると，免疫応答細胞が活性化され抗体を産生してこの異物である抗原を処理するように働く．これを抗原抗体反応（免疫反応）という．

▶ 補体

補体は正常血清中に含まれ抗原抗体複合体に結合すると活性化する酵素．感染防御，炎症などの生体防御に重要な役割を担う．

▶ アナフィラキシーショック

抗原によって感作された個体に同一個体抗原を再投与する時にみられる即時型反応．それによっておこる重症な全身反応をいう．

ショック症状は，①蒼白　②虚脱　③冷汗　④脈拍触知不能　⑤呼吸不全の5徴候を示す．

3 体液性免疫と細胞性免疫

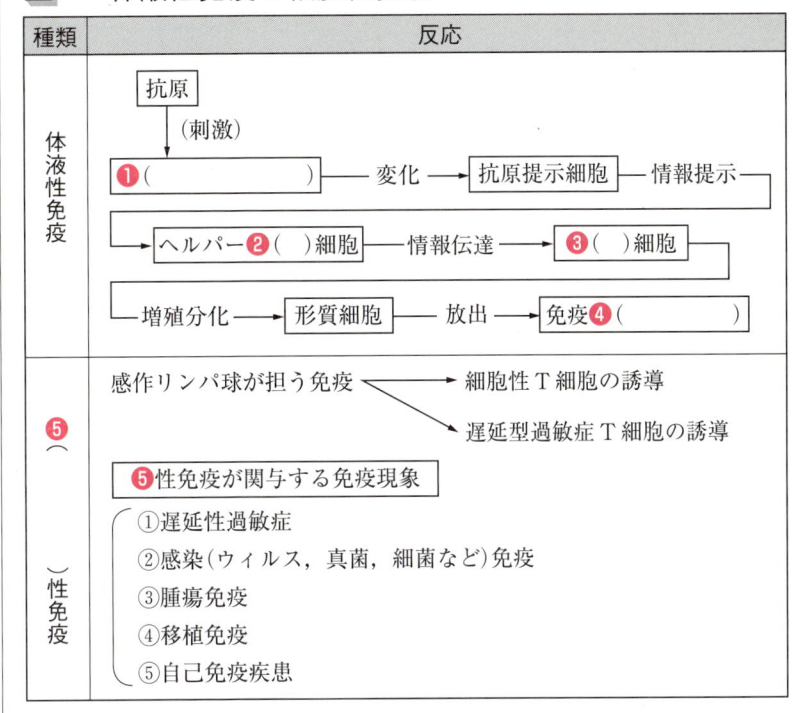

種類	反応
体液性免疫	抗原 →（刺激）→ ❶（　　　）→ 変化 → 抗原提示細胞 → 情報提示 → ヘルパー❷（　）細胞 → 情報伝達 → ❸（　）細胞 → 増殖分化 → 形質細胞 → 放出 → 免疫❹（　　）
❺（　　）性免疫	感作リンパ球が担う免疫 → 細胞性T細胞の誘導／遅延型過敏症T細胞の誘導 ❺性免疫が関与する免疫現象 ①遅延性過敏症 ②感染（ウィルス，真菌，細菌など）免疫 ③腫瘍免疫 ④移植免疫 ⑤自己免疫疾患

4 アレルギー反応の分類

抗原抗体反応の結果引き起こされた反応が生体に防御的に働かず有害に作用する場合の免疫反応をアレルギーという．

分類	抗原	抗体	補体の関与	アレルギー性疾患
Ⅰ型：アナフィラキシー型	異種	IgE（レアギン）	−	❶（　　）ショック，気管支喘息，蕁麻疹，アレルギー性鼻炎，❷（　　）症，食物アレルギー
Ⅱ型：細胞障害型	自己	IgG, IgM	+	自己免疫性❸（　　），❹（　　）熱，❺（　　）症
Ⅲ型：免疫複合体型	自己または異種	IgG, IgM	+	アルサス反応／血清病／❻（　　）腎炎
Ⅳ型：細胞免疫型，遅延型	自己または異種	感作リンパ球	−	❼（　　）反応／接触性皮膚炎／移植免疫
Ⅴ型：刺激型抗レセプター型	自己	IgG, IgM, IgA	−	❽（　　）病

解答　3　❶マクロファージ　❷T　❸B　❹グロブリン　❺細胞
4　❶アナフィラキシー　❷花粉　❸溶血性貧血　❹リウマチ　❺重症筋無力　❻糸球体　❼ツベルクリン　❽バセドウ

基礎問題

1 アレルギー反応の生理学
次のアレルギー反応に関与する細胞について下の語群から関連する語句を選択しなさい．
  ❶ B細胞　　　　　　　　（　　　　　）
  ❷ T細胞　　　　　　　　（　　　　　）
  ❸ マクロファージ　　　　（　　　　　）
  ❹ ナチュラルキラー細胞　（　　　　　）

【語群】
a．細胞性免疫　　b．体液性免疫　　c．免疫グロブリン
d．抗原情報伝達　e．貪食作用　　　f．標的細胞の破壊
g．特殊リンパ球　h．Ⅰ型アレルギー　i．Ⅱ型アレルギー
j．Ⅲ型アレルギー　k．Ⅳ型アレルギー

演習問題

1．免疫に関与する臓器，組織で誤っているのはどれか．
　1．胸腺　2．膵臓　3．脾臓　4．リンパ節　5．骨髄

2．誤っている組み合わせはどれか．
　1．T細胞――――――――B細胞の分化
　2．B細胞――――――――胸腺
　3．形質細胞――――――抗体産生
　4．免疫グロブリン――――液性免疫
　5．マクロファージ――――喰作用

3．ヒトの免疫機構で正しいのはどれか．
　1．ヘルパーTリンパ球は免疫反応の抑制に働く．
　2．キラーTリンパ球は他の免疫細胞を破壊する．
　3．マクロファージは貪食機能を持つ．
　4．Bリンパ球はヒスタミンを産生する．
　5．好中球はサイトカインを産生する

4．アレルギーが原因でないのはどれか．
　1．気管支喘息　2．蕁麻疹　3．血清病　4．ベーチェット病　5．アナフィラキシー

2 膠原病

SIDE MEMO

▶フィブリノイド変性
（類線維素性変性）
　血漿内のフィブリンが膠原線維に浸透し，線維間に沈着・凝固した状態をいう．この変性により，結合組織は壊死をおこす．Ⅲ型アレルギーや膠原病の壊死組織で見られる現象である．

▶ 2 膠原病の特徴的な症状につき次ページサイドメモ参照．

1 膠原病

膠原病は全身の❶（　　　）線維および❷（　　　）組織全般に❸（　　　）変性が起こる疾患群の総称

2 膠原病の特徴的な症状

全身性エリテマトーデスの紅斑 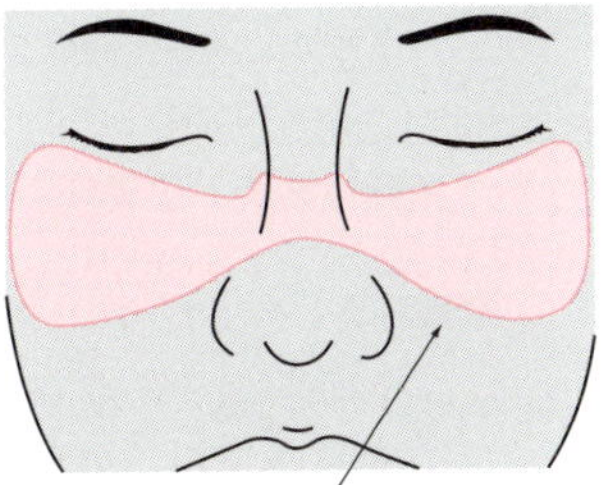
❶（　　　）紅斑 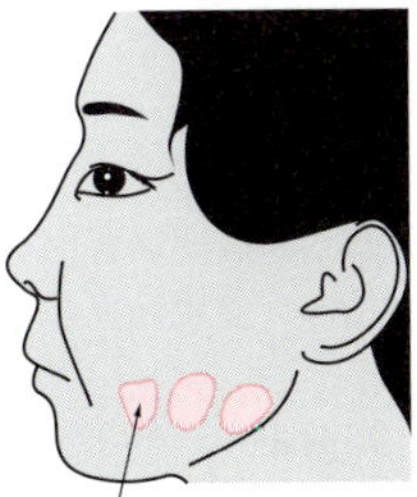　　❷（　　　）皮疹

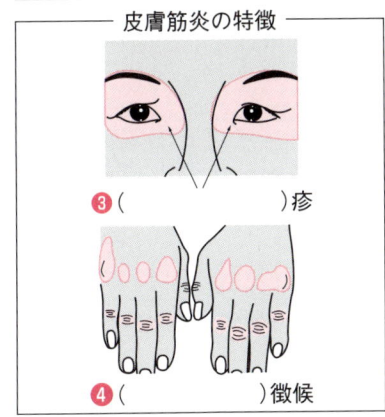

皮膚筋炎の特徴
❸（　　　）疹
❹（　　　）徴候

強皮症の特徴
❺（　　　）現象 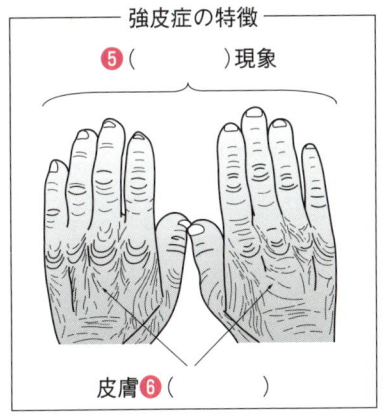
皮膚❻（　　　）

ベーチェット病の口腔 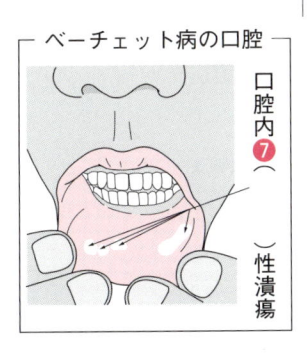
口腔内❼（　　　）性潰瘍

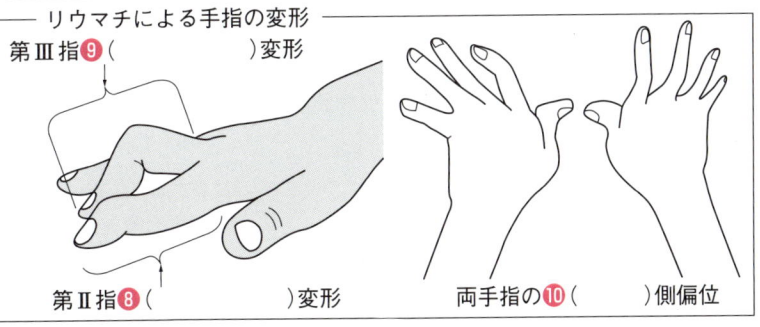

リウマチによる手指の変形
第Ⅲ指❾（　　　）変形
第Ⅱ指❽（　　　）変形
両手指の❿（　　　）側偏位

解答
1 ❶膠原　❷結合　❸フィブリノイド
2 ❶蝶形　❷ディスコイド　❸ヘリオトロープ　❹ゴットロン　❺レイノー（蒼白）
　❻硬化　❼アフタ　❽スワンネック　❾ボタンホール　❿尺

SIDE MEMO

▶蝶形紅斑
鼻を中心に両頬全体へ蝶がはねを広げたような形で出現する紅斑．全身性エリテマトーデスの特徴．

▶ディスコイド疹
境界明瞭な紅斑．中心部は皮膚萎縮と落屑を伴う．顔面，耳介，頭部に多く見られ瘢痕を残す．全身性エリテマトーデスの特徴．

▶ヘリオトロープ疹
眼瞼の浮腫性紅斑で，皮膚筋炎の特徴．

▶ゴットロン徴候
手指関節や四肢関節背面の紫紅色丘疹．皮膚筋炎の特徴．

▶レイノー現象
寒冷や精神的刺激により，血管が収縮し，手指にチアノーゼ・蒼白化が起こる現象．

▶A群溶連菌感染と心障害
A群溶連菌に感染することで出現した抗体が，心筋に対して炎症をおこし心障害の症状となって現れる．

▶ペニシリン
青カビから分離精製された抗生物質で，抗菌作用を持つ．A群溶連菌感染の代表的治療薬．

全身性エリテマトーデスにみられる全身症状

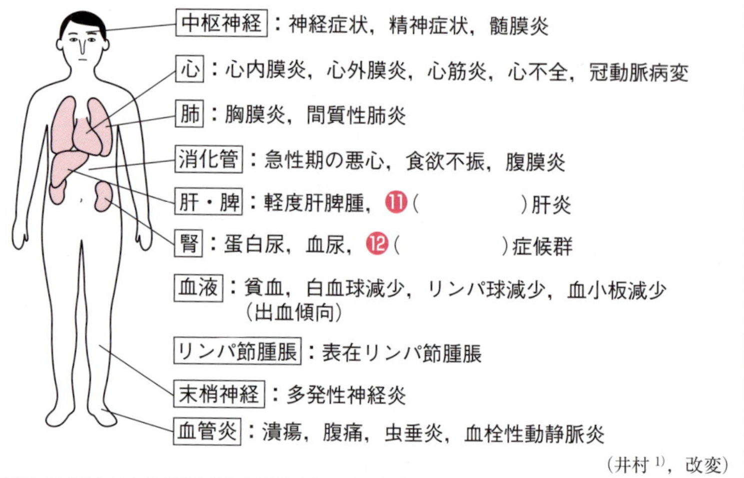

- 中枢神経：神経症状，精神症状，髄膜炎
- 心：心内膜炎，心外膜炎，心筋炎，心不全，冠動脈病変
- 肺：胸膜炎，間質性肺炎
- 消化管：急性期の悪心，食欲不振，腹膜炎
- 肝・脾：軽度肝脾腫，⑪（　　　）肝炎
- 腎：蛋白尿，血尿，⑫（　　　）症候群
- 血液：貧血，白血球減少，リンパ球減少，血小板減少（出血傾向）
- リンパ節腫脹：表在リンパ節腫脹
- 末梢神経：多発性神経炎
- 血管炎：潰瘍，腹痛，虫垂炎，血栓性動静脈炎

（井村 1），改変）

多発性筋炎・皮膚筋炎にみられる全身症状

- 顔面紅斑とヘリオトロープ疹
- ⑬（　　　）性紅斑
- 嚥下障害，発声障害
- 心筋障害
- 間質性肺炎
- 関節痛
- ⑮（　　　）現象
- 関節背面の紅斑
- ⑯（　　　）性腫瘍
- 頸部屈筋筋力低下
- 肩甲帯筋筋力低下
- ⑭（　　　）性紅斑
- 腰帯筋筋力低下

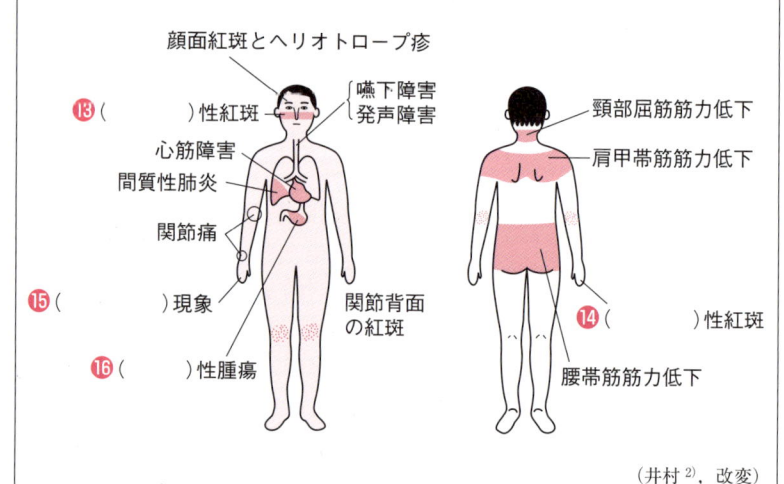

（井村 2），改変）

結節性多発動脈炎にみられる全身症状

- 脳出血，脳梗塞
- 胸間質性肺炎，肺出血
- 虚血性心疾患
- 急性腎炎
- 消化管出血
- 筋痛，筋力低下
- 多関節痛
- 皮下結節，⑰（　　　）斑，潰瘍，壊疽
- 多発性単神経炎
- 体重減少
- 発熱
- 血圧上昇↑
- 血液検査：白血球↑，血小板↑，血沈↑，CRP↑
- ⑱（　　　）性動脈炎

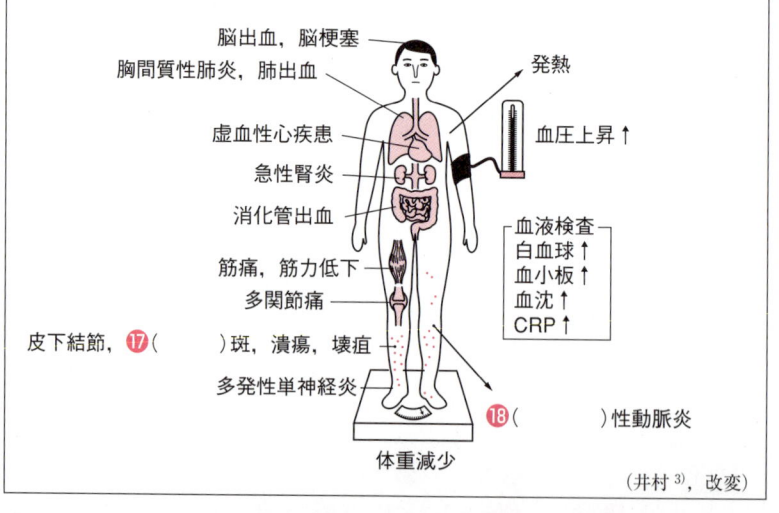

（井村 3），改変）

解答 ②　⑪ルポイド　⑫ネフローゼ　⑬浮腫　⑭落屑　⑮レイノー　⑯悪　⑰紫　⑱壊死

3 膠原病の分類

㊟主：主病変　進：進行性　好：好発年齢　性：性別

分類	病態	症状・治療
関節リウマチ	主 慢性炎症性疾患（多発性関節炎） 進 再燃の繰り返し 好 思春期・更年期 性 ❶（　　）性に多発	診断の7基準(7項目中4項目以上) ①関節の❷(　　　　)　②対称性関節炎　③リウマトイド結節 ④手指関節(MCP,PIP)の関節炎　⑤3関節以上の関節炎 ⑥血清リウマチ因子　⑦X線像所見 症状　→赤沈亢進，発赤，腫脹，疼痛，全身倦怠，食欲不振，貧血 合併症→心臓❸(　　　　)症，心膜炎，間質性肺炎，環軸関節，亜脱臼，膝関節屈曲拘縮 治療　→リハビリテーション，非ステロイド薬，免疫抑制剤，人工関節
全身性エリテマトーデス	主 ❹(　　)免疫性疾患 好 20〜30代 性 ❺(　　)性に多発	診断の11基準(11項目中4項目以上) ①蝶形❻(　　)　②ディスコイド疹　③❼(　　)過敏症 ④口腔潰瘍　⑤漿膜炎(胸膜炎または心膜炎) ⑥非びらん性非対称性関節炎(2関節以上で非破壊性)　⑦免疫異常 ⑧神経症状(けいれん発作または精神症状)　⑨腎障害(ループス腎炎) ⑩血液異常(汎血球減少症)　⑪抗核抗体陽性 症状→発熱，全身倦怠，間質性肺炎，ルポイド肝炎など 治療→ステロイド剤，免疫抑制剤
進行性全身性硬化症	主 皮膚硬化 血管病変 好 中年 性 ❽(　　)性に多発	皮膚硬化　→❾(　　)症，血管病変→❿(　　)現象 皮膚症状　→浮腫(ソーセージ様手指，顔面浮腫) 関節症状　→関節痛，こわばり その他症状→消化管(特に食道)蠕動低下，肺線維症など 治療　　　→根本的に有効な薬物療法なし．対症療法中心．
多発性筋炎皮膚筋炎	主 ⓫(　　)筋の炎症 好 なし 性 女性に多発	筋障害　→筋力低下，脱力感，筋痛，筋萎縮 症状　　→発熱，赤沈亢進 皮膚障害→浮腫(特にヘリオトロープ疹)，紅斑，紫斑，水疱 合併症　→悪性腫瘍や感染症の合併 治療　　→ステロイド薬，免疫抑制剤
リウマチ熱	主 ⓬(　　)菌感染による自己免疫症状(心筋障害)	初期症状→(⓬菌感染による)感冒症状，高熱，関節痛 関節症状→多発性，大関節性の関節炎(関節変形なし) 心症状　→リウマチ性心炎，心弁膜症など 治療　　→⓬菌には⓭(　　　　)療法，後遺症にはステロイド剤
結節性多発動脈炎	主 動脈全層の炎症 原因不明 性 男女差なし	血管症状→中小血管浮腫，血管腔狭小，血管壁⓮(　　)変性 　　　　　動脈瘤 症状　→発熱，体重減少，関節痛，筋肉痛 治療　→ステロイド薬，免疫抑制剤

▶ rheumatoid arthritis(RA)の和訳には，第6回日本リウマチ学会総会(1962年)にて，慢性関節リウマチが採用されたが，第46回日本リウマチ学会総会(2002年)で，関節リウマチに和語変更することとなった．

解答 ③　❶女　❷朝のこわばり　❸弁膜　❹自己　❺女　❻紅斑　❼日光　❽女　❾強皮　❿レイノー　⓫横紋　⓬A群溶連　⓭ペニシリン　⓮フィブリノイド

基礎問題

1 膠原病

次の文章について正しいものに○，誤っているものに×を（ ）内に記入しなさい．

❶（　）慢性関節リウマチでは関節滑膜に主病変があり，パンヌス形成と骨軟骨破壊により関節変形を起こす．

❷（　）リウマチ熱はA群溶連菌感染による自己免疫疾患であり，リウマチ性心炎を起こし，後遺症として心弁膜症を高率に起こす．

❸（　）全身性硬化症は皮膚の硬化と浮腫が四肢末端と顔面から初発して対称性，全身性に広がり，関節炎，関節のこわばり，皮膚硬化などにより関節拘縮を起こす．

❹（　）全身性エリテマトーデスは中年期以降の女性に多発し，骨破壊を伴う関節炎と日光過敏症を主症状とする自己免疫疾患である．

❺（　）結節性多発動脈炎の発生率に男女差は無く，ステロイドおよび免疫抑制剤治療を発症後3か月以内に行えば予後は良好である．

❻（　）皮膚筋炎の発生頻度は全身性エリテマトーデスより多く，男女比は2：1で男性に多い．

演習問題

1. 慢性関節リウマチ診断基準（米RA学会1987年改訂案）で誤っているのはどれか．
   1. 15分間持続する朝のこわばり
   2. 3関節以上の腫脹
   3. 手関節の腫脹
   4. 対称性関節炎
   5. 皮下結節

2. 慢性関節リウマチで正しいのはどれか．
   ア．男性に好発する．
   イ．赤沈は正常範囲内にある．
   ウ．膝関節に伸展拘縮が生じる．
   エ．環軸関節の亜脱臼が生じる．
   オ．非ステロイド性抗炎症薬が用いられる．

   1. ア，イ　2. ア，オ　3. イ，ウ　4. ウ，エ　5. エ，オ

3. 慢性関節リウマチで誤っているのはどれか．
   1. 朝のこわばりがある．
   2. 赤沈やCRPの検査で疾病の活動性が判断できる．
   3. 手指の変形としてMP関節の尺側偏位が起こりやすい．
   4. 足指の変形として内反母指が起こりやすい．
   5. リハビリテーションでは運動と安静との組み合わせが重要である．

4. 正しいのはどれか．
   ア．慢性関節リウマチは男性に多い．
   イ．悪性関節リウマチとは重度肢体不自由を伴うものをいう．
   ウ．全身性エリテマトーデスでは中枢神経障害が起こりやすい．
   エ．多発性筋炎・皮膚筋炎では悪性腫瘍を伴うことがある．
   オ．強皮症では外分泌腺機能低下がみられる．

   1．ア，イ　　2．ア，オ　　3．イ，ウ　　4．ウ，エ　　5．エ，オ

5. 全身性エリテマトーデスについて誤っているのはどれか．
   1．女性が男性より数倍多い．
   2．関節炎は手指に変形を残すことが多い．
   3．腎障害が多く，蛋白尿や血尿がある．
   4．副腎皮質ホルモンの大量投与で骨の無腐性壊死が見られることがある．
   5．皮疹は日光に当たると悪化する．

6. 全身性エリテマトーデスの主要な臨床症状はどれか．
   ア．膝関節拘縮
   イ．膀胱結石
   ウ．嚥下障害
   エ．発熱
   オ．顔面紅斑

   1．ア，イ　　2．ア，オ　　3．イ，ウ　　4．ウ，エ　　5．エ，オ

7. リウマチ熱について誤っているのはどれか．
   1．5〜15歳に好発する．
   2．A群連鎖球菌の感染が原因である．
   3．心臓に後遺症を残す．
   4．関節炎は変形を残して治癒する．
   5．ペニシリンが投与される．

8. 皮膚筋炎で誤っているのはどれか．
   1．女性に多い．
   2．四肢近位筋の筋力が低下する．
   3．赤沈が亢進する．
   4．血中CK値が低下する．
   5．悪性腫瘍を高率に合併するタイプがある．

3 膠原病類縁疾患

1 膠原病類縁疾患の分類と症状

膠原病類縁疾患		病態	症状
慢性関節リウマチ亜型	悪性関節リウマチ	予後がきわめて❶(　　　) 40〜60歳 ❷(　　　)性多発	関節外症状→指壊疽，皮膚潰瘍，強い炎症症状 　　　　　（上強膜炎，胸膜炎，心筋炎など）
	若年関節リウマチ	❸(　　　)歳以前の発症 (2歳と10歳にピーク) 女性多発(男:女＝2:3)	主症状→多発性非対称性関節炎，発熱 　　　　四肢のリウマトイド疹 　　　　強いこわばりと筋肉痛
	成人型スティル病	15歳以降発症	主症状→突発性の39度以上の弛張熱，発熱時麻疹様 　　　　紅斑，多発性関節炎，リウマチ因子は陰性
	❹(　　　)性 脊椎炎	原因不明 遺伝的素因と関連 男性多発(男:女＝3:1)	症状→仙腸関節炎，腰背部のこわばり 進行→脊柱筋の線維化骨化，腰椎強直 特徴→安静時増悪，運動時軽減
	フェルティ症候群	50歳以上10年以上罹患の RA患者＋脾腫＋白血球減 少を伴うRA	特徴→好中球の減少 　　　関節変形
	ライター症候群	原因不明，遺伝的素因 (HLA-B27)と関連	3主徴→(血性下痢に続く)尿道炎，結膜炎，関節炎 好発関節→(非対称性)膝・足関節
ベーチェット病		遺伝的素因(HLA-B52)と 関連，免疫異常疾患， 20〜30歳，❺(　　　)性多発	主症状→口腔粘膜アフタ性潰瘍，結節性紅斑 　　　　眼のブドウ膜炎 治療→非ステロイド性抗炎症薬
シェーグレン症候群		原因不明 (遺伝的素因，免疫異常) 自己免疫疾患 40歳代，❻(　　　)性多発	❼(　　　)症状(3症候) 　(1) 乾燥性角結膜炎 　(2) 涙腺唾液腺組織異常所見 　(3) 唾液腺管異常所見 治療→ステロイド薬，免疫抑制剤
ウェゲナー肉芽腫症		原因不明 30〜50歳 女性多発	主症状→上気道・肺の壊死性肉芽腫 その他の症状→鼻出血，喀血，眼球突出 　　　　　　　糸球体腎炎 治療→ステロイド薬，免疫抑制剤，予後不良
❽(　　　)動脈炎 (脈なし病) (大動脈炎症候群)		原因不明 遺伝的素因と関連 ❾(　　　)年層，女性多発 (男:女＝1:7)	発熱，倦怠感，関節痛，筋肉痛 大・中動脈炎症状

解答 1 ❶不良　❷男　❸15　❹強直　❺男　❻女　❼乾燥　❽高安　❾若

※前頁表の続き

膠原病類縁疾患	病態	症状
川崎病 (粘膜皮膚リンパ節症候群)	小児急性発熱性疾患	高熱,粘膜充血,頸部リンパ節腫大,冠状動脈炎動脈瘤,心肥大,予後❿(　　　)
混合型結合組織病	膠原病様重複症候群	レイノー現象,手指の腫張,筋肉痛,脱力 予後良好

SIDE MEMO

▶ HLA抗原（ヒトの場合の主要組織適合遺伝子複合体）

同種間移植における移植片の遺伝子産物を抗原と認識し,受容者側が強い組織不適合を起こす.これを主要組織適合遺伝子複合体といい,ヒトの場合これをHLA抗原という.代表的なHLA関連疾患は,①アトピー ②多発性硬化症 ③1型糖尿病（インスリン依存状態） ④シェーグレン症候群 ⑤強直性脊椎炎 ⑥ライター症候群 ⑦ベーチェット病などである.

解答 ① ❿良好

基礎問題

1 膠原病類縁疾患

次の膠原病類縁疾患と関係のあるものを線で結びなさい.

- ❶悪性関節リウマチ ・　　　・a 症状の安静時増悪,運動時軽減
- ❷若年性関節リウマチ・　　　・b 指壊疽,皮膚潰瘍
- ❸強直性脊椎炎 ・　　　・c 口腔粘膜アフタ性潰瘍
- ❹シェーグレン症候群・　　　・d 若年性女性の動脈炎
- ❺ベーチェット病 ・　　　・e 涙腺唾液腺破壊と乾燥症
- ❻脈なし病 ・　　　・f 四肢のリウマトイド疹

演習問題

1 シェーグレン症候群で誤っているのはどれか.

ア.唾液腺,涙腺などに慢性炎症性病変が起こる.
イ.慢性関節リウマチに合併することもある.
ウ.40～50歳代に多い.
エ.90％以上が男性である.

1. ア,ウ,エのみ　　2. ア,イのみ　　3. イ,ウのみ
4. エのみ　　　　　5. ア～エのすべて

4 自己免疫疾患

SIDE MEMO

▶グッドパスチャー症候群
　Ⅱ型アレルギー疾患．肺出血と急速に進行する糸球体腎炎が特徴．（自己免疫疾患）

1　自己免疫疾患

正常の生体では，常に自己に対する❶（　　　　　）の産生を❷（　　　）し，自己は攻撃せずに非自己のみを攻撃する免疫機構が働いている．しかし生体に何らかの異常が起こった場合，自己に対する❶が過剰に産生され，自分自身を❸（　　　　）する反応を起こす．この反応により発症する疾患を自己免疫疾患という．

	抗体	自己免疫疾患
臓器特異性自己抗体	抗血小板抗体	特発性血小板減少性❹（　　　）病（Ⅱ型アレルギー）
	抗赤血球抗体	自己免疫性溶血性❺（　　　）（Ⅱ型アレルギー）
	抗甲状腺抗体	❻（　　　　）病（Ⅱ型アレルギー）
	抗甲状腺刺激ホルモン受容体抗体	❼（　　　　）病（Ⅴ型アレルギー）
	抗アセチルコリン受容体抗体	重症❽（　　　　）症（Ⅱ型アレルギー）
	抗インスリン受容体抗体	1型❾（　　　　）病（Ⅱ型アレルギー）
	抗糸球体基底膜抗体	グッドパスチャー症候群（Ⅱ型アレルギー）
全身性自己抗体	リウマトイド因子	慢性関節リウマチ（RA）（Ⅲ型アレルギー），悪性RA，若年性RA，❿（　　　　）病
	抗核抗体	各種膠原病
	抗dsDNA抗体	全身性⓫（　　　　　　）（Ⅲ型アレルギー）
	抗SS-B抗体	⓬（　　　　　）症候群
	抗Scl-70抗体	強皮症
	抗Jo-1抗体	多発性筋炎
	抗ミトコンドリア抗体	原発性胆汁性肝硬変

解答　1　❶抗体（自己抗体）　❷抑制　❸攻撃　❹紫斑　❺貧血　❻橋本　❼バセドウ　❽筋無力　❾糖尿　❿膠原　⓫エリテマトーデス　⓬シェーグレン

基礎問題

1 自己免疫疾患
自己免疫疾患について，正しいものに○，誤っているものに×を（ ）内に記入しなさい．
- ❶（　）自己免疫疾患は膠原病などのような全身性自己免疫疾患と各臓器に限って生じる臓器特異的自己免疫疾患に大別される．
- ❷（　）自己免疫疾患の男女差はあまりなく，ほぼ同率である．
- ❸（　）正常人でも自己抗体が少量存在するが，自己免疫疾患では自己抗体が異常に産生される．
- ❹（　）自己免疫疾患は治療法がなく，予後は不良である．
- ❺（　）自己免疫疾患は家族内発症率が高い．

演習問題

1. 自己免疫の関与が推測されているのはどれか．
    1. クロイツフェルト・ヤコブ病
    2. ピック病
    3. ギラン・バレー症候群
    4. パーキンソン病
    5. アルツハイマー病

2. 自己免疫疾患について誤っているのはどれか．
    1. 橋本病
    2. 溶血性貧血
    3. 重症筋無力症
    4. 全身性エリテマトーデス
    5. モヤモヤ病

3. 免疫について誤っているのはどれか．
    1. 抗体機能を担うものは血清蛋白の β-グロブリンである．
    2. 免疫担当細胞には，B細胞とT細胞がある．
    3. 2度目の抗原の侵襲に対し，いわゆるアナフィラキシーショックを起こす．
    4. 自己免疫疾患は，自己の蛋白に対して抗体を産出するために起こる疾患群である．
    5. 膠原病では，膠原線維に類線維素（フィブリノイド）変性が起こる．

5 免疫不全症候群

SIDE MEMO

▶ニューモシスチス・カリニ肺炎
ニューモシスチス・カリニ原虫によって起こる肺炎．飛沫感染，日和見感染の代表的存在．健常人では発病しない．AIDS患者によくみられる疾患．

▶CMV
（サイトメガロウイルス）
ヘルペスウィルス群に属するウィルス．AIDS患者に感染すると重篤な炎症症状を引き起こす．

▶HIV
（ヒト免疫不全ウイルス）
エイズウィルスのこと．T細胞に感染し，免疫不全をおこす．

1 免疫不全の定義

免疫系を担当する細胞の❶(　　　)不全，および非特異的生態防御を担当する❷(　　　)細胞，マクロファージ，好中球などの❶不全をさす．

分類	病態	症状，治療
先天性免疫不全症候群	遺伝	B細胞系免疫不全症 T細胞系免疫不全症 貪食機能不全症，予後不良
後天性免疫不全症候群 (❸(　　　))	ヒト免疫不全ウィルス (❹(　　　))の感染 性感染，体液感染，母子感染，非加熱血液製剤	リンパ節腫脹，白血球減少 貧血，体重減少 ❺(　　　)感染（ニューモシスチス・カリニ肺炎） 治療→抗HIV薬，予後❻(　　　)
続発性免疫不全症候群	免疫能力の低下	白血病，多発性骨髄腫，医原性免疫不全症，ネフローゼ症候群，自己免疫疾患

2 後天性免疫不全症候群（AIDS）の合併症

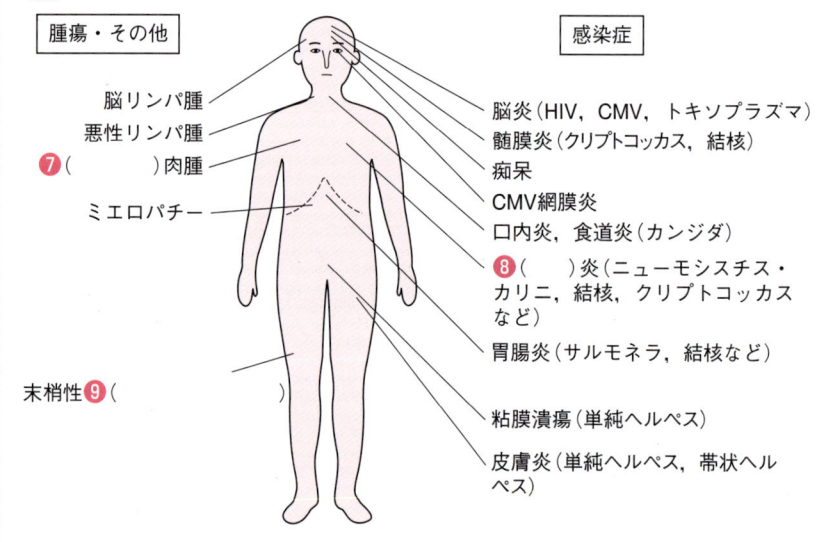

腫瘍・その他
- 脳リンパ腫
- 悪性リンパ腫
- ❼(　　　)肉腫
- ミエロパチー
- 末梢性❾(　　　)

感染症
- 脳炎（HIV，CMV，トキソプラズマ）
- 髄膜炎（クリプトコッカス，結核）
- 痴呆
- CMV網膜炎
- 口内炎，食道炎（カンジダ）
- ❽(　　　)炎（ニューモシスチス・カリニ，結核，クリプトコッカスなど）
- 胃腸炎（サルモネラ，結核など）
- 粘膜潰瘍（単純ヘルペス）
- 皮膚炎（単純ヘルペス，帯状ヘルペス）

解答 1 ❶機能 ❷ナチュラルキラー（NK） ❸AIDS ❹HIV ❺日和見 ❻不良 ❼カポジ ❽肺 ❾ニューロパチー

基礎問題

1 免疫不全症候群

AIDSに関係するものとして正しいものに〇，誤っているものに×を（　）内に記入しなさい．

- a. （　）胸腺発生障害
- b. （　）カポジ肉腫
- c. （　）免疫グロブリン産生不全
- d. （　）カリニ肺炎
- e. （　）日和見感染
- f. （　）続発性免疫不全

演習問題

1 AIDS（後天性免疫不全症候群）について誤っているのはどれか．
1. ニューモシスチス・カリニ肺炎
2. リンパ節腫脹
3. カポジ肉腫
4. 多発性骨髄腫
5. 貧血

MEMO

第9章　感染性疾患

1 感染症……188

1 感染症

SIDE MEMO

▶疥癬
　疥癬虫（ヒゼンダニ）による感染で，指間指側，下腹部，外陰部など皮膚の柔らかな部分にかゆみの強い皮疹を生じる．皮膚の直接接触による感染である．

▶単純ヘルペス
　単純ヘルペスウイルスによる直接感染．

▶日本脳炎
　日本脳炎ウイルスによる感染．コガタアカイエカによる媒介で，夏季に流行する．前駆症状は腹痛，筋痛，嘔吐など．その後髄膜刺激症状が出現し，さらにけいれん，意識障害を起こす．

① 感染症
　病原性❶（　　　）が生体の細胞，組織を障害することによって発生する疾患．治療は，基本的に❷（　　　　）治療と❸（　　　　）療法．

② 感染の病理学
a．病原性微生物
　・❶（　　　）
　・❷（　　　）
　・❸（　　　）
　・原虫

b．感染経路
　・直接感染
　　❹（　　　）感染：単純ヘルペス，疥癬
　　❺（　　　）感染：インフルエンザ，流行性耳下腺炎，水痘
　　❻（　　　）感染：結核，麻疹（はしか）
　・媒介感染：感染源と宿主の間に第3者が介在する感染
　　❼（　　　）感染：日本脳炎など

c．感染を左右する因子
　・病原体の❽（　　　）：病原体が宿主に対して有する付着力，侵入力，毒素や酵素の産生力，菌量
　・宿主の感染防衛機能
　　宿主の感受性
　　・年齢，❾（　　　）歴，基礎疾患の有無
　　・白血病，❿（　　　）病があると，感染しやすくなる．

（図中：❹感染，❺感染，❻感染，❼感染，経口感染）

解答
① ❶微生物　❷抗菌薬　❸対症
② a ❶細菌　❷ウイルス　❸真菌（❶〜❸順不同）
　 b ❹接触　❺飛沫　❻空気　❼昆虫　c ❽菌力　❾予防接種　❿糖尿

SIDE MEMO

▶ **不顕性感染**
感染はしているが臨床症状がない.

▶ **潜伏感染**
宿主に潜む病原菌が宿主の感染防衛機能の低下したときに発症する.

▶ **菌交代現象**
化学療法剤の投与で, 常在菌のうち, その薬剤に感受性のある菌が減少あるいは消失し耐性のある菌が異常に増殖する.

▶ **日和見感染症**
宿主の抵抗力が弱まったときに, 通常は感染を起こさない病原体でも感染症が成立する. 抵抗力の弱まった宿主を易感染性宿主という.

生体の感染防衛機能
- ❶( )などによる解剖学的障壁
- 病原菌と拮抗する非病原性菌の作用
- 涙, 唾液, ❷( )などによる抗微生物性分泌物
- ❸( )などの食細胞による食菌作用

d. 感染症が発症する場合

宿主の感染防衛機能 ❹( ) 病原体の菌力	→ 発症しない
宿主の感染防衛機能 = 病原体の菌力	→ 不顕性感染
	潜伏感染
宿主の感染防衛機能 ❺( ) 病原体の菌力	→ 感染症の発症

3 感染源による特徴

	細菌	ウイルス	真菌	寄生虫
特徴	菌性毒素を有す 感染局所で細胞や組織の変性, 壊死, 炎症症状	生細胞内のみで増殖 特定臓器の細胞内に侵入	常在菌が ❻( )現象や免疫力の低下により顕在化することが多い	一時減少していたが, 海外交流の活性化により ❽( )寄生虫の増加がみられる
症状	全身炎症症状	炎症症状	真菌症 カビ毒症 アレルギー	
代表的な病原体	❶( ) 気性菌 ⎛破傷風菌 ガス壊疽 ⎝ボツリヌス菌 ❷( )性菌 ⎛ブドウ球菌 レンサ球菌 ジフテリア菌 炭疽菌など ❸( )菌 ⎛スピロヘータ リケッチア クラミジア マイコプラズ ⎝マ	・❹( ) ・ポリオ ・❺( ) ・風疹 ・インフルエンザ ・狂犬病 ・ムンプス ・B型肝炎 ・C型肝炎 上述の各ウイルス	❼( ) クリプトコッカス アスペルギルス など	原虫 ・赤痢アメーバ ・ニューモシスチス ❾( ) 蠕虫 ⎛線虫類 ・吸虫類 日本住血吸虫 ⎝条虫類

解答 ② c ❶皮膚(粘膜) ❷鼻汁 ❸好中球(マクロファージ) d ❹> ❺<
③ ❶嫌 ❷グラム陽 ❸抗酸 ❹HIV ❺麻疹(❹・❺順不同) ❻菌交代
❼カンジダ ❽輸入 ❾カリニ

SIDE MEMO

▶項部硬直

仰臥位で枕をはずし，患者の頭を持ち上げる検査で，明らかに抵抗や疼痛があり頭が持ち上がらない状態をいう．髄膜刺激症状の徴候の一つ．

▶ケルニッヒ徴候

髄膜刺激症状の徴候の一つで，仰臥位で一側の下肢の股・膝を90°にまげて下腿を他動的に伸展させたとき，膝が曲がったまままっすぐに伸ばせない状態をいう．これは膝の屈曲筋の攣縮によるものである．

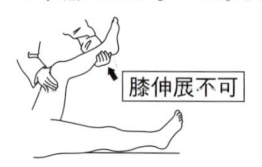

[膝伸展不可]

▶バビンスキー徴候

バビンスキー反射のときにみられる症候．髄膜刺激症状や錐体路障害の場合は母趾が背屈する．また母趾以外にも他の4趾が開扇現象をおこすこともある．

[検査棒先端でこする]

4 敗血症

- 敗血症：感染（主に細菌感染）が進行し，❶（　　　）中に細菌が侵入して全身に細菌がばらまかれ，重篤な全身所見を引き起こした状態．初期には高熱や過呼吸症状があらわれる．
- 敗血症が進行すると
  1) ❷（　　　）敗血症：臓器機能障害，低血圧
  2) 敗血症性❸（　　　）：低灌流，低血圧
  　　　　　　　　　　　　　（輸液でも改善しない）
  3) ❹（　　　）機能障害症候群：多臓器にわたる致命的な障害
  　　　　　　　　　　　　　（腎不全，肝不全，心不全）

5 呼吸器感染症

- 上気道感染：❶（　　　）（風邪），喉頭炎，扁桃炎，咽頭炎
　　　　　　喉頭蓋炎，副鼻腔炎，中耳炎，外耳炎
- 下気道感染：気管支炎，❷（　　　）炎，肺化膿症

a．下気道感染と原因菌

	健常者	慢性呼吸器疾患者	嚥下困難者	易感染者	高齢者
1位	❸（　　）菌	❺（　　）菌	❻（　　）常在菌	グラム陰性桿菌	❽（　　）菌
2位	❹（　　）インフルエンザ菌	肺炎球菌	❼（　　）性菌	日和見感染	❾（　　）感染
3位以下	結核，クラミジア，レジオネラ	緑膿菌			

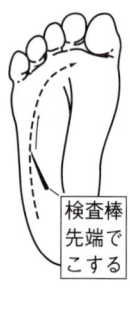

6 中枢神経系感染症

- 脳炎：脳実質の炎症，微生物感染
- 髄膜炎：髄膜のうち❶（　　　）膜と❷（　　　）膜への微生物感染
  1) 臨床症状：❸（　　　）症状
  　　［頭痛，❹（　　　），ケルニッヒ徴候
  　　　バビンスキー徴候など］
  2) 脳脊髄所見：炎症所見

解答 4 ❶血液　❷重症　❸ショック　❹多臓器
5 ❶普通感冒　❷肺　a❸肺炎球　❹マイコプラズマ　❺インフルエンザ　❻口腔内
　❼嫌気　❽グラム陰性桿　❾日和見
6 ❶くも　❷軟（❶・❷順不同）　❸髄膜刺激　❹項部硬直

1 感染症　191

	細菌性髄膜脳炎	無菌性髄膜炎	真菌性髄膜炎	スピロヘータ感染症	単純ヘルペス脳炎
原因	幼小児 　インフルエンザ菌 　髄膜球菌 高齢者 　グラム陰性桿菌 　肺炎球菌	細菌以外 　ウィルス，真菌 　リケッチア 　原虫 刺激薬（非感染性）	免疫機能低下 ❺（　　　　　） カンジダ	❻（　　　）感染	単純ヘルペス
臨床症状	高熱，意識障害 髄膜刺激症状 片麻痺	髄膜刺激症状	感冒，肺炎 髄膜刺激症状	脳：進行麻痺 脊髄：❼（　　　）	発熱，けいれん 髄膜刺激症状，昏睡
治療	抗生物質	対症療法	抗生物質 化学療法薬	抗生物質	抗ウィルス剤

SIDE MEMO

▶髄膜刺激症状
　髄膜炎を起こした際に出現する特徴的な症状
①頭痛
②項部硬直
③ケルニッヒ徴候
④ブルジンスキー徴候

7　その他の感染症

a．❶（　　　　　）（メチシリン耐性黄色ブドウ球菌）
　・多剤耐性黄色ブドウ球菌
　・本来ブドウ球菌は皮膚，耳鼻咽頭などに常在し，皮膚，呼吸器，尿路感染症などの起因菌となる．その治療薬として❷（　　　　　　）剤が使用されたが，菌交代現象の結果その薬剤に対して耐性を持った．しかしMRSA自体の感染力は弱いのですぐには感染しない．易感染性宿主において注意が必要．
　・感染経路：❸（　　　）感染（医師，看護師など医療従事者の手指，衣類，あるいは医療器具）
　　　　　　　落下菌，浮遊菌
　・症状：❹（　　　），腸炎，肺炎
　・治療：第一選択薬→❺（　　　　　　）
　・感染予防：患者の❻（　　　）
　　　　　　　ガウン，マスクの使用
　　　　　　　手洗い，器具類のアルコール消毒

b．先天性風疹症候群
　・妊娠❼（　）ヶ月以内の妊婦が風疹に罹患した場合，胎盤を通じて胎児に母子感染する．
　・症状：先天性❽（　　　），先天性心疾患，脳性麻痺，奇形
　・予防：妊娠前の抗体検査，陰性例には風疹生ワクチンを接種

解答　6　❺クリプトコッカス　❻梅毒　❼脊髄癆
　　　7　a ❶MRSA　❷第3世代セフェム　❸院内　❹敗血症　❺バンコマイシン　❻隔離
　　　　 b ❼3　❽白内障

SIDE MEMO

c. インフルエンザ脳炎
・インフルエンザによる発熱中に突然❾(　　　),❿(　　　)などを起こし発症する.
・⓫(　　)歳台をピークに0〜5歳までが多い.
・小児に対する⓬(　　　　　)消炎鎮痛剤,抗生剤投与で発症率が上がる.
・予後:死亡率は約11%(2000年度)
　　　　　後遺症(約25%)残存
・後遺症:知能障害,⓭(　　　)障害,てんかん

解答 ⑦ c ❾けいれん　❿意識障害(❾,❿順不同)　⓫1　⓬非ステロイド系　⓭運動

基礎問題

1. 感染症
次の文章の(　)に,適切な語句を記入しなさい.
  a. 感染しても発症することなく終わることを❶(　　　　)感染という.
  b. 2種類以上の病原体に同時に感染することを❷(　　　　)感染という.
  c. 母親から乳児への授乳による感染を❸(　　　　)感染という.
  d. 血中に病原体が出現し,重篤になることを❹(　　　　)症という.
  e. 弱毒菌で容易に感染症を起こすことを❺(　　　　)感染という.

演習問題

1. 病院内で医療従事者の手指を介して感染しうるのはどれか.
　ア.MRSA　イ.緑膿菌　ウ.梅毒スピロヘータ　エ.B型肝炎ウィルス　オ.HIV

　1.ア,イ　　2.ア,オ　　3.イ,ウ　　4.ウ,エ　　5.エ,オ

2. ウィルス性疾患でないのはどれか.
　1.風疹　　2.狂犬病　　3.マラリア　　4.流行性耳下腺炎　　5.B型肝炎

3. ウィルス性疾患でないのはどれか.
　1.AIDS　　2.インフルエンザ　　3.猩紅熱　　4.A型肝炎　　5.帯状疱疹

第10章　老年期疾患

1 老化（高齢）と社会保障…… 194
2 加齢に伴う生理的変化…… 198
3 老年症候群…… 203
4 老年期疾患のまとめ…… 207

1 老化（高齢）と社会保障

SIDE MEMO

▶日本人の平均寿命
女性 84.93 歳，男性 78.07 歳，2 年連続上昇で世界一（2001 年）．日本の場合過去 10 年間で男性 2 歳，女性 3 歳寿命が延びている．現状が続けば近い将来男性の 53.5％，女性の 75.3％が 80 歳以上まで生存する．死因としては三大死因（癌，心疾患，脳血管障害）が男性の 57.5％，女性の 55.7％を占める．
（世界長寿国）
第 1 位：日本（男女）
第 2 位：香港（男女）
第 3 位：アイスランド（男）
　　　　フランス（女）
第 4 位：アメリカ（男女）

1 老化・高齢者

a．老化と老化現象

老化とは，生体の❶（　　　）期以後に❷（　　　）と共に身体構成組織の機能が低下し，生体の❸（　　　）性を維持することが不可能になり，最後には❹（　　　）に至る過程をいう．この老化の過程で起こるさまざまな現象を❺（　　　）という．

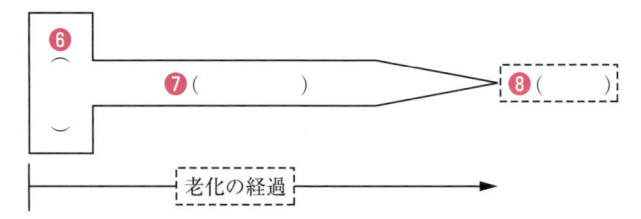

❻（　　）────❼（　　　）────❽（　　）
　　　　　　　　└─老化の経過─→

b．生理的老化と病的老化

	生理的老化	病的老化
定義	加齢に伴う❾（　　　）低下	生理的老化の過程が著しく❿（　　　）され病的状態を引き起こす
個人差	有（個体の細胞能力）	有（病因，個体の細胞能力）
生活環境の影響	有（食事，気候，住環境）	有（疾病治療）
可逆性	⓫（　　　）的	⓬（　　　）すれば正常な老化状態まで可逆的
組織別老化速度	⓭（　　　）＞筋＞脳	⓮（　　　）の影響が大

c．高齢者とは

高齢者 → ⓯（　　）期高齢者：65〜74 歳
　　　→ ⓰（　　）期高齢者：75〜89 歳または 75 歳以上
　　　→ ⓱（　　）高齢者：90 歳以上または 85 歳以上

解答　1　a ❶成熟　❷加齢　❸恒常　❹死　❺老化現象　❻生体　❼加齢　❽死
　　　b ❾機能　❿加速　⓫非可逆　⓬治療　⓭骨　⓮疾病　c ⓯前　⓰後　⓱超

1 老化（高齢）と社会保障

SIDE MEMO

▶ ADL（日常生活活動）
activities of daily living の略．

▶ QOL（生活の質）
quality of life の略．生命の質ともいう．

2 老年期疾患

老年期疾患とは高齢者に好発，多発しやすく，高齢者に特徴的な疾患のこと．しかし必ずしも高齢者のみが罹患するわけではない．

	老年期疾患の代表的疾患	高齢者に多いが老年期疾患とはいいがたい疾患
疾患名	❶（　　　）症，痴呆 動脈硬化性疾患群	悪性腫瘍 ❽（　　　）性疾患（肺炎）
理由	生命予後は❷（　　　） 疾病そのものによる❸（　　　）は少ない ❹（　　　）障害や❺（　　　）障害を起こす ❻（　　　）や❼（　　　）を著しく障害し，自立生活困難	生命予後は❾（　　　） 疾病そのものが❿（　　　）に至らしめる

3 高齢者の医療・看護・介護・福祉・保健

a．高齢者の医療

高齢者の医療では，❶（　　　）に対する治療にとどまらず，❷（　　　）医療，保健，福祉をも含めて，高齢者の❸（　　　）の向上に寄与する全人的・包括的医療が重要である．

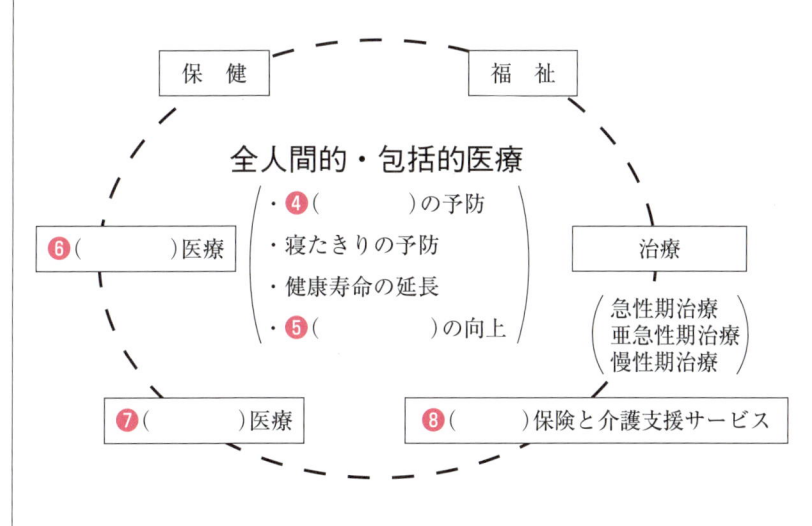

```
        保健            福祉

      全人間的・包括的医療
       ・❹（    ）の予防
       ・寝たきりの予防         治療
  ❻（　）医療 ・健康寿命の延長    （急性期治療
       ・❺（    ）の向上      亜急性期治療
                          慢性期治療）

      ❼（　）医療    ❽（　）保険と介護支援サービス
```

解答 ② ❶骨粗鬆　❷良好　❸死　❹機能　❺能力（❹❺順不同）　❻ADL
　　❼QOL（❻❼順不同）　❽感染　❾不良（❽❾順不同）　❿死
③ a ❶疾病　❷予防　❸QOL　❹痴呆　❺QOL　❻予防　❼在宅（❻❼順不同）
　　❽介護

SIDE MEMO

▶ ターミナルケア
　終末期医療のこと．治療困難で死が避けられない患者への対処．

▶ ケアマネジメント
　介護保険制度において介護支援専門員（ケアマネジャー）が介護認定された要介護者に対して，必要なケアプラン（医療・福祉・介護の各種サービス）を立案すること．
　介護保険サービスには，施設サービス（介護老人保健施設など）と在宅サービス（訪問看護，訪問リハビリテーションなど）がある．

b．高齢者の看護と介護とその目的
　高齢者を対象にして，健康や生活上の援助を行う．
　医療❾（　　　　　）や介護❾，❿（　　　　　）での高齢者の自立をはかり，最終的には⓫（　　　　　　　　）まで援助を行う．

c．高齢者の保健と福祉
　1963年（昭和38年）：⓬（　　　　　　　）法の制定
　　　　　　　　　　　　↓
　　　　　　　　老人福祉対策の画期的な進展
　1982年（昭和57年）：⓭（　　　　　　　）法の制定
　1986年（昭和61年）：老人保健施設の創設
　1989年（平成元年）：高齢者保健福祉推進10ヵ年戦略
　　　　　　　　　　　⓮（　　　　　　　）の制定
　1991年（平成3年）：老人訪問看護制度の創設
　1999年（平成11年）：新⓮に改定
　2000年（平成12年）：⓯（　　　　　　　）制度の制定

d．かかりつけ医と介護支援専門員（ケアマネジャー）
・かかりつけ医
　常日頃から高齢者の⓰（　　　）状態や家族背景，社会背景を理解し，⓱（　　　　）的に患者の医療に関わりをもつ．
　⓲（　　　　　　）制度における要介護認定には，かかりつけ医の意見書が必要である．

・介護支援専門員（ケアマネジャー）
　⓳（　　　　　　）制度における介護対象者（高齢者）に対して，医療・福祉・介護の各種サービス（ケア）の連絡調整を行い，⓴（　　　　　　）をする職種

解答 ③ b ❾施設 ❿在宅 ⓫ターミナルケア c ⓬老人福祉 ⓭老人保健 ⓮ゴールドプラン ⓯介護保険 d ⓰心身 ⓱全人間 ⓲介護保険 ⓳介護保険 ⓴マネジメント（介護支援）

基礎問題

1. 老年期疾患（老年病）

次の疾患のうち，老年期疾患に○，そうでないものに×を（　）内に記入しなさい．

- ❶（　）肺気腫
- ❷（　）アルツハイマー型痴呆
- ❸（　）骨粗鬆症
- ❹（　）心筋梗塞
- ❺（　）変形性関節症
- ❻（　）悪性腫瘍
- ❼（　）脳血管性痴呆
- ❽（　）多発性硬化症
- ❾（　）慢性関節リウマチ
- ❿（　）パーキンソン症候群

演習問題

1. 高齢者保健福祉推進十か年戦略の見直し（新ゴールドプラン）に含まれないのはどれか．
   1. ホームヘルパーの増員
   2. 老人訪問看護ステーションの設置
   3. 介護計画（ケアプラン）の策定
   4. 特別養護老人ホームの増設
   5. 老人病棟の増設

2. 老人保健法による事業に含まれないのはどれか．
   1. 医療の給付
   2. 訪問指導
   3. 健康診査
   4. 機能訓練
   5. 在宅介護サービス

3. 老人保健法の機能訓練事業で正しいのはどれか．
   1. 65才以上で医療終了後も継続して訓練を行う必要のある者を対象とする．
   2. 訓練期間は3か月を限度とする．
   3. 主に脳卒中後遺症を対象とし，老化などにより心身機能が低下している者は含まない．
   4. 訓練は医師または医師の指導のもとに理学療法士，作業療法士が実施する．
   5. 心身機能の維持回復を図るために必要な訓練を行う．

2 加齢に伴う生理的変化

1 感覚機能の生理的加齢変化

a. 視力低下

- ❷(　　　)
  - 屈折力の変化
  - 光透過性の低下
    - (❸(　　)など)
  - 硬化
- ❹(　　)筋の収縮力低下
- 視細胞数，視神経数の❺(　　)

→ ❶(　　)

b. 聴力低下

老人性難聴
- ❻(　　)周波数(1 kHz 以上)領域の聴覚(高音)の低下
- 感覚受容器細胞(有毛細胞)の減少
- 内耳❼(　　)の血管萎縮
- (大脳皮質)聴覚野神経細胞の減少

c. 味覚低下

- 味覚低下が著しい→❽(　　)味，塩辛味
- 味覚低下が少ない→❾(　　)味，甘味

d. 嗅覚低下

- においに対する❿(　　)性の低下
- においの区別能力の低下
  - 嗅細胞数の減少
  - 嗅球神経細胞数の減少

e. 皮膚感覚の低下

- ⓫(　　)覚・振動覚低下
  - 皮膚の弾力性の低下
  - 感覚受容器(マイスネル小体，パチニ小体など)の減少
- 温度覚，痛覚は個人差あり ← ⓬(　　)受容器のため

▶温度覚・痛覚について
　温度覚と痛覚にはもともと特定の受容器がなく，自由神経終末が感受しており，慣れ現象や感情の影響を受けやすい．その低下に関しても個人差が大きい．

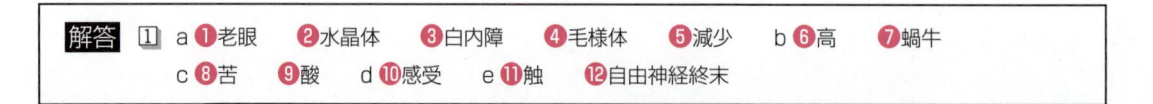

解答 ① a ❶老眼 ❷水晶体 ❸白内障 ❹毛様体 ❺減少 b ❻高 ❼蝸牛 c ❽苦 ❾酸 d ❿感受 e ⓫触 ⓬自由神経終末

SIDE MEMO

▶老人が骨粗鬆症になりやすい理由

　カルシトニン減少により骨形成（血中 Ca を骨に取り入れて骨を形成する）機能が低下する．またパラソルモン増加傾向により骨吸収（骨から血中に Ca を吸収する）機能が増加する．

　以上のことから骨内 Ca が減少し骨の脆弱化が起こる．ただし血中 Ca 濃度は変化せず一定である．

　女性の場合は閉経後にエストロゲンが激減することにより骨形成機能が低下するため骨粗鬆症になりやすい．

2　自律神経系機能の生理的加齢変化

a．循環機能の生理的加齢変化

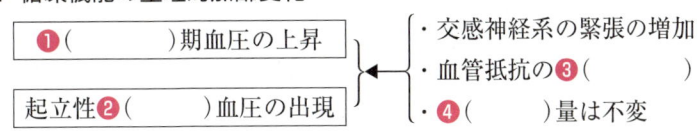

- ❶（　　　　）期血圧の上昇
- 起立性❷（　　　　）血圧の出現

　↑
- 交感神経系の緊張の増加
- 血管抵抗の❸（　　　　）
- ❹（　　　　）量は不変

b．呼吸機能の生理的加齢変化

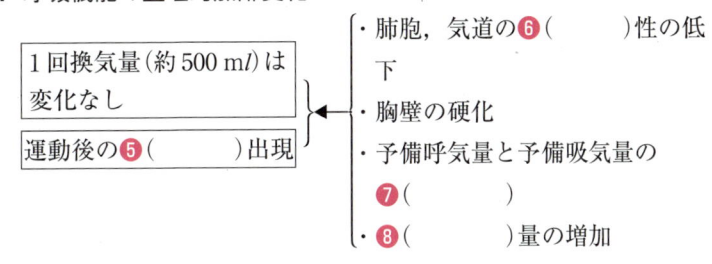

- 1 回換気量（約 500 mL）は変化なし
- 運動後の❺（　　　　）出現

　↑
- 肺胞，気道の❻（　　　　）性の低下
- 胸壁の硬化
- 予備呼気量と予備吸気量の❼（　　　　）
- ❽（　　　　）量の増加

c．消化吸収機能の生理的加齢変化

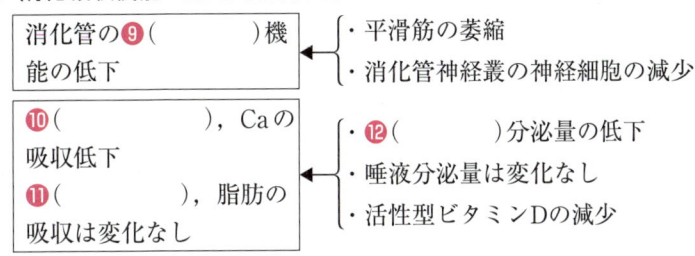

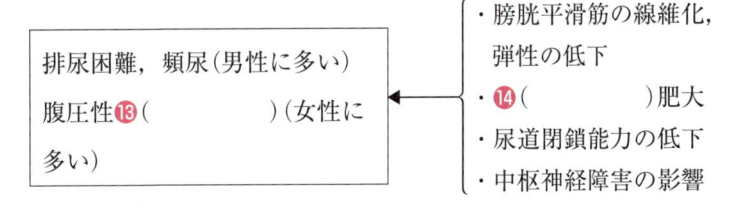

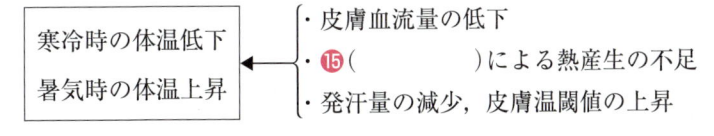

- 消化管の❾（　　　　）機能の低下
- ❿（　　　　），Ca の吸収低下
- ⓫（　　　　），脂肪の吸収は変化なし

　↑
- 平滑筋の萎縮
- 消化管神経叢の神経細胞の減少
- ⓬（　　　　）分泌量の低下
- 唾液分泌量は変化なし
- 活性型ビタミン D の減少

d．排尿機能の生理的加齢変化

- 排尿困難，頻尿（男性に多い）
- 腹圧性⓭（　　　　）（女性に多い）

　↑
- 膀胱平滑筋の線維化，弾性の低下
- ⓮（　　　　）肥大
- 尿道閉鎖能力の低下
- 中枢神経障害の影響

e．体温調節機能の生理的加齢変化

- 寒冷時の体温低下
- 暑気時の体温上昇

　↑
- 皮膚血流量の低下
- ⓯（　　　　）による熱産生の不足
- 発汗量の減少，皮膚温閾値の上昇

解答　② a ❶収縮　❷低　❸上昇　❹心拍出　b ❺息切れ　❻弾力　❼減少　❽残気　c ❾運動　❿炭水化物　⓫蛋白質　⓬胃酸　d ⓭尿失禁　⓮前立腺　e ⓯ふるえ

SIDE MEMO

▶ T_3, T_4
甲状腺から分泌されるホルモン（活性ヨウ素化合物）．
- T_4：サイロキシン（チロキシン）
- T_3：トリヨードサイロニン（トリヨードチロニン）

f．内分泌機能の生理的加齢変化

減少するホルモン	変化しないホルモン
・女性ホルモン 　（❶（　　　　　）） ・男性ホルモン 　（テストステロン） ・副腎髄質ホルモン 　（カテコールアミン） ・甲状腺ホルモン 　（❶（　　　　　））	・❶（　　　　　） ・甲状腺ホルモン 　（T_4，T_3） ・副腎皮質ホルモン 　（コルチゾール，アルドステロン） ・副甲状腺ホルモン 　（パラソルモン）→増加傾向

3 神経機能，運動機能の生理的加齢変化

a．神経機能の生理的加齢変化

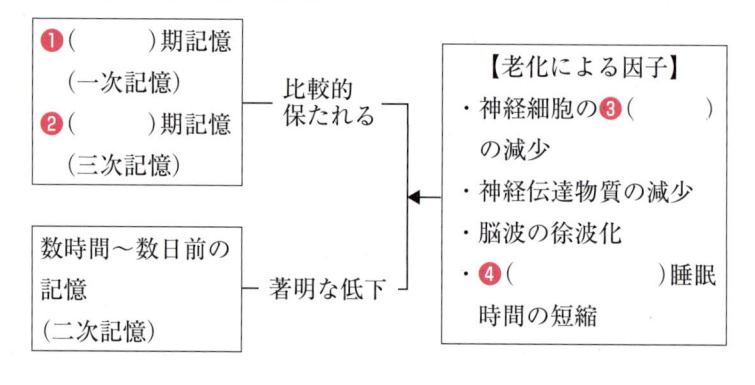

❶（　　　）期記憶
（一次記憶）
❷（　　　）期記憶
（三次記憶）
　　　　　　　　　── 比較的保たれる

数時間〜数日前の記憶
（二次記憶）
　　　　　　　　　── 著明な低下

【老化による因子】
・神経細胞の❸（　　　）の減少
・神経伝達物質の減少
・脳波の徐波化
・❹（　　　　　）睡眠時間の短縮

b．運動機能の生理的加齢変化

神経系	筋系
・大径❺（　　）髄神経線維（直径5μm以上）の減少 ・❻（　　）髄神経線維（直径5μm以下）の増加	・筋線維❼（　　）の減少（特にタイプⅡ線維（速筋）の減少） ・筋量の減少，筋萎縮 ・筋❽（　　）力の低下

解答 ② f ⓰エストロゲン ⓱カルシトニン ⓲インスリン
③ a ❶短 ❷長 ❸数 ❹ノンレム　b ❺有 ❻無 ❼数 ❽収縮

4 精神・心理面の生理的加齢変化

a. 知能の生理的加齢変化

結晶性知能	流動性知能
❶（　　　），判断力，理解力	新しいものに対して❹（　　　），習得，適応
↓	↓
生活的・社会的訓練の影響が❷（　　）い	脳の❺（　　　）的障害に影響を受ける
↓	↓
20〜60歳でピーク，その後緩やかに低下，❸（　　）	30〜60歳でピーク，その後❻（　　　）に低下

b. 人格の生理的加齢変化

- 健康な高齢者には人格の老化は❼（　　　）．
- 身体的・精神的機能低下により，もともとの性格の顕在化・❽（　　　）化が起こる．
  「頑固」「慎重」「抑うつ」「心気的」「内向的」など

解答 ④ a ❶常識 ❷大き ❸維持 ❹学習 ❺器質 ❻急速 b ❼ない ❽強調

基礎問題

1 加齢に伴う生体の変化

次にあげる生体の変化について右の語群から選び番号を表内に記入しなさい（重複解答有）．

老化現象	生体変化
生理的老化現象	
病的老化現象	

【語群】
①筋断面積減少　②筋力低下
③うつ症状　④収縮期血圧の上昇
⑤拡張期血圧の上昇　⑥鉄欠乏性貧血
⑦神経細胞数の減少　⑧低音域難聴
⑨長期記憶障害　⑩白内障

演習問題

1. 若年者に比して高齢者に多くみられるもので誤っているのはどれか．
   1. 大脳の神経細胞数の減少
   2. 脳室の拡大
   3. 心重量の対体重比の減少
   4. 大動脈の粥状硬化
   5. 前立腺の肥大

2. 老年期の特徴で誤っているのはどれか．
   1. 感染に対する免疫応答が低下する．
   2. 代謝調節機能が低下する．
   3. 長期記憶は保たれやすい．
   4. 言語的知能は保たれやすい．
   5. ライフスタイルの変化に対応しやすい．

3. 老化現象でみられないのはどれか．
   1. 細胞の脱落
   2. 組織の線維化
   3. 骨カルシウムの減少
   4. 赤血球数の減少
   5. 免疫能の低下

4. 高齢者の筋で誤っているのはどれか．
   1. 運動単位数が増加する．
   2. タイプⅡ線維の萎縮が強い．
   3. 筋断面積が減少する．
   4. 筋力増強効果はみられる．
   5. 持久力は筋力に比較して維持される．

3 老年症候群

SIDE MEMO

▶老年症候群
老年期に多発する種々の臨床徴候のこと．原因が何であるかにかかわらず，出現する一連の症候．
①誤嚥 ②痴呆 ③尿失禁 ④転倒 ⑤難聴 ⑥視力低下
これらの老年症候群に対しては，症候群そのものを治療するというよりも道具や生活環境を改善することで対処する．（例：杖，補聴器，老眼鏡，尿とりパッドなど）

▶せん妄
可逆性の意識の混濁，認識障害，幻覚，錯覚，妄想などのこと．不安や興奮状態を示し，夜間に多く出現する（夜間せん妄）．種々の疾患や心理的要因が大きい．痴呆と間違われることがあるが，痴呆は不可逆性の認識障害でありせん妄には入らない．

1 代表的な老年症候群

a．意識障害
　1) ❶（　　　　）レベルの低下
　　→ ❷（　　　　）＜昏迷＜半昏睡＜深昏睡
　　Japan Coma Scale（JCS，3-3-9度方式）で評価する．

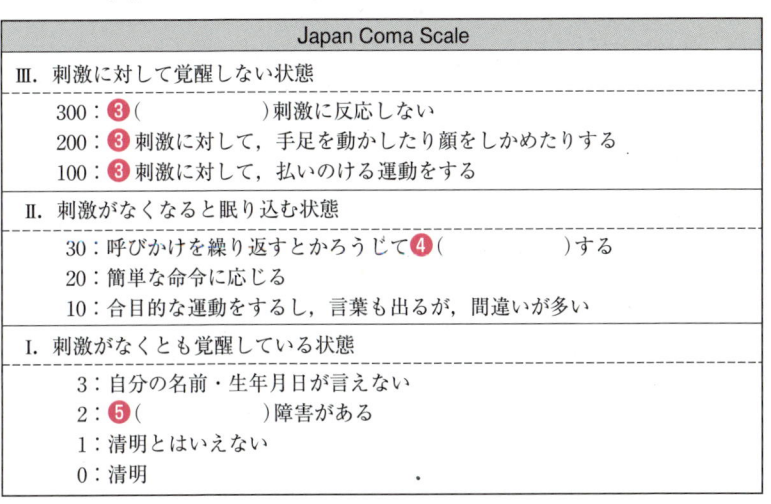

Japan Coma Scale
Ⅲ．刺激に対して覚醒しない状態
300：❸（　　　　）刺激に反応しない
200：❸刺激に対して，手足を動かしたり顔をしかめたりする
100：❸刺激に対して，払いのける運動をする
Ⅱ．刺激がなくなると眠り込む状態
30：呼びかけを繰り返すとかろうじて❹（　　　　）する
20：簡単な命令に応じる
10：合目的な運動をするし，言葉も出るが，間違いが多い
Ⅰ．刺激がなくとも覚醒している状態
3：自分の名前・生年月日が言えない
2：❺（　　　　）障害がある
1：清明とはいえない
0：清明

　2) 意識内容の変容 → ❻（　　　　），もうろう状態，夢幻状態
　　　　　　　　症状は，❼（　　　　），錯覚，行動異常

b．脱水：水分の補給量以上に失われる水分量が多い場合に起こる．
　❽（　　　　）量が欠乏した状態

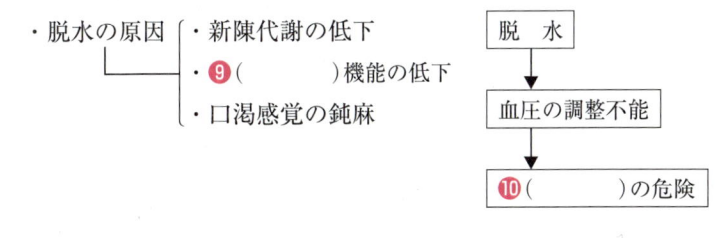

・脱水の原因 ┌・新陳代謝の低下　　　→ 脱水
　　　　　　├・❾（　　　　）機能の低下　↓
　　　　　　└・口渇感覚の鈍麻　　　　血圧の調整不能
　　　　　　　　　　　　　　　　　　　　↓
　　　　　　　　　　　　　　　　　　　❿（　　　　）の危険

解答 1 a ❶覚醒 ❷傾眠 ❸痛み ❹開眼 ❺見当識 ❻せん妄 ❼幻覚
　　　　　b ❽体液 ❾腎 ❿生命

c. 痛み

部位	種類	内容
頭痛	❶(　　　)型頭痛	頭頚部の持続収縮による（義歯，めがね，補聴器などが合わないため）
	無呼吸性頭痛	睡眠時無呼吸症候群
	側頭動脈炎性頭痛	側頭動脈炎による発熱，全身倦怠感
胸痛	循環器疾患	❷(　　　)性心疾患（心筋梗塞，狭心症）
	呼吸器疾患	気胸，肺炎
	消化器疾患	食道静脈瘤破裂，潰瘍
	皮膚疾患	❸(　　　)ほう疹
腹痛	腹部疾患	腸炎，大腸がん，腎盂炎，尿路結石，膀胱がん
	排便状況	❹(　　　)，下痢
腰痛	動脈疾患	腹部大動脈破裂，総腸骨動脈閉塞
	脊椎疾患	変形性脊椎症，❺(　　　)症，椎間板ヘルニア
関節痛	単関節	変形性関節症，捻挫，骨折
	多関節	（慢性）❻(　　　)

d. めまい

❼(　)性めまい	末梢前庭系の障害	中枢神経障害（＋）	橋出血，小脳出血，聴神経腫瘍，ワレンベルグ症候群
		中枢神経障害（－）	突発性難聴，メニエール病，内耳炎
❽(　)性めまい	歩行障害 動揺感を伴う	中枢神経障害（＋）	多発性硬化症，脊髄小脳変性症
		中枢神経障害（－）	低血圧症，心因性めまい，聴神経腫瘍
❾(　)性めまい	失神感を伴う	起立性低血圧（＋）	起立性低血圧症，シャイ・ドレーガー症候群
		起立性低血圧（－）	アダムス・ストークス発作，てんかん

e. 排尿障害

原因	❿(　　　)性膀胱	中枢性	痴呆，脳血管障害
		末梢性	糖尿病性神経障害
	尿路通過障害	⓫(　　　)肥大，尿路感染，尿路結石，糖尿病性腎症	
	薬物副作用	利尿剤，抗コリン剤	
	ADL能力低下	寝たきり	
症状	排出時障害	排尿困難，残尿感，腹圧排尿	
	蓄尿時障害 ⓬(　　　)性尿失禁	（我慢できない尿もれ）神経因性膀胱，尿路感染，前立腺肥大	
	腹圧性尿失禁	（咳，くしゃみなどによる尿もれ）尿道括約筋機能低下	
	溢流性尿失禁	（多量の膀胱内残尿による頻回の尿もれ）糖尿病性末梢神経障害	
	⓭(　　　)性尿失禁	（正常尿路機能がありながらトイレ外で尿もれ）痴呆，精神障害	

解答 ③ c ⓫緊張 ⓬虚血 ⓭帯状 ⓮便秘 ⓯骨粗鬆 ⓰関節リウマチ d ⓱回転 ⓲動揺 ⓳失神 e ⓴神経因 ㉑前立腺 ㉒切迫 ㉓機能

2 廃用症候群

a．廃用症候群

心身の不❶(　　　)・不活発によって❷(　　　)や❸(　　　)の機能低下をきたした病態で，全身に多様な現象を呈する．生活全般を活発にさせることにより予防，改善することができる．

b．廃用症候群の分類

❹(　　　)性廃用	関節❻(　　　)，廃用性筋萎縮，❼(　　　)症，❽(　　　)皮膚萎縮，静脈血栓症	
❺(　　　)性廃用	心肺機能低下	心拍出量減少，❾(　　　)脈，肺活量減少，最大換気量減少
	消化機能低下	食欲不振，便秘
	易疲労性	
臥床，低重力による廃用	起立性❿(　　　)血圧，利尿，ナトリウム尿，循環血液量減少	
感覚刺激低下，運動刺激低下による廃用	知的活動低下，⓫(　　　)傾向，自律神経不安定，姿勢運動機能低下	

解答 ②a ❶使用 ❷身体 ❸精神(❷・❸順不同) b ❹局所 ❺全身 ❻拘縮 ❼骨粗鬆
❽褥瘡 ❾頻 ❿低 ⓫うつ

基礎問題

1 老年症候群

次の文章を読んで正しいものに○，誤っているものに×を(　　)内に記入しなさい．

❶(　　)高齢者は常に脱水に陥る危険性があり，脱水を起こしても非定型的なため見落としやすい．
❷(　　)せん妄は非可逆的な幻覚，妄想，錯覚などであり，高齢者に起こりやすい意識障害である．
❸(　　)高齢者に起こる痛みは典型的なものが多く，比較的容易に鑑別できる．
❹(　　)高齢者の排尿障害の原因は単一でなく，複数の原因が共存する．
❺(　　)高齢者の場合，めまいが転倒の原因になりやすい．
❻(　　)高齢者の頭痛の多くが片頭痛である．

演習問題

1．長期臥床後の起立性低血圧の症状で誤っているのはどれか．
　1．顔面蒼白　　　2．冷汗　　　3．虚脱感
　4．脈拍数増加　　5．呼吸数減少

2．廃用症候群にみられないのはどれか．
　1．筋萎縮　　　　2．骨粗鬆症　　3．起立性低血圧
　4．体動時徐脈　　5．抑うつ傾向

3. 廃用による呼吸・循環器の症状で誤っているのはどれか．
   1. 心臓予備力の低下　　　　2. 安静時心拍数の減少
   3. 起立性低血圧　　　　　　4. 最大酸素摂取量の低下
   5. 肺活量の低下

4. 高齢者の長期臥床で生じにくいのはどれか．
   1. 痴呆　　2. 骨壊死　　3. 便秘　　4. 静脈血栓　　5. 尿路感染

5. 寝たきりとなった高齢者が有する疾患で多いのはどれか．
   ア．脳血管障害　　　　イ．肺気腫　　　　　ウ．慢性関節リウマチ
   エ．心筋梗塞　　　　　オ．大腿骨頸部骨折

   1. ア，イ　　2. ア，オ　　3. イ，ウ　　4. ウ，エ　　5. エ，オ

6. 老年期の痴呆で誤っているのはどれか．
   1. 頭痛，めまい，物忘れは脳血管性障害の初期にみられる．
   2. 生理的な老化による「物忘れ」は老年痴呆の一型である．
   3. 脳血管性痴呆は段階的に進行し，症状に動揺がみられる．
   4. 精神症状は，記憶障害あるいは人格変化から始まる．
   5. せん妄は幻覚，妄想を伴う意識障害で，夜間に多くみられる．

MEMO

4 老年期疾患のまとめ

1 老年期疾患のまとめ

種類	疾患名
老年期 循環器疾患	脳血管障害，❶(　　　　　)性心不全，虚血性心疾患，高血圧症 ❷(　　　　　)性低血圧，不整脈，弁膜症
老年期 骨・運動器疾患	❸(　　　　　)症，変形性関節症，後縦靱帯骨化症 高齢者関節リウマチ
老年期 呼吸器疾患	❹(　　　　)性肺疾患（慢性気管支炎，気管支喘息） ❺(　　　　)性肺炎，肺がん，呼吸器感染症，間質性肺炎
老年期 消化器疾患	消化器❻(　　　　)，慢性肝炎，肝硬変，胆石症，膵炎
老年期 精神神経疾患	老年性❼(　　　　　)，❽(　　　　　)病，老年期うつ病 脊髄小脳変性症
老年期 内分泌代謝疾患	❾(　　　　)病，高脂血症，甲状腺疾患，痛風
老年期 血液免疫疾患	❿(　　　　)性貧血，⓫(　　　　)欠乏性貧血，白血病 多発性骨髄腫，膠原病
老年期 泌尿器疾患	腎機能障害，腎⓬(　　　　)，尿路感染症，前立腺疾患
老年期 皮膚疾患	⓭(　　　　)，⓮(　　　　)ほう疹，痒み疾患，皮膚感染症 皮膚腫瘍
老年期 感染症	⓮ほう疹，⓯(　　　　)

SIDE MEMO

▶老年期疾患：老年期に特に罹患しやすい疾患．各疾患の原因，症状，特徴，治療法については各疾患の章を参照．

解答 ❶うっ血 ❷起立 ❸骨粗鬆 ❹閉塞 ❺誤嚥 ❻がん ❼痴呆 ❽パーキンソン ❾糖尿 ❿老人 ⓫鉄 ⓬不全 ⓭褥瘡 ⓮帯状 ⓯MRSA

MEMO

第11章　症候学と検査値

1 胸　痛…… 210
2 呼吸困難・呼吸異常…… 211
3 喀血・吐血…… 213
4 動悸・心悸亢進…… 214
5 チアノーゼ…… 215
6 ショック…… 216
7 浮腫…… 217
8 発熱…… 218
9 全身倦怠感…… 219
10 食欲不振・食思不振…… 220
11 悪心・嘔吐…… 221
12 腹痛…… 222
13 易感染性…… 223
14 意識障害…… 224
15 めまい…… 225
16 頭痛…… 226
17 けいれん…… 227
18 検査所見…… 228

1 胸痛

胸痛		代表的疾患	部位	症状
胸部内臓性	循環器疾患	虚血性心疾患	前胸部，胸骨裏面 肩〜上肢への放散痛	絞扼感，圧迫感〜激痛まで，数分〜数十分持続 ニトログリセリンにより胸痛消失→❶(　　　　) ニトログリセリンの効果がない→❷(　　　　)
		心膜炎	前胸部，胸骨裏面	鋭利な激痛，深呼吸や臥位で疼痛❸(　　　　)
		解離性大動脈瘤	前胸部，胸骨裏面 背部痛	突発性持続性激痛，解離の進展に伴い痛み部位が❹(　　　　)へ移動
		胸膜炎	炎症部位	胸部全体の❺(　　　　)性疼痛 発熱，咳嗽，胸水
		自然気胸	気胸部位	突然の胸痛と❻(　　　　)性咳嗽，呼吸困難
	消化器疾患	食道ヘルニア	前胸部，胸骨裏面	❼(　　　　)のつかえ感，胸やけ感
		食道がん	前胸部，胸骨裏面 心窩部	食道❽(　　　　)感，食道異物感
腹部内臓性		急性・慢性胃炎	心窩部〜上腹部	胸やけ，不快感，嘔気，嘔吐
		胃潰瘍	心窩部〜上腹部	反復する鈍痛，❾(　　　　)増強する痛み 胸やけ，げっぷ，呑酸
		十二指腸潰瘍	心窩部〜上腹部	❿(　　　　)時痛，⓫(　　　　)痛
		胆石症 胆のう炎	⓬(　　　　)圧痛点 右季肋部，心窩部	圧迫感，圧痛，夜間痛，放散痛 鈍痛〜激痛，不快感〜疝痛発作
		急性・慢性膵炎 膵がん	心窩部〜上腹部	激痛，持続性，背部へ放散 ⓭(　　　　)位で疼痛増強．悪心，嘔吐，発熱
表在性		肋間神経痛	肋間神経の高さに沿った半帯状	放散痛，呼吸や⓮(　　　　)により胸痛増強

解答 ❶狭心症　❷心筋梗塞　❸増強　❹下方　❺圧迫　❻乾　❼食後　❽狭窄
❾食後　❿空腹　⓫夜間　⓬ボアス　⓭背臥　⓮咳

基礎問題

1　胸痛

胸痛について次の文章のうち正しいものに○，誤っているものに×を(　)内に記入しなさい．

❶(　)突発する胸部の激痛は，呼吸器系疾患か循環器系疾患を疑う．
❷(　)胸やけ，呑酸を伴う食後の胸痛は十二指腸潰瘍を疑う．
❸(　)夜間に突発する右季肋部の激痛は十二指腸潰瘍を疑う．
❹(　)心窩部から背部にかけて放散し，背臥位で増強する激痛は膵炎を疑う．
❺(　)胸部体幹を半帯状に放散し，咳などで増強する胸痛は肋間神経痛を疑う．

2 呼吸困難・呼吸異常

1 呼吸困難

不快感や苦痛を伴う呼吸で，呼吸の困難さを❶(　　　)する．同義語に❷(　　　)がある．他覚的に呼吸困難が認められても，意識障害などにより呼吸困難を❶していなければ呼吸困難ではない．

分類		代表的疾患	呼吸困難症状
換気障害性	❸(　)性換気障害	肺気腫	初期は坂道上昇時に息切れ，進行すれば強い呼吸困難／❹(　　)気延長型の努力性呼吸，無意識な❺(　　　)呼吸
		慢性閉塞性気管支炎	多量の痰と強い息切れ，重度では呼吸不全
		気管支喘息	❻(　　)呼吸（喘鳴），喘息発作時に労作性呼吸困難／重度では安静時にも呼吸困難が出現
	❼(　)性換気障害	間質性肺炎	息切れ，❽(　　)性咳嗽，吸気時❾(　　)性ラ音
		じん肺	労作性呼吸困難，全身倦怠感
		肺がん	腫瘍の浸潤に応じた気道閉塞，無気肺により程度差あり／胃がん転移性のがん性リンパ管症の場合は呼吸困難度が高い
		自然❿(　　)	（肺の虚脱率に応じた）呼吸困難
循環器障害性		肺性高血圧症	体動時の息切れ，疲労感
		肺うっ血	⓫(　　)呼吸，疲労感，胸部圧迫感
		肺水腫	⓫(　　)呼吸，疲労感，胸部圧迫感
		僧帽弁狭窄症，僧帽弁閉鎖不全	労作時の息切れ，易疲労性
		大動脈弁狭窄症	労作時の息切れ，易疲労性，失神発作
		心外膜炎	⓫(　　)呼吸，肺圧迫感，胸痛，背部放散痛
血液成分性		貧血	低⓬(　　)による息切れ，疲労感，全身倦怠感
		一酸化炭素中毒	⓬(　　)欠乏による呼吸困難，窒息
中枢神経障害性		球麻痺，仮性球麻痺	咽頭喉頭周囲筋の麻痺性呼吸障害による呼吸困難
		横隔神経麻痺	体動時の呼吸困難，横隔膜の挙上・運動障害による呼吸困難
		頸髄，脊髄損傷	体幹呼吸筋麻痺による呼吸障害による呼吸困難
心因性		過呼吸症候群	呼吸⓭(　　)，一回換気量増加，疲労感，不安感

解答 1 ❶自覚 ❷息切れ ❸閉塞 ❹呼 ❺口すぼめ ❻起座 ❼拘束 ❽乾 ❾湿 ❿気胸 ⓫起座 ⓬酸素 ⓭促迫

2 呼吸異常

呼吸は無意識下に❶(　　　　)中枢で自動的に調節され，また意識下で随意的に調節されている．この調節が何らかの理由により障害されたために起こる❷(　　　　)の異常または❸(　　　　)の異常を呼吸異常という．

分類	原因	呼吸異常	代表的疾患	症状
換気量の異常	❹(　　)換気	1回換気量増加，呼吸数増加 動脈血 CO_2 分圧低下	過呼吸症候群	呼吸促迫，失神 呼吸性❺(　　　　) (pH7.45以上)
換気量の異常	❻(　　)換気	1回換気量減少，呼吸数減少 動脈血 CO_2 分圧の上昇	睡眠時無呼吸症候群	(10秒以上)無呼吸30回/1晩 間欠的❼(　　　　) 胸郭腹壁の奇異運動
呼吸リズムの異常	❽(　　)呼吸	呼吸数増加(24回/分以上)	心不全，肺炎，髄膜炎 尿毒症，糖尿病性昏睡 ↓	
呼吸リズムの異常	多呼吸	❽(　　)呼吸＋1回換気量増加	❾(　　　　)大呼吸	
呼吸リズムの異常	徐呼吸	呼吸数減少(12回/分以下)	脳腫瘍，脳圧亢進状態，モルヒネ中毒	
呼吸リズムの異常	❿(　　)呼吸	大きく，速く，深い呼吸→遅く浅い呼吸→無呼吸→繰り返し	⓫(　　　　)状態，脳出血，心不全 モルヒネ中毒，アルコール中毒	
呼吸リズムの異常	⓬(　　)呼吸	不規則な呼吸数・深さ→無呼吸	⓫(　　　　)状態，脳出血，心不全 モルヒネ中毒，アルコール中毒	

解答 ②　❶呼吸　❷換気量　❸呼吸リズム(❷❸順不同)　❹過　❺アルカローシス　❻低　❼いびき　❽頻　❾クスマウル　❿チェーン・ストークス　⓫脳圧亢進　⓬ビオー

基礎問題

1 呼吸異常

次の疾患の場合に出現する呼吸異常について正しいものを線で結びなさい．

❶睡眠時無呼吸症候群・　　　　　　・a チェーン・ストークス呼吸
❷過呼吸症候群　　　　・　　　　　　・b ビオー呼吸
❸糖尿病性昏睡　　　　・　　　　　　・c クスマウル大呼吸
❹脳圧亢進症　　　　　・　　　　　　・d 過換気，呼吸促迫
❺薬物中毒　　　　　　・　　　　　　・e 間欠的いびき
❻尿毒症　　　　　　　・

演習問題

1 昏睡時にチェーン・ストークス呼吸を示さないのはどれか．

1. 脳腫瘍　　　　2. 髄膜炎　　　　3. 脳出血
4. 肝不全　　　　5. 一酸化炭素中毒

3 喀血・吐血

〈喀血〉 ❶（　　　　　）から出血した血液のみを ❷（　　　）ml 以上 ❸（　　　　）とともに吐き出すこと．❹（　　　）疾患を疑う．

〈吐血〉 ❺（　　　　　）から出血した血液が ❻（　　　　）運動により口腔あるいは鼻腔から ❼（　　　）されること．❽（　　　　　）靱帯から口腔側，❾（　　　　）から上部の出血である．

※多量の喀血・吐血は窒息や ❿（　　　　　）を起こすため救急医療が必要

鑑別		代表的疾患
喀血	咳嗽，痰混在，⓫（　　　）性 ⓬（　　　）色，凝固しにくい，下血を伴わない	気管気管支疾患	慢性気管支炎，気管支拡張症 ⓭（　　　　）肉芽腫
		肺疾患	肺⓮（　　　），肺炎，肺がん，肺塞栓症 肺うっ血，グッドパスチャー症候群，特発性肺鉄血症
吐血	嘔吐，⓯（　　　）性 食物混在，下血 ⓰（　　　）色，凝固しやすい	食道疾患	食道炎，食道潰瘍，食道⓱（　　　　）破裂 マロリーワイス症候群
		胃疾患	胃⓲（　　　）
		十二指腸疾患	十二指腸⓲

解答 ❶呼吸器官　❷10　❸せき　❹肺　❺消化管　❻嘔吐　❼吐出　❽トライツ　❾十二指腸　❿ショック　⓫アルカリ　⓬鮮赤　⓭ウェゲナー　⓮結核　⓯酸　⓰暗赤褐　⓱静脈瘤　⓲潰瘍

基礎問題

1 喀血と吐血

次の文章中の（　）内に適切な語句を記入しなさい．

a. 喀血は下気道を中心に ❶（　　　　）系から出血した血液を喀出することをいう．また，喀出時に ❷（　　　）を伴う．喀血物は ❸（　　　）性で，色は ❹（　　　）色，❺（　　　）状で ❻（　　　）が混在する．治療は安静と ❼（　　　）剤を用いる．

b. 吐血は ❽（　　　　）から口側の消化器から出血した血液を吐出すること．吐出物は ❾（　　　）性で，吐出物の色は ❿（　　　）色，⓫（　　　）を含まず，⓬（　　　　）が混在する．⓭（　　　）を伴い，⓮（　　　）便となる．出血性 ⓯（　　　　）を呈することもある．

演習問題

1 喀血を生じる疾患で誤っているのはどれか．

1. 自然気胸
2. 気管支拡張症
3. 肺結核症
4. 原発性肺がん
5. 原発性肺高血圧症

4 動悸・心悸亢進

〈動悸〉
心悸亢進と同義．❶(　　　)が著明に増加した状態の心臓の動きを❷(　　　)する．
❸(　　　)や運動後に起こる❹(　　　)的心悸亢進と疾患により出現する❺(　　　)的心悸亢進がある．

病的心悸亢進	代表的疾患
心臓疾患	先天性心疾患（心房中隔欠損，心室中隔欠損，動脈管開存症など） 本態性高血圧，❻(　　　)，不整脈，僧帽弁閉鎖不全，大動脈弁閉鎖不全 心筋炎，心内膜炎
心臓以外の疾患	❼(　　　)機能亢進症，❽(　　　) 肺疾患(慢性閉塞性肺疾患や肺性心)

解答 ❶心拍数 ❷自覚 ❸興奮 ❹生理 ❺病 ❻心不全 ❼甲状腺 ❽貧血

基礎問題

1　動悸・心悸亢進
心悸亢進を起こす疾患に○，そうでない疾患に×を(　　)内に記入しなさい．
❶(　　)貧血　　　　　　　　　　❷(　　)アジソン病
❸(　　)バセドウ病　　　　　　　❹(　　)本態性高血圧
❺(　　)原発性アルドステロン症　❻(　　)脳圧亢進症
❼(　　)不整脈　　　　　　　　　❽(　　)慢性甲状腺炎

演習問題

1　動悸を起こす疾患について誤っているのはどれか．
1．本態性高血圧　　2．貧血　　3．バセドウ病
4．慢性甲状腺炎　　5．心筋炎

5 チアノーゼ

〈チアノーゼ〉
毛細血管内の血液の❶(　　　　)度が低下して❷(　　　　　　)量が約5g/dl以上になった場合に出現する皮膚，粘膜の❸(　　　　)色状態をいう．特に❹(　　　　)，爪床，指尖に著明に出現する．大気の❺(　　　　)分圧の低下，❻(　　　　)での換気拡散障害，異常ヘモグロビン血症，先天性心疾患などが主原因．

分類	原因		代表的疾患
❼(　)チアノーゼ性	肺胞内低換気	肺疾患	❽(　　　　)性肺疾患，肺線維症
	右左心短絡	循環器疾患	先天性心疾患(心房中隔欠損，心室中隔欠損 ❾(　　　　　　)症)
	赤血球の酸素結合障害	血液疾患	❿(　　　　　　)血症 鉄欠乏性貧血
⓫(　)チアノーゼ性	静脈血内還元ヘモグロビンの増加 末梢循環障害 組織内での酸素飽和度の低下		閉塞性血栓性血管炎(バージャー病) 進行性全身性硬化症(強皮症)

解答 ❶酸素飽和　❷還元ヘモグロビン　❸暗紫青(蒼白)　❹口唇　❺酸素　❻肺　❼中枢　❽慢性閉塞　❾ファロー四徴　❿メトヘモグロビン　⓫末梢

基礎問題

1　チアノーゼ
　次の疾患のうちチアノーゼを起こす疾患に○，チアノーゼは出現しないものに×を(　)内に記入しなさい．

❶(　)過呼吸症候群　　　❷(　)肺気腫
❸(　)鉄欠乏性貧血　　　❹(　)感染性肺炎
❺(　)血栓性静脈炎　　　❻(　)バージャー病
❼(　)気管支喘息　　　　❽(　)進行性全身性硬化症
❾(　)慢性気管支炎　　　❿(　)睡眠時無呼吸症候群

演習問題

1　低酸素血症の症状として誤っているのはどれか．
　1．発熱　　2．頭痛　　3．傾眠　　4．呼吸困難　　5．チアノーゼ

6 ショック

〈ショック〉 種々の原因により❶(　　　)機能が高度に抑制されて❷(　　　)量が急激に減少し，有効な血流量が減少することによって❸(　　　)状態となり臓器・組織の生理機能が障害される状態．早期に適切な治療を行わなければ不可逆性の臓器❹(　　　)に陥り死に至る．

診断基準	収縮期血圧❺(　　) mmHg 以下，脈圧 30mmHg 以下，心係数 2.5 l/m^2 以下
5徴候	❻(　　　)，虚脱，冷汗，❼(　　　)触知不能，呼吸不全
治療，対処法	安静臥床(頭低足高位)，❽(　　　)確保，輸液，循環管理

ショック分類	原因	代表的疾患・症状
神経性	急激な細動脈拡張	❾(　　　)神経緊張低下，血管運動神経麻痺
出血性	出血による大量❿(　　　)喪失	外傷性出血，出血性潰瘍，大動脈瘤破裂
細菌性	急激な血管⓫(　　　) (好中球エステラーゼ，活性酵素，NO_2の産生)	⓬(　　　)症 (病原菌：黄色ブドウ球菌，緑膿菌，病原性大腸菌)
心原性	心収縮力低下 心拍出血液量の減少	心筋梗塞，心室中隔欠損症，心弁膜症
熱傷性	循環血漿量の不足 (体液喪失，浮腫，不感蒸泄の増加)	(体表面積の30〜40%以上の)⓭(　　　)熱傷
アレルギー性	急激な血管拡張 (アナフィラトキシン，ヒスタミン)	⓮(　　　)

解答 ❶心　❷心拍出　❸低酸素　❹不全　❺90　❻蒼白　❼脈拍　❽気道　❾交感　❿血液　⓫拡張　⓬敗血　⓭広範囲　⓮アナフィラキシー

基礎問題

1 ショック
ショックの5徴候を記入しなさい．
❶(　　　)　❷(　　　)　❸(　　　)　❹(　　　)　❺(　　　)

演習問題

1 ショック時でも脈が触知しやすいのはどれか．
1. 尺骨動脈　2. 橈骨動脈　3. 総頸動脈　4. 後脛骨動脈　5. 足背動脈

7 浮腫

〈浮腫〉 ❶(　　)量の増減に関係なく細胞❷(　　)液, 組織❸(　　)液量が異常に増加した状態.

	発生部位	代表的疾患
❹(　)性浮腫	静脈性浮腫	静脈血栓症（血栓性静脈炎）, ❺(　　)
	リンパ性浮腫	❻(　　)病, リンパ節腫瘍
	血管神経性浮腫	クインケ浮腫
❼(　)性浮腫	心性浮腫	心筋梗塞, ❽(　　)症, 心不全
	肝性浮腫	❾(　　), 慢性肝炎, 肝不全
	腎性浮腫	❿(　　)症候群, 腎盂腎炎, 腎不全
	内分泌性浮腫	甲状腺機能低下症((クレチン病), ⓫(　　))
	栄養障害性浮腫	⓬(　　), 飢餓
	特発性浮腫	原因不明
	医原性浮腫	非ステロイド性抗炎症剤

※クインケ浮腫：皮下組織や粘膜下組織に生じる発作性, 限局性の浮腫

解答 ❶血漿　❷外　❸間　❹局所　❺静脈瘤　❻象皮　❼全身　❽心弁膜　❾肝硬変　❿ネフローゼ　⓫粘液水腫　⓬脚気

基礎問題

1　浮腫

浮腫について次の文章中に適切な語句を(　　)内に記入しなさい.

浮腫の発生因子には局所性因子と全身性因子がある. 局所性因子とは, ❶(　　)内から血管外へ水分を移動させる因子のことである.（1）毛細血管の❷(　　)性,（2）毛細血管❸(　　),（3）血漿膠質❹(　　)の3つである. 毛細血管の❷(　　)性が亢進, 毛細血管❸(　　)が上昇, 血漿膠質❹(　　)が低下すると❺(　　)の法則により, 体液は❻(　　)から❼(　　)へ移動して浮腫が発生する. 全身性因子では, 腎臓での❽(　　)の減少, ❾(　　)の亢進により体内に❿(　　)や水を貯留させ, 細胞外液を増加させて浮腫が発生する.

演習問題

1　浮腫を生じないのはどれか.

1. 粘液水腫　　2. ネフローゼ症候群　　3. 血栓性静脈炎
4. アジソン病　　5. 心不全

8 発熱

〈発熱〉 体温が平常時以上（37℃以上）に上昇すること

体温の分類	体内深部温→口腔温，直腸温 皮膚表在温→❶（　　　）温（日本人の平均❶温＝36〜37℃） ❶温 ＜ ❷（　　　）温（❶温より0.3〜0.4℃↑）＜ ❸（　　　）温（❶温より0.8〜0.9℃↑）
体温の日内変動	日内最低体温：AM❹（　　　）時，日内最高体温：PM❺（　　　）時
体熱の発生部位	主に❻（　　　）臓と❼（　　　）での化学的発熱
体熱の❽（　　　）	輻射，伝導，対流，蒸発
高体温と発熱	高体温：産熱と❽のバランスの崩れにより熱が体内に❾（　　）した状態 発熱：❿（　　　）体温調節中枢の障害による⓫（　　）的な高体温 ・⓬（　　　）熱：37.0〜38.0℃　・軽度発熱：38.0〜38.5℃ ・中等度発熱：38.5〜39.0℃　・高熱：39.0〜41.5℃　・過高熱：41.5℃ 以上
発熱物質	外因性：⓭（　　　　　）（細菌，ウィルス），腫瘍，抗原抗体結合物， 　　　　薬物，ホルモン 内因性：⓮（　　　　　　　），好中球，単球などが外因性発熱物質を 　　　　貪食して発熱物質を放出する．
発熱疾患	⓬熱疾患：⓯（　　）性感染症，内分泌疾患，貧血，うっ血性心不全 高熱疾患：短期間　→（細菌やウィルスによる）⓰（　　）性感染症 　　　　　長期持続→⓱（　　）病，悪性腫瘍，感染症
発熱治療	安静，⓲（　　）補給（脱水予防），うつ熱予防，対症療法：⓳（　　）剤

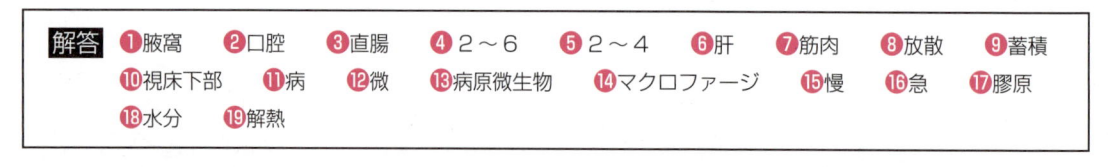

【解答】❶腋窩　❷口腔　❸直腸　❹2〜6　❺2〜4　❻肝　❼筋肉　❽放散　❾蓄積
⓾視床下部　⓫病　⓬微　⓭病原微生物　⓮マクロファージ　⓯慢　⓰急　⓱膠原
⓲水分　⓳解熱

基礎問題

1　発熱

a．体温の検温について高体温の順に検温部位名を記入しなさい．
　❶（　　　）温 ＞ ❷（　　　）温 ＞ ❸（　　　）温

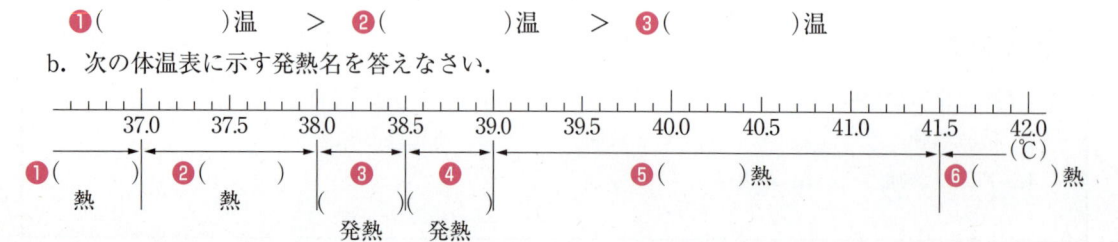

b．次の体温表に示す発熱名を答えなさい．

❶（　　）熱　❷（　　）熱　❸（　　）発熱　❹（　　）発熱　❺（　　）熱　❻（　　）熱

9 全身倦怠感

〈全身倦怠感〉 身体的にも精神的にも❶(　　　)する「疲れ」や「だるさ」のことで，十分な❷(　　　)によっても回復しない状態．全身疲労感や全身易疲労感などと同義語．

病態	代表的疾患
全身組織の酸素不足	❸(　　　)，呼吸器疾患，心疾患
栄養補給障害，栄養吸収障害	低栄養，慢性胃腸炎
代謝異常，ホルモン異常	❹(　　　)病，甲状腺機能亢進症，甲状腺機能低下症
代謝産物の処理障害	❺(　　　)炎，❻(　　　)炎，腎疾患
全身組織の消耗	悪性❼(　　　)
筋萎縮，筋組織障害	筋ジストロフィー症，重症筋無力症
神経筋萎縮，神経筋障害	ギラン・バレー症候群，筋萎縮性側索硬化症
心因性障害	心気症，心身症，神経症，❽(　　　)病

解答 ❶自覚　❷休息　❸貧血　❹糖尿　❺肝　❻膵　❼腫瘍　❽うつ

基礎問題

1　全身倦怠感
次の文章を読んで正しいものに○，誤っているものに×を(　　)内に記入しなさい．
❶(　　)貧血では低酸素血症を起こすため呼吸困難と共に全身倦怠が出現する．
❷(　　)ギラン・バレー症候群は末梢神経の髄鞘変性，軸索破壊がみられる疾患であるため筋力低下による全身倦怠が出現する．
❸(　　)甲状腺機能低下症では基礎代謝が低下するため全身倦怠感が強い．
❹(　　)甲状腺機能亢進症では基礎代謝が亢進するため全身倦怠は起こらない．
❺(　　)膵炎ではインスリンの分泌亢進により糖代謝が亢進するため全身倦怠は起こらない．

演習問題

1　急激に起こる低血糖症状でないのはどれか．
　1．倦怠感　　2．冷汗　　3．顔面蒼白　　4．徐脈　　5．意識障害

10 食欲不振・食思不振

〈食欲不振〉 ❶(　　　)的な原因により食物を摂取したいという生理的な❷(　　　)が低下または消失した状態(同義語：食思不振)

分類
- 一次性食欲不振症：❸(　　　)中枢の異常による食欲不振
  - ❹(　　　)中枢(視床下部外側核)を破壊→食欲不振
  - ❺(　　　)中枢(視床下部内側核)を刺激→摂食行動抑制
- 二次性食欲不振症：❻(　　　)そのものに何らかの疾患や障害が発症し，それに伴っておこる食欲不振

	病態	食欲不振を起こす代表的疾患
一次性食欲不振症	視床下部の破壊	脳腫瘍，脳血管障害
	摂食中枢の機能異常	❼(　　　)性食欲不振症
	心理的ストレス	❽(　　　)性食欲不振症
二次性食欲不振症	消化器障害	胃腸炎，肝炎，潰瘍
	❾(　　　)	胃がん，肝がん，膵がん，大腸がん
	内分泌障害，ホルモン異常	アジソン病
	腎障害，代謝産物処理障害	尿毒症
	呼吸器障害による生体機能の低下	慢性閉塞性肺疾患
	循環器障害による生体機能の低下	心不全
	薬物性・医原性生体機能の低下	❿(　　　)剤
	感染性生体機能の低下	慢性感染症

解答 ❶病 ❷欲求 ❸食欲 ❹空腹 ❺満腹 ❻消化管 ❼神経 ❽心因 ❾悪性腫瘍 ❿抗がん

基礎問題

1 食欲不振

次の文章の(　)内に適切な語句を記入しなさい．

食欲中枢に影響を与える因子には，❶(　　　)的因子と❷(　　　)性因子が挙げられる．❶(　　　)的因子は❸(　　　)値の上昇および下降，種々のホルモン，消化管❹(　　　)や❺(　　　)筋の伸張などである．食欲に関与するホルモンは，❻(　　　)，グルカゴン，サイロキシン，糖質❼(　　　)などがある．また食欲不振を起こす薬物として❽(　　　)剤や精神❾(　　　)薬などがある．

11 悪心・嘔吐

〈悪心〉 心窩部や前胸部から❶(　　　　)にかけてこみ上げる「吐きたい」という❷(　　　　)的気分．嘔吐の❸(　　　　)，嘔吐する場合としない場合がある

〈嘔吐〉 胃の内容物が急激に❹(　　　　)的に吐き出される現象．自分の意思では止められない．❺(　　　　)の嘔吐中枢により微妙に調整される

	障害部位	症状	代表的疾患
❻(　)嘔吐性	化学受容体誘発帯	❼(　　　　)近傍最後野にある"引金帯"が刺激されて起こる嘔吐	❽(　　　　)亢進，薬物中毒，酸素欠乏，細菌毒，妊娠，悪阻　❾(　　　　)中毒
	大脳皮質	精神的心理的刺激により起こる嘔吐	ストレス
❿(　)性嘔吐	消化器	消化器から⓫(　　　　)神経を介して起こる反射的嘔吐	胃炎，肝炎
	舌咽神経三叉神経	口腔や咽頭粘膜刺激により起こる反射的嘔吐	扁桃炎　舌根や咽頭部の⓬(　　　　)的刺激
	前庭器官	前庭器官から前庭神経を介して起こる反射的嘔吐	⓭(　　　　)症候群，中耳炎　乗り物酔い，単純性めまい

解答 ❶咽頭　❷自覚　❸前段階　❹強制　❺延髄　❻中枢　❼第4脳室　❽脳圧　❾自家(自己)　❿末梢　⓫自律　⓬機械　⓭メニエール

基礎問題

1　悪心・嘔吐

次の文章について正しいものに○，誤っているものに×を(　　)内に記入しなさい．

❶(　)脳圧亢進では悪心を伴わない突然の嘔吐が出現する．
❷(　)嘔吐は小腸上部の逆蠕動運動から始まり，続いて胃の緊張が低下する．
❸(　)各種の嘔吐刺激因子は必ず化学受容体誘発帯を経て延髄嘔吐中枢を刺激する．
❹(　)悪心や嘔吐のある場合は必ず仰臥位にて安静を保つ．
❺(　)嘔吐した場合は，まず絶食して原因を追究する．

12 腹痛

〈腹痛〉 腹部領域に感じられる疼痛全般の総称

分類	症状	代表的疾患・症状
❶（　　）痛	胃腸の強い収縮や拡張，炎症によって生じる内臓そのものの痛み	腸閉塞，結石嵌頓→❷（　　）
		急性虫垂炎，急性胆嚢炎→臓器過伸展性疼痛
		胃潰瘍，十二指腸潰瘍→炎症性疼痛
		絞扼性イレウス，腸間膜梗塞→低酸素性疼痛
❸（　　）痛	腹壁の自発痛，圧痛（病変臓器の場所に一致）	急性❹（　　）→ヘッド知覚過敏帯
		❺（　　）症→肩甲骨，肩の痛み
		大腸疾患，尿路疾患，婦人科疾患→❻（　　）
❼（　　）痛	病変臓器と同レベル皮膚知覚領域に出現する痛み	❽（　　）→マクバーニー点，ランツ点
		❾（　　）→ブルンベルグ徴候

解答 ❶内臓　❷疝痛　❸体性　❹膵炎　❺胆石　❻腰痛　❼関連　❽虫垂炎　❾腹膜炎

基礎問題

1　腹痛
次の疾患に出現する代表的な腹痛徴候を下の語群から選び（　）内に記入しなさい（重複有）．
　❶虫垂炎　　　（　　　　　　）
　❷胆嚢炎　　　（　　　　　　）
　❸尿路結石　　（　　　　　　）
　❹腹膜炎　　　（　　　　　　）
　❺膵炎　　　　（　　　　　　）

【語群】
①疝痛　　　　　　②ブルンベルグ徴候　　　③マクバーニー点
④ランツ点　　　　⑤ヘッド知覚過敏帯　　　⑥マルフィー徴候
⑦ローゼンスタイン徴候

演習問題

1　虫垂炎で出現する腹痛徴候について誤っているのはどれか．
　1．ローゼンスタイン徴候　　2．マルフィー徴候　　3．ブルンベルグ徴候
　4．ランツ圧痛点　　　　　　5．マクバーニー圧痛点

13 易感染性

〈易感染性〉 感染に対する❶(　　　　　　)機構が減弱あるいは消失して感染しやすい状態になること

特徴
(1) 感染を繰り返す
(2) 感染が❷(　　　　)化，❸(　　　　)化する
(3) ❹(　　　　)感染を起こす
(4) 感染症状が顕在化する

分類	原因	代表的疾患
非特異的感染	防御機構障害 皮膚や❺(　　　)の障害	皮膚損傷(挫傷)，気道粘膜損傷(慢性気管支炎)
		尿路粘膜損傷(導尿)
	❻(　　　)細胞障害	細菌性感染症(ブドウ球菌性，緑膿菌，腸球菌，カンジダ菌)
特異的感染防御機構障害	体液性免疫不全	グラム陽性化膿性細菌感染症(ブドウ球菌)，❼(　　　　)性感染症(肝炎)
	細胞性免疫不全	細菌性感染症(結核菌)，ウィルス性感染症(ヘルペス)，❽(　　　)感染症(トリコモナス，トキソプラズマ)
	❾(　　　)性免疫不全 自己免疫疾患	❿(　　　)病，膠原病類縁疾患
	腫瘍性疾患	悪性リンパ腫，悪性骨髄腫，全悪性腫瘍
	代謝性疾患	⓫(　　　)病，慢性肝炎，慢性腎不全
	血液疾患	⓬(　　　)病，再生不良性貧血
	感染性疾患	⓭(　　　　　　　　　)
	医原性疾患	放射線照射，抗がん剤投与
	その他	⓮(　　　)者，未熟児

解答 ❶感染防御 ❷重症 ❸遷延(❷❸順不同) ❹日和見 ❺粘膜 ❻食 ❼ウィルス ❽原虫 ❾続発 ❿膠原 ⓫糖尿 ⓬白血 ⓭後天性免疫不全症候群(AIDS) ⓮高齢

演習問題

1 次の易感染性疾患のうち免疫関連疾患でないのはどれか．
 1. 全身性エリテマトーデス　　2. 再生不良性貧血　　3. ベーチェット病
 4. 後天性免疫不全症候群(AIDS)　　5. 多発性筋炎

14 意識障害

〈意識障害〉 知覚，思考，注意，認知，判断，記憶などの❶(　　　　)活動が一過性または持続性に障害された状態

a．意識の覚醒度(意識混濁)による分類
- ①清明：周囲の刺激に正常に反応する状態
- ②❷(　　　　)：種々の刺激に反応し答えるが刺激を除くと再び眠る
- ③❸(　　　　)：強刺激には反応し弱刺激には反応しないが自発運動はみられる
- ④❹(　　　　)：外界の刺激に反応しない状態
  - ⅰ半昏睡：針などの強刺激には反応し深部反射や瞳孔反射も存在するが，尿失禁があり❺(　　　　)運動はほとんどない
  - ⅱ昏睡：❺運動なく筋❻(　　　　)状態，尿糞便失禁があり針刺激にも反応しない
  - ⅲ❼(　　　　)：昏睡状態に加えて深部反射・角膜反射が消失した状態

b．意識混濁による分類

分類	症状	代表的疾患
せん妄	一過性の軽度の意識混濁＋精神❽(　　　　) (不安，恐怖，幻覚，妄想，誤認識，不穏な多動)	アルコール中毒や薬物中毒からの❾(　　　　)期，高齢者
もうろう状態	軽度の意識混濁＋強度の❿(　　　　)狭窄 一過性に判断力や批判力が減少消失した状態	⓫(　　　　) ヒステリー
⓬(　　　　)	軽度の意識障害，失見当識，注意集中困難 記銘力障害，幻視，認知障害 精神活動の全般的な鈍化状態 ⓭(　　　　)があり，困惑，情緒不安定	軽度せん妄，脳の器質的疾患 中毒性疾患，内分泌性疾患 心身症

解答 ❶精神　a❷傾眠　❸昏迷　❹昏睡　❺自発　❻弛緩　❼深昏睡
b❽興奮　❾離脱　❿意識(野)　⓫てんかん　⓬アメンチア　⓭自覚

基礎問題

1 意識障害

次の意識障害について正しい組合せを線で結びなさい．

- ❶せん妄　　　　・　　　　・a ヒステリー
- ❷もうろう状態　・　　　　・b ケトアシドーシス
- ❸アメンチア　　・　　　　・c アルコール中毒離脱期
- ❹傾眠　　　　　・　　　　・d 心身症
- ❺昏睡　　　　　・　　　　・e ナルコレプシー

15 めまい

〈めまい〉 自己あるいは外界の❶(　　　)における異常知覚で，❷(　　　)機能の異常による主観的な❸(　　　)現象と客観的身体現象(平衡感覚障害)

	症状・特徴	障害部位	代表的疾患
回転性めまい（真性めまい）	天井が回る 自分が回る 回転方向は明白で ❹(　　　)の急速相に一致	中枢❺(　　　)障害	脳幹や❻(　　　)の障害（梗塞，出血，腫瘍）てんかん，薬物中毒，多発性硬化症
		末梢❺障害	❼(　　　)症候群，突発性❽(　　　)，内耳炎，前庭神経炎，薬物中毒
非回転性めまい（仮性めまい）	❾(　　　)感 不安定感 動揺感 非❿(　　　)性障害	中枢神経障害	中枢神経障害（脳変性，脳梗塞，脳出血，脳腫瘍），頸髄症
		末梢神経障害	糖尿病性神経障害，⓫(　　　)神経失調症 末梢神経血管圧迫症候群
		循環障害	起立性⓬(　　　)，高血圧
		心因性	⓭(　　　)症候群，神経症
		視性，その他	⓮(　　　)恐怖症，更年期障害

解答 ❶空間　❷平衡　❸心理　❹眼振　❺前庭　❻小脳　❼メニエール　❽難聴　❾浮動　❿前庭　⓫自律　⓬低血圧　⓭過換気　⓮高所

基礎問題

1 めまい

次の文章について正しいものに○，誤っているものに×を(　)内に記入しなさい．

❶(　)メニエール症候群に出現するめまいは，回転性めまいである．
❷(　)突発性難聴に出現するめまいは，非回転性めまいである．
❸(　)起立性低血圧で出現するめまいは，回転性めまいである
❹(　)小脳出血で出現するめまいは，回転性めまいである．
❺(　)高所恐怖症で出現するめまいは，回転性めまいである．

16 頭痛

〈頭痛〉 頭部に感ずる痛みの総称．ほとんどが❶(　　　)痛．頭部筋，筋膜，動静脈，神経，硬膜などの炎症，❷(　　　)障害，❸(　　　)的刺激，化学物質などの刺激により起こる痛み．

発症経過での分類

分類	進行期間	代表的疾患	
❹(　　　)性頭痛	数分～数時間	くも膜下出血，脳出血，❺(　　　)性脳症，急性髄膜炎	
亜急性頭痛	数日～数週間	脳腫瘍，慢性硬膜下血腫，頭蓋内圧亢進症，❻(　　　)炎	
❼(　　　)性頭痛	数ヶ月～数年	発作性反復性	❽(　　　)，脳動静脈奇形，三叉神経痛，片頭痛
		持続性	慢性❾(　　　)炎，頸椎症，心因性頭痛，緊張性頭痛

解答 a ❶深部　❷循環　❸機械
b ❹急　❺高血圧　❻側頭動脈　❼慢　❽てんかん　❾副鼻腔

基礎問題

1 頭痛
次の頭痛について右の語群から適切なものを選択して(　)内に記入しなさい．

a. 急性頭痛　(　　　　)
b. 亜急性頭痛(　　　　)
c. 慢性頭痛　(　　　　)

【語群】
❶脳出血　❷脳動脈奇形　❸脳腫瘍
❹頭蓋内圧亢進症　❺高血圧脳症
❻慢性副鼻腔炎　❼三叉神経痛
❽硬膜下血腫

演習問題

1 急性頭蓋内圧亢進の症状で誤っているのはどれか．
1. 頭痛　2. 嘔吐　3. うっ血乳頭　4. 血圧上昇　5. 頻脈

17 けいれん

〈けいれん〉 発作的に起こる不随意な❶(　　　　　)のこと．

分類		症状	部位	代表的疾患
けいれん	大発作	❷(　　　)性けいれん ❸(　　　)性けいれんに移行 ❹(　　　)障害あり	全身	てんかん
	小発作	前兆なく突然❺(　　　)障害を起こし，その後突然回復する	全身	てんかん
	ジャクソン型	❻(　　　)けいれんが同側の他部位さらに反対側に伝播する．意識障害は無い．全身けいれんに移行時は意識❼(　　　)	局所 ↓ 全身	てんかん
	熱性	5歳以下小児期 38℃以上の発熱による全身性けいれん	全身	発熱
れん縮		舌・舌咽・後頭れん縮	顔面	❽(　　　)，テタニー，狂犬病
		吃逆(しゃっくり)	横隔膜	呼吸中枢刺激，横隔膜刺激
		手足けいれん	四肢	テタニー，❾(　　　)
		弓なり反張	四肢体幹	心因性❿(　　　)，破傷風 狂犬病
クランプ		こむら返り(腓腹筋クランプ)	局所	激しい運動時，多量の発汗後，妊娠中，⓫(　　　)，末梢神経障害
ミオクローヌス		瞬間的な筋けいれんが繰り返し不随意に出現．関節の動きは⓬(　　　)い	全身	中枢神経疾患

解答 ❶筋収縮　❷強直　❸間代　❹意識　❺意識　❻局所　❼消失　❽破傷風　❾過換気症候群　❿ヒステリー　⓫糖尿病　⓬少な

演習問題

1　けいれんについて誤っているのはどれか．
  1. 大発作―――――――――全身性けいれん
  2. 点頭発作――――――――熱性けいれん
  3. ジャクソン型発作――――けいれんの伝播
  4. テタニー――――――――四肢末端けいれん
  5. 破傷風―――――――――強直性けいれん

18 検査所見

1 循環器疾患

疾患		検査	検査所見
循環器疾患	高血圧症	収縮期血圧	軽症 140～❶(　　　) mmHg，中等症 160～179 mmHg 重症❷(　　　) mmHg 以上
	狭心性	心電図	発作時に虚血性の❸(　　　)低下，陰性T波
	心筋梗塞	心電図	ST上昇，異常❹(　　　)波，冠性T波
		血液検査	白血球増加，赤沈亢進
		血清酵素	心筋逸脱酵素(CPK，GOT，LDH，GPT，HBD)上昇
	僧帽弁狭窄症	心音	I音亢進，❺(　　　)開放音
		心電図	僧帽性P波，❻(　　　)細動
	僧帽弁閉鎖不全	心音	全収縮期雑音，I音減弱
		心電図	❼(　　　)性P波，❽(　　　)細動
	特発性心筋症	心音	III音，IV音の❾(　　　)
		心電図	❿(　　　)室肥大，ST-T波の異常，不整脈
		胸部X線	心陰影の拡大
	心筋炎	心電図	⓫(　　　)ブロック，ST異常
		血液検査	⓬(　　　)血球増加，赤沈亢進，CRP(+)，心筋逸脱酵素の上昇
	心内膜炎	血液検査	⓭(　　　)，白血球増加，赤沈亢進，血清蛋白(TP)減少
		心電図	所見なし
	心外膜炎	身体所見	経動脈怒脹，肝腫大，浮腫
		胸部X線	心陰影の⓮(　　　)様拡大
		心電図	ST上昇，T波平定化，T波陰性化，低電位
	⓯(　　　) 四徴症	心音	胸骨左縁の強烈な駆出性収縮期雑音
		心電図	典型的⓰(　　　)肥大所見
		胸部X線	木靴心，ゴルフクラブ型陰影
	不整脈	心室頻拍	P波確認不可，幅広QRS(0.12秒以上)，T波なし
		⓱(　　　)細動	P波，T波，QRS波の区別不可，不規則(無秩序)リズム
		3度房室ブロック	P波とQRS波が無関係，QRS波がP波より数が少ない
		⓲(　　　)細動	P波消失，f波(350～600回/分)出現，QRS波は不規則
		心房粗動	規則正しい異型P波(f波)，QRS波(0.10秒以下)
		⓳(　　　)性期外収縮	洞性P波以外に異所性P波の出現とそれに伴うQRS波
		⓴(　　　)性期外収縮	P波を伴わない幅広QRS(0.12秒以上)
		WPW症候群	PQ短縮(<0.12秒)，δ波出現，幅広QRS(0.10秒以上)

2 呼吸器疾患

疾患	検査	検査所見
肺炎	血液	❶(　　　)増加, CRP(＋), 赤沈亢進 Pa❷(　　　)やや低下, PaO₂低下
肺気腫 (閉塞性換気障害)	血液ガス	初期PaO₂低下, 進行後PaCO₂上昇 ↓ 呼吸性❸(　　　)(血液pH低下)
	肺機能	1秒量❹(　　　), 1秒率低下, 残気量増加 ❺(　　　)増加
慢性気管支炎 (❻(　　　)性 換気障害)	血液ガス	初期PaO₂低下, 進行後PaCO₂上昇 ↓ 呼吸性❼(　　　)(血液pH低下)
	肺機能	❽(　　　)低下, 1秒率低下, 残気量増加 肺コンプライアンス増加
肺線維症 (❾(　　　)性 換気障害)	肺機能	❿(　　　)減少, 全肺気量減少
	血液ガス	Pa⓫(　　　)低下, PaCO₂変化なし
	胸部X線	⓬(　　　)陰影, 小粒状陰影
	血液検査	赤沈亢進, 高γ-グロブリン, ⓭(　　　)上昇 白血球上昇
肺塞栓症 (⓮(　　　)障害)	心電図	右軸偏位 肺性⓯(　　　)波の出現→肺高血圧による右心負荷
	血液検査	赤沈亢進, 白血球増加, LDH上昇
過呼吸症候群	血液ガス	PaO₂正常, PaCO₂ 35 Torr以下に低下 ↓ 呼吸性⓰(　　　)(pH7.45以上)

解答　1 ❶159　❷180　❸ST　❹Q　❺僧帽弁　❻心房　❼僧帽　❽心房
❾亢進　❿左　⓫房室　⓬白　⓭貧血　⓮水がめ　⓯ファロー　⓰右室
⓱心室　⓲心房　⓳上室　⓴心室
2 ❶白血球　❷CO₂　❸アシドーシス　❹低下　❺肺コンプライアンス　❻閉塞
❼アシドーシス　❽1秒量　❾拘束　❿肺活量　⓫O₂　⓬すりガラス様(蜂巣状)
⓭LDH　⓮肺循環　⓯P　⓰アルカローシス

3 消化器疾患

疾患		検査	検査所見
消化器疾患	胃潰瘍	X線造影	❶(　　　　　)像，彎入像，クローバー像
	十二指腸潰瘍	内視鏡	❷(　　　　　)状の円形・卵円形像，白色または淡緑色
	胃がん	X線造影	陥没型の❸(　　　　)欠損
	十二指腸がん	内視鏡	腫瘤の観察
	虫垂炎	理学所見	圧痛点，筋性防御，❹(　　　　　　)徴候 ローゼンスタイン徴候
		血液検査	❺(　　　　)増加，CRP増加，赤沈亢進
	腸閉塞(イレウス)	腹部X線	(立位，側臥位撮影)小腸ガス多量，ニボー(鏡面像)観察
		血液検査	血清蛋白上昇，❻(　　　　　　)低下 ヘマトクリット値上昇
	大腸がん	X線造影	❼(　　　　)欠損(アップルコア)，大腸壁の不整
		内視鏡	隆起，ポリープの観察

4 血液造血疾患

疾患		検査	検査所見
血液造血疾患	鉄欠乏性貧血	血液検査	❶(　　　　)減少，フェリチン低下，血清鉄低下貧血
	再生不良性貧血	血液検査	貧血，赤血球，白血球，血小板のすべて❷(　　　)
	急性白血病	血液検査	❸(　　　　)白血病細胞の増加
		骨髄検査	骨髄過形成，白血球❹(　　　)球増加，赤芽球減少 巨核球減少
		生化学	❺(　　　　)上昇，LDH上昇

5 代謝性疾患

疾患		検査	検査所見
代謝性疾患	糖尿病	血液検査	血糖値上昇，❶(　　　　　)低値，血中ケトン体上昇
		尿検査	尿糖出現，尿中❷(　　　　)上昇
	高脂血症	血液検査	❸(　　　　)時血清コレステロール値上昇 空腹時中性脂肪値上昇
	痛風	血液検査	❹(　　　　)値上昇

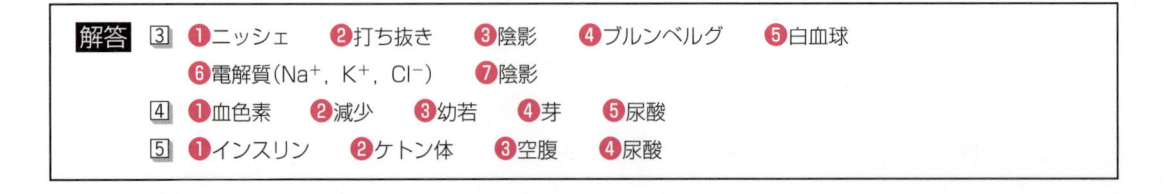

解答 ③ ❶ニッシェ ❷打ち抜き ❸陰影 ❹ブルンベルグ ❺白血球 ❻電解質(Na$^+$, K$^+$, Cl$^-$) ❼陰影
④ ❶血色素 ❷減少 ❸幼若 ❹芽 ❺尿酸
⑤ ❶インスリン ❷ケトン体 ❸空腹 ❹尿酸

6　肝・胆・膵疾患

	疾患	検査	検査所見
肝・胆・膵疾患	肝疾患	A型肝炎	生化学	GOT❶(　　　)，GPT上昇(GOT＜GPT) 血清❷(　　　)上昇，血清膠質反応上昇
			血液検査	白血球やや減少，リンパ球増加，❸(　　　)リンパ球出現
		B型肝炎	生化学	GOT上昇，GPT上昇(GOT＜GPT)，血清ビリルビン上昇 血清膠質反応はA型肝炎より低い
			血液検査	❹(　　　)抗原の確認
		C型肝炎	生化学	GOT，GPT，血清ビリルビン，血清膠質反応すべて軽度上昇
		肝硬変症	生化学	GOT，GPTは正常またはやや上昇(GOT＞GPT) 血清膠質反応高値 血清❺(　　　)減少，❻(　　　)上昇
			血液検査	白血球❼(　　　)，血小板減少，貧血
		肝がん	生化学	❽(　　　)の上昇，その他は肝硬変と同様
			画像診断	腹部X線，CT，MRIで欠損像の確認
		肝膿瘍	生化学	GPT上昇，❾(　　　)上昇，LDH上昇
			血液検査	白血球増加，赤沈亢進，貧血
	胆疾患	胆石症	生化学	ALP上昇，LAP上昇，❿(　　　)上昇，血清ビリルビン上昇
			画像診断	超音波断層検査で⓫(　　　)確認
		胆嚢がん	血液検査	多核球増多，赤沈亢進，貧血，血清ALP上昇，γ-GTP上昇 血清ビリルビン上昇
	膵臓疾患	急性膵炎	血液検査 生化学	白血球増加，血清⓬(　　　)上昇，尿アミラーゼ上昇 血清⓭(　　　)上昇，血清エステラーゼ上昇 一過性の高血糖，血清Ca低下，血清K上昇
		膵がん	尿検査	⓮(　　　)陽性
			血液検査	膵酵素(アミラーゼ，エステラーゼ)上昇

解答 6　❶上昇　❷ビリルビン　❸異形　❹HBs　❺総蛋白　❻γ-グロブリン　❼減少　❽α-フェトプロテイン　❾ビリルビン　❿γ-GTP　⓫結石　⓬アミラーゼ　⓭リパーゼ　⓮ビリルビン

7　内分泌疾患

	疾患		検査	検査所見
内分泌疾患	下垂体前葉	低下 低身長，二次性徴（－）	血液検査	❶（　　　　　）ホルモン低下 黄体形成ホルモン低下 卵胞刺激ホルモン低下
		亢進 巨人症，末端肥大症，クッシング症候群	血液検査	❷（　　　　）ホルモン増加
	甲状腺	亢進 バセドウ病	血液検査	血清❸（　　　　　　　）値低下 アルカリフォスファターゼ上昇 サイロキシン上昇
		低下 橋本病	血液検査	赤沈亢進，❹（　　　　　　）増加
	副腎皮質	亢進 クッシング症候群	血液検査	血清❺（　　　　　　）上昇
		低下 機能低下症	血液検査	血清コルチゾール低下

8　泌尿器疾患

	疾患		検査	検査所見
泌尿器疾患	感染症	腎盂腎炎	尿検査	❶（　　　　）数の増加
		膀胱炎	尿検査	蛋白尿，白血球，赤血球，細菌を認める
	慢性腎不全		尿検査	尿素窒素上昇，❷（　　　　　　）上昇，尿酸上昇
			血液検査	カリウム上昇，❸（　　　　　）値上昇，マンガン上昇

9　膠原病

	疾患	検査	検査所見
膠原病	関節リウマチ	血液検査	赤沈亢進，CRP上昇，γ-グロブリン上昇 ❶（　　　　　　）因子陽性
	全身性エリテマトーデス	血液検査	赤沈亢進　❷（　　　　　）上昇
		尿検査	❸（　　　）尿

解答
7　❶成長　❷成長　❸コレステロール　❹γ-グロブリン　❺コルチゾール
8　❶細菌　❷クレアチニン　❸リン酸
9　❶リウマトイド　❷γ-グロブリン　❸蛋白

基礎問題

1　消化器疾患と肝・胆・膵疾患の検査所見

次の文章を読んで，正しいものには○，誤っているものには×を（　）内に記入しなさい．

❶（　）胃がん，大腸がんのX線所見では陰影の欠損が見られる．
❷（　）虫垂炎では赤血球の増加が見られる．
❸（　）腸閉塞では血清蛋白の低下と電解質の上昇が見られる．
❹（　）A型肝炎ではGOT値がGPT値より高値を示す．
❺（　）HBs抗原陽性を認めるのはC型肝炎である．
❻（　）肝硬変ではγ-グロブリンが上昇する．
❼（　）急性膵炎では血清リパーゼが減少する．

演習問題

1　アルコール性肝炎の検査所見で誤っているのはどれか．
1. 血清ビリルビンの増加
2. 血清GOTの増加
3. 血清γ-GTPの増加
4. 白血球の増加
5. 血漿アルブミンの増加

2　呼吸器疾患で正しいのはどれか．
1. 閉塞性換気障害では肺活量比が低下する．
2. 拘束性換気障害では1秒率が低下する．
3. ナルコーシスは低CO_2血症で生じる．
4. Hugh-Jonesの分類は呼吸困難の程度を示す．
5. 過呼吸症候群では高CO_2血症となる．

3　心電図所見で誤っているのはどれか．
1. 心房細動ではP波は消失する．
2. 心房細動ではR−R間隔が不規則である．
3. 2段脈は2個の期外収縮が連続して出現することをいう．
4. 心室性期外収縮では変形したQRSがみられる．
5. 第1度房室ブロックではP−R間隔が延長する．

引用文献

第1章 呼吸器疾患

1) 松村讓兒：イラストで学ぶ解剖学．医学書院，1999, p84, 一部改変．
2) Inglis JK・中村隆一監訳：人間生物学－解剖学と生理学の理解のために．三輪書店，1998.
3) 中村隆一・齊藤 宏・長崎 浩：基礎運動学5版．医歯薬出版，2002, p256, 図4-23, 一部改変．
4) 古賀俊彦：ポケット版EBM呼吸ケアハンドブック．照林社，1998, p74, 図26, 一部改変．
5) 五幸 恵：病態生理できった内科学（Part1）．改訂第3版，医学教育出版社，p234, 図264, 一部改変．
6) 福原裕三・高杉佑一：よくわかる内科．金原出版，1990, p15, 図2, 一部改変．
7) 福原裕三・高杉佑一：よくわかる内科．金原出版，1990, p11, 図2, 一部改変．
8) 五幸 恵：病態生理できった内科学（Part1）．改訂第3版，医学教育出版社，p235, 図265, 一部改変．
9) 春日 猛・松原 修：新編臨床検査講座20 病理学／病理検査学，医歯薬出版，p92, 図3-10, 一部改変．
10) 福原裕三・高杉佑一：よくわかる内科．金原出版，1990, p24, 図1, 一部改変．
11) 芳賀敏彦：最新看護セミナー2 呼吸管理ハンドブック．第2版，メディカルフレンド社，1988, p167-189, 一部改変．

第2章 循環器疾患

1) 河野邦雄・伊藤隆造・堺 章：解剖学．社団法人東洋療法学校協会編，医歯薬出版，2003, p169, 図5-9, 一部改変．
2) 河野邦雄・伊藤隆造・堺 章：解剖学．社団法人東洋療法学校協会編，医歯薬出版，2003, p169, 図5-10, 一部改変．
3) 松村讓兒：イラスト解剖学．3版，中外医学社，2002, p217.
4) 佐藤達夫・苫米地孝之助・五島孜郎：解剖生理学．医歯薬出版，2003, p134, 図8-6.
5) 中野昭一・國分眞一郎：図説ヒトのからだ．医歯薬出版，1998, p72.
6) 貴邑冨久子・根来英雄：シンプル生理学．改訂第4版，南江堂，1999, p223, 図10-14.
7) 宮本昭正・水島 裕：今日の内科学．3版増補版，医歯薬出版，1995, p67, 図1-36.
8) 河野邦雄・伊藤隆造・堺 章：解剖学．社団法人東洋療法学校協会編，医歯薬出版，2003, p165, 図5-6.
9) Luisada, 1965より改変：上田英雄・他編，内科学．第4版，朝倉書店，1988, p119-139.
10) 福原裕三・高杉佑一：よくわかる内科．金原出版，1990, p45, 図2, 一部改変．
11) 福原裕三・高杉佑一：よくわかる内科．金原出版，1990, p47, 図1, 2, 3, 一部改変．
12) 須階二朗・岡村哲夫：エッセンシャル循環器病学．第Ⅱ版，医歯薬出版，1993, p245, 255, 257.
13) 奈須田鎮雄・武村啓住・大久保圭子：PTマニュアル 循環器疾患の理学療法学．第2版，医歯薬出版，2002, p112, 115, 120.
14) 須階二朗・岡村哲夫：エッセンシャル循環器病学．第Ⅱ版，医歯薬出版，1993, p293, 図13-3.
15) 大成浄志：PT・OT標準理学療法学・作業療法学 内科学．医学書院，2000, p100, 図46, 一部改変．

第3章 消化器疾患

1) Ann B.McNaught,Robin Callander・青山弘訳：イラスト生理学．新装版，総合医学社，1988, p58.
2) 島田眞久：看護学生のための自己学習 解剖生理学．改訂3版，金芳堂，1999, p114.
3) 金子丑之助（原著）・金子勝治・穐田真澄（改訂）：日本人体解剖学下巻．改訂19版，南山堂，2000, p317, 図2-81, 一部改変．
4) 中野昭一：図説からだの仕組みと働き．第2版，

医歯薬出版，1997, p74, 図Ⅰ-47.
5) 清水勘治：人体解剖学ノート．改訂第5版，金芳堂，1997, p144.
6) 小幡邦彦：新生理学．第3版，文光堂，2000, p433, 図15-42, 一部改変．
7) 高久史磨・尾形悦郎・他（監修）：新臨床内科学．第8版，医学書院，2002, p855, 図7-37, 一部改変．
8) 高久史磨・尾形悦郎・他（監修）：新臨床内科学．第8版，医学書院，2002, p856, 図7-38, 一部改変．
9) 高久史磨・尾形悦郎・他（監修）：新臨床内科学．第8版，医学書院，2002, p959, 図7-143, 一部改変．

第5章　内分泌性疾患

1) 中野昭一・國分眞一郎：図説ヒトのからだ．医歯薬出版，1998, p234, 図ｘⅴ-1, 一部改変．
2) 入来正躬・外山敬介：生理学．文光堂，1996, p266, 図-3.

第6章　泌尿器疾患

1) Inglis JK・中村隆一監訳：人間生物学—解剖学と生理学の理解のために．三輪書店，1998, 一部改変．
2) 佐藤達夫・苫米地孝之助・五島孜郎・奥平進之：解剖生理学．医歯薬出版，1987, p176, 図10-5, 一部改変．
3) 岩瀬善彦・森本武利：やさしい生理学．改訂第4版，南江堂，2000, p82, 図6-3, 一部改変．
4) 五幸　恵：病態生理できった内科学（Part1）．改訂第3版，医学教育出版社，p76, 図48, 一部改変．

第7章　血液・造血性疾患

1) 福原裕三・高杉佑一：よくわかる内科．金原出版，1990, p187, 図3, 一部改変．
2) 福原裕三・高杉佑一：よくわかる内科．金原出版，1990, p189, 図3, 一部改変．
3) 福原裕三・高杉佑一：よくわかる内科．金原出版，1990, p191, 図2, 一部改変．
4) 福原裕三・高杉佑一：よくわかる内科．金原出版，1990, p205, 図1, 一部改変．

第8章　免疫関連性疾患

1) 井村裕夫・他：わかりやすい内科学．第2版，文光堂，2002, p326, 図-11
2) 井村裕夫・他：わかりやすい内科学．第2版，文光堂，2002, p311, 図-18
3) 井村裕夫・他：わかりやすい内科学．第2版，文光堂，2002, p334, 図-20

解答集

1) 古賀俊彦：ポケット版EBM呼吸ケアハンドブック．照林社，1998, p72, 図26, 一部改変．
2) 松村讓兒：イラスト解剖学．3版，中外医学社，2002, p219, 一部改変．
3) 五幸　恵：病態生理できった内科学（Part1）．改訂第3版，医学教育出版社，p29.
4) 齊藤宗靖・他：心臓病の運動療法．中外医学社，1994, p106.
5) 齊藤宗靖・他：心臓病の運動療法．中外医学社，1994, p106.

索引

和文

あ
RI 検査法 39
アドレナリン 112, 125
アナフィラキシーショック 173
アフタ 83
アミノ酸 112
アミノ酸代謝酵素 97
アメンチア 224
アラニン 112
アルコール性肝炎 99
アルコール性肝硬変 99
アルコール性肝障害 99
アルドステロン 125
アンドロゲン 125
アンドロゲン分泌促進 25
亜硝酸剤 44
亜硝酸薬の効果 42
悪性関節リウマチ 180
悪性貧血 161, 162
悪性リンパ腫 94, 94, 167
悪玉コレステロール 108
圧受容器反射 35

い
イソフラボン 121
イチゴ舌 83
イチゴゼリー状便 79
イレウス 92
インスリノーマ 115
インスリン 74, 112, 125
インスリン療法 114
インターフェロン治療 98
インフルエンザ 19
インフルエンザ脳炎 192
Ⅰ型(閉経後)骨粗鬆症 121
1型糖尿病 13
1秒率 7
1秒量 7
1回換気量 7
一次記憶 200

一次止血障害 168
一次性食欲不振 80
一次性食欲不振症 220
胃 72
胃液 76
胃潰瘍 87
胃がん 88
胃-大腸反射 76
胃切除後症候群 88
易感染性 223
意識障害 12, 203, 224
意識の覚醒度 224
痛み 204
咽頭 71

う
ウィルソンの中心電極 37
ウェゲナー肉芽腫症 180
右冠状動脈 33
右室肥大 52
右心不全 49
右房室弁 32
運動負荷心電図試験 38, 42

え
ACE 阻害剤投与 53
A-C(大動脈-冠動脈)バイパス術 45
A 型急性肝炎 97
A 群溶連菌感染と心障害 176
A(a)細胞 74
H_2 ブロッカー 84, 87
HDL コレステロール 117
HLA 抗原 181
LDL コレステロール 117
MRSA 肺炎 19
X 線造影 230
エイズウィルス 184
エコノミークラス症候群 64
エストロゲン 121, 121
エバンス症候群 169
エプスタイン症候群 57

エリスロポイエチン 145
嚥下性肺炎 19
嚥下反射 76

お
悪心 80, 221
横隔神経 4
横隔膜 4, 5
横隔膜呼吸 26
嘔吐 80, 221
温度覚 198

か
γ-GTP 99
γ-グルタミルトランスペプチダーゼ 99
カリニ肺炎 19
カルシウム 121
カルシトニン 125
カルチノイド 94
カルチノイド腫瘍 95
かかりつけ医 196
加圧酸素ボンベ 25
過呼吸症候群 20, 211, 212
過敏性腸症候群 94
下垂体 125
仮性球麻痺 211
仮性憩室 85
仮性めまい 225
鵞口瘡 83
画像検査 81
画像診断 231
介護支援サービス 195
介護支援専門員 196
介護保険 195
疥癬 188
疥癬虫 188
回旋枝 33
回転性めまい 225
解糖 110
潰瘍好発部位 88

索引

潰瘍性大腸炎　93
解離性大動脈瘤　65
外肋間筋　5
喀血　213
褐色細胞腫　139
川崎病　181
肝炎ウィルス　97
肝がん　100
肝硬変　99
肝腫大　51
肝臓　74
肝臓がん　100
冠拡張剤　44
冠危険因子　44
冠状動脈　33
換気量の異常　212
間欠性跛行　65
間質性肺炎　14, 17, 23
感染経路　188
感染源　189
感染症　188
感染性腸炎　91
感染性肺疾患　19
感染防御機構障害　223
乾性咳嗽　14
関連痛　78, 222
浣腸　92
眼球突出　133

き

気管支　2
気管支拡張症　27
気管支喘息　14, 27
木靴心　56
起座呼吸　48
基準電極　37
騎乗大動脈　55
機能的残気量　7, 8
偽性副甲状腺機能低下症　137
偽ポリポーシス　93
偽膜性腸炎（大腸）　91
逆流性食道炎　84
嗅覚低下　198
急性胃炎　87
急性骨髄性白血病　165
急性腎不全　149
急性膵炎　105
急性頭痛　226

急性腸炎　91
急性白血病　165
急性腹膜炎　80
急性リンパ性白血病　165
球麻痺　211
虚血性心疾患　42
巨人症　130
巨赤芽球性貧血　89
狭心症　42
胸痛　210
経皮経管冠動脈形成術　45
強皮症　175
胸部X線　228
鏡面形成像　92
局所性浮腫　217
菌交代現象　19
菌交代現象　189

く

クーリー貧血　161
クスマウル大呼吸　212
クッシング症候群　130, 139
クボステック徴候　137
クラインフェルター症候群　141
クランプ　227
クルーケンベルグ腫瘍　88
クレチン病　133, 134
クロム親和性細胞由来腫瘍　139
クローン病　93
グッドパスチャー症候群　182
グルカゴン　74, 112, 125
グレーブス病　133
口すぼめ呼吸　26

け

ケアマネジメント　196
ケアマネジャー　196
ケトーシス　113
ケトン体　110
ケルニッヒ徴候　190
ケント束　58
けいれん　227
げっぷ　80
下血　78
下痢　79
経口血糖降下剤療法　114
頸静脈怒張　51
劇症肝炎　98

血球　158
血漿　158
血清アミラーゼ　105
血清酵素　228
血清酵素の経時変化　43
血清フェリチン　162
血栓性静脈炎　65
血糖値　112
血圧　228
血液ガス　229
血液検査　228
血液の比重　158
血液の分類　158
血尿　146
血友病　168, 169
血友病A　169
血友病B　169
結節性多発動脈炎　176
健康寿命　195
検査所見　228
原発性アルドステロン症　139

こ

ゴットロン徴候　176
コルチゾール　125
コレステロール系結石　102
5大徴候　133
5徴候　216
呼吸異常　212
呼吸器感染症　190
呼吸困難　211
呼吸困難症状　211
呼吸細気管支　2
呼吸性アシドーシス　12
呼吸性アルカローシス　12
呼吸リズムの異常　212
呼吸リハビリテーション　26
鼓腸　80
抗凝血薬　45, 53
抗結核薬の三者併用療法　95
抗原抗体反応　127, 173
抗利尿ホルモン　125
抗利尿ホルモン　130
口腔　71
高血圧性腎症　153
高コンプライアンス　9
高脂血症　117
高炭酸ガス血症　12

高炭酸ガス血症　23
高尿酸血症　119
高齢者　194
高齢者の看護と介護　196
高齢者の保健と福祉　196
膠原病　62
膠原病類縁疾患　180
甲状腺　125
甲状腺がん　134
甲状腺クリーゼ　133
甲状軟骨　2
拘束性換気障害　8, 17, 211
拘束性肺疾患　17
後天性免疫不全症候群　184
口内炎　83
項部硬直　190
興奮（刺激）伝導系　34
後葉　125
強直性脊椎炎　180
骨芽細胞　121
骨髄　158
骨髄移植　165
骨髄検査　230
骨粗鬆症　121
骨粗鬆症の原因　121
米のとぎ汁様　79
混合性換気障害　8

さ

サイトメガロウイルス　184
サイロキシン　125
サラセミア　161, 161
さじ様爪　162
3主徴　139
三次記憶　200
三尖弁　32, 32, 57
左室肥大　52
左心不全　48
左房拡大　52
左房室弁　32
嗄声　133
細気管支　2
細菌尿　46
細胞性免疫　173
再生不良性貧血　161, 163
最大吸気量　7
在宅O_2療法　15
在宅酸素療法　25

産科医の手位　137
酸素供給装置　25
酸素濃縮装置　25
残気量　7, 8

し

Ca拮抗剤　42
Ca拮抗薬　44
Ca製剤　136
CO_2ナルコーシス　12, 15
C型急性肝炎　98
シェーグレン症候群　83, 180
シモンズ病　130
シャルコーの三徴　102
シュテルンベルグ細胞　167
シュニッツラー転移　88
ショック　216
ショック症状　173
ショック分類　216
ジギタリス剤　50
じん肺　14
十二指腸潰瘍　87
子癇　154
糸球体腎炎　153
糸球体ろ過作用　145
糸球体ろ過量　147
止血　168
脂質　109
脂質の種類　117
脂肪肝　99
視床下部症候群　129
自然気胸　20
自己抗体　182
自己免疫異常　133
自己免疫疾患　182
指尖のチアノーゼ　15
紫斑病　168
視力低下　198
湿性咳嗽　14
湿性ラ音　48
若年関節リウマチ　180
主観的運動強度　22
主細胞　72
腫瘍マーカー　100, 151
収縮輪　73
終末細気管支　2
宿主の感染防衛機能　188
常染色体優性遺伝　61

除菌　87
徐睾術　151
助産婦の手位　137
消化液のまとめ　76
消化管運動のまとめ　76
消化管ポリポーシス　93
消化器系の解剖生理学　70
消化器系の神経支配　75
消化酵素　74
小球性低色素性貧血　161
小(肺)循環　36
小腸　72
上室性期外収縮　58
上皮小体　125
食道　71
食道アカラシア　84
食道下部括約筋(LES)圧の低下　84
食道がん　84
食道憩室　85
食道静脈瘤　84
食道無弛緩症　84
食道裂孔ヘルニア　85
食欲不振　80, 80, 220
心エコー　39
心音　38, 228
心音の聴取部位　38
心外膜　32
心外膜炎　62
心カテーテル法　39
心悸亢進　214
心筋逸脱酵素　43
心筋炎　61
心筋梗塞　43
心筋シンチグラム　39
心筋層　32
心血管性高血圧　67
心室細動　58
心室性期外収縮(3連発)　58
心室中隔欠損　55
心臓形成　55
心臓神経　35
心臓の酸素消費量　33
心臓の自動性　34
心臓反射　35
心タンポナーデ　49
心電図　37, 228
心電図の経時変化　43
心内膜　32

心内膜炎　62
心拍出量　36
心拍数減少因子　35
心拍数増加因子　35
心不全　48
心弁膜疾患　51
心弁膜症　53
心房細動　58
心房粗動　58
心房中隔欠損　55
神経性高血圧　67
真性憩室　85
真性めまい　225
身体所見　228
身体診察　81
診断の11基準　177
診断の7基準　177
浸透圧性下痢　79
新ボルグ・スケール　22
腎移植　149
腎盂腎炎　154
腎血流量の自己調節　147
腎小体　144
腎性高血圧　67
腎臓の解剖　144
腎臓の作用　145

す
スパイログラム　7
スパイロメトリー
スパイロメーター　7
頭痛　226
膵液　76
膵がん　106
膵臓　74，74
膵島　74，125
水牛様脂肪沈着　130
水腎症　147
睡眠時無呼吸症候群　212
髄膜炎　190
髄膜刺激症状　191

せ
ゼンカー憩室　85
せん妄　203，224
生化学　230
生活習慣病　48
生活の質　195

生理的加齢変化　199
生理的狭窄部位　71
生理的老化　194
正球性正色素性貧血　161
正常止血の機序　168
成人型スティル病　180
成人T細胞性白血病　167
性腺分化異常　141
成長ホルモン　125
赤沈　159
赤血球　158
赤血球増加症　164
赤血球沈降速度　159
赤血球の大きさ　161
赤血球容積率　159
摂食中枢　129
舌　71
舌炎　83
舌がん　83
潜函病　64
疝痛　78，222
先天性心疾患　55
先天性風疹症候群　191
潜伏感染　189
腺房細胞　74
前室間枝　33
前葉　125
前立腺がん　151
前立腺肥大症　151
全身易疲労感　219
全身倦怠感　219
全身性エリテマトーデス　175，176
全身性浮腫　217
全身疲労感　219
全人間的・包括的医療　195
全肺気量　7
全肺容量　7
善玉コレステロール　108
蠕動運動　73

そ
ソマトスタチン　74，125
総鉄結合能　162
僧帽弁　32
僧帽弁狭窄症　51
僧帽弁閉鎖不全　52
掻痒　164
塞栓子　64

蹲踞姿勢　56

た
WPW症候群　58
ターナー症候群　141
ターミナルケア　196
ダンピング症候群　88
多血症　164
多尿　130，147
多発性筋炎　176
唾液　76
唾液腺　71
体位トレナージ　15
体位排痰法　15，27
体液性免疫　173
体温の日内変動　218
体温の分類　218
体性痛　222
代謝　108
大球性正色素性貧血　161
大十二指腸乳頭　74
大(体)循環　36
大静脈うっ血　51
大腸　72
大腸がん　94
大腸の構造　73
大動脈圧　36
大動脈炎症候群　65，66，180
大動脈騎乗　55
大動脈内バルーンパンピング法　45
大動脈弁　32，32
大動脈弁狭窄症　52
大動脈弁閉鎖不全　53
大動脈瘤　65
第3度房室ブロック　58
高安動脈炎　65，180
脱水　203
胆管がん　103
胆汁　76
胆石症　102
胆石症の疝痛　102
胆石の嵌頓　102
胆嚢　74
胆のうがん　103
短環フィードバック　126
短期記憶　200
単純ヘルペス　188
蛋白質　109

索引

蛋白尿　146
蛋白漏出性胃腸症　95
短絡　56

ち
チアノーゼ　215
チェーンストークス呼吸　20
チェーン・ストークス呼吸　212
地中海性貧血　161
中隔欠損　55
中枢神経系感染症　190
中枢性嘔吐　221
中枢性チアノーゼ　215
虫垂炎　72, 92
腸液　76
腸結核　95
腸閉塞　80, 92
超音波検査　39
蝶形紅斑　176
長環フィードバック　126
長期記憶　200

つ
痛覚　198
痛風　119
痛風発作の特徴　119

て
TCAサイクル　110
Tリンパ球　172
ディスコイド疹　176
テタニー　136
デルタ波　58
てんかん　227
低血糖症　115
低血糖症状　115
低血糖の症状　113
低コンプライアンス　9
低酸素血症　12, 23
低炭酸ガス血症　12
低張尿　130
鉄芽球　162
鉄欠乏性貧血　89, 161, 162

と
トルーソー徴候　137
トレッドミル試験　42
吐血　78, 213

糖質　109
糖質コルチコイド　112
糖質コルチコイド　112
糖新生　112
糖尿病性ケトアシドーシス　113
糖尿病性神経障害　114
糖尿病性腎症　114
糖尿病性網膜症　114
糖負荷試験　113
透析　114
透析療法　149
動悸　214
動脈管　56
動脈管開存症　56
動脈血ガス分圧　22
動脈血酸素分圧　12, 22
動脈血炭酸ガス分圧　12, 22
洞結節　34
洞調律　53
洞不全症候群　59
特発性血小板減少性紫斑病　169
特発性心筋症　61
突発性食道破裂　85

な
ナチュラルキラー細胞　172
内視鏡　230
内視鏡検査　81
内臓痛　222
内分泌性高血圧　67
内分泌腺　124
内分泌細胞群　74
内肋間筋前部　5

に
II型(老人性)骨粗鬆症　121
ニトログリセリン製剤　42
二ボー　92
ニューモシスチス・カリニ肺炎　184
2型糖尿病　113
二次止血障害　168
二次性食欲不振　80
二次性食欲不振症　220
日本人の平均寿命　194
日常生活活動　195
尿検査　230
尿細管での再吸収　146
尿酸　119

尿中アミラーゼ　105
尿の成分　145
尿崩症　130, 154
尿路結石　154
尿路結石・結晶の特徴　154
妊娠中毒症　153

ね
ネガティブフィードバック機構　126
ネフローゼ　153
粘液水腫　133
粘液水腫　134
粘血便　79

の
ノルアドレナリン　125
脳炎　190
膿尿　146

は
バセドウ病　133
バゾプレッシン　125, 130
バージャー病　65
バビンスキー徴候　90
バルサルバ現象　45
バンコマイシン　91
パンチドアウト像　119
ばち指　15
播種性血管内凝固症候群　159
波状熱　167
肺活量　7
肺がん　20
肺気腫　9, 15
肺機能　229
肺結核　19
肺結核後遺症　23
肺高血圧症　63
肺コンプライアンス　9
肺水腫　9
肺性心　25, 63
肺線維症　9, 14, 17
肺塞栓　64
肺塞栓症　20
肺動脈狭窄症　56
肺動脈弁　32, 32
肺胞　2
肺理学療法　15
敗血症　190

排尿障害　204
排便反射　76
廃用症候群　205
橋本病　133
白血球の種類　158
白血病　165
発熱　218
発熱疾患　218
発熱物質　218
％肺活量　7
汎血球　163
半月弁　32, 32, 32

ひ

B型急性肝炎　98
B(β)細胞　74
Bリンパ球　172
ピーク・フロー　9
ヒス束　34
ヒゼンダニ　188
ビタミンD　121
ビタミンDの活性化　145
ビタミンDの活性障害　136
ヒト免疫不全ウイルス　184
ヒュー・ジョーンズの分類　22
ビリルビン系結石　102
びまん性汎細気管支炎　27
非回転性めまい　225
非加熱血液製剤　169
非感染性腸炎　91
皮膚筋炎　175, 176
日和見感染症　189
必須アミノ酸　108, 109
標的器官　126
病原性微生物　188
病原体の菌力　188
病の老化　194
貧血の判定基準　161

ふ

ファロー四徴症　55
ファンコニ貧血　163
フィブリノイド変性　175
フェルティ症候群　180
ブラ　20
ブルンベルグ徴候　78, 92
プルキンエ線維　34
ブレブ　20

フロー　8
フローボリューム曲線　9
フローボリュームループ　9, 9
ブロック　59
プロトンポンプ阻害剤　84
プロラクチン　125
不安定狭心症　45
不関電極　37
不顕性感染　98, 189, 189
不整脈　58, 228
浮腫　217
副細胞　72
副腎髄質　125
副腎皮質　125
腹痛　78
腹部X線　230
腹部膨満感　80
腹膜刺激症状　92, 92
腹膜刺激徴候　78
腹筋群　5
振子運動　74
分節運動　74
分泌器官　126

へ

β酸化系　110
β遮断剤　42, 44
ベインブリッジ反射　35
ベーチェット病　175, 180
ヘッド知覚過敏帯　78
ペニシリン　176
ヘマトクリット値　159
ヘモグロビンA_{1c}　113
ヘリオトロープ疹　176
ヘリコバクター・ピロリ　87
ベルクロ ラ音　17
平滑筋肉腫　94
閉塞性換気障害　8, 211
閉塞性血栓血管炎　65
壁細胞　72
弁形成術　53
弁置換術　53
弁閉鎖不全　57
便秘　79

ほ

ホジキン細胞　167
ホジキン病　167

ボタロー管　56
ボルグ・スケール　22
ホルター心電図法　38
補体　173
蜂窩肺　17
蜂巣肺　17
放散痛　43
傍糸球体細胞　145
房室結節　34
乏尿　147
発作性上室性頻拍　58
発作性心室性頻拍　58
本態性高血圧　67

ま

マクバーニー点　72
マクロファージ　172
マスター2階段試験　42
マルファン症候群　66
マロリー・ワイス症候群　85
末梢性嘔吐　221
末梢性チアノーゼ　215
末端肥大　130
末端肥大症　130
満月様顔貌　139
慢性胃炎　87
慢性肝炎　98
慢性気管支炎　14, 16
慢性呼吸不全　23
慢性骨髄性白血病　166
慢性三大合併症　114
慢性腎不全　149
慢性膵炎　105
慢性頭痛　226
慢性肺気腫　14
慢性閉塞性肺疾患　15, 23
慢性リンパ性白血病　166
満腹中枢　129

み

ミオクローヌス　227
味覚低下　198
脈なし病　180

む

ムコ蛋白　134
無気肺　27
無酸素的解糖過程　110

無尿 147
胸やけ 80

め
メチシリン耐性黄色ブドウ球菌 191
メチシリン耐性黄色ブドウ球菌の感染 19
メッケル憩室 78, 95
メドゥサの頭 99
メルゼブルグ三徴 133
めまい 204, 225
免疫 172
免疫グロブリン 172
免疫不全 184

も
もうろう状態 224
門脈圧亢進症 99

や
やせ（痩） 129

ゆ
有酸素的酸化過程 110
誘導脂質 109

よ
予備吸気量 7
予備呼気量 7

ら
ライター症候群 180

ランゲルハンス島 74, 125
ランツ点 72

り
リウマチ 175
リウマチ熱 62, 177
リウマトイド因子 182
リポ蛋白 108
理学所見 230
利尿剤 50
輪状軟骨 2

る
るいそう（羸痩） 129
類線維素性変性 175

れ
レイノー現象 176
レイノルドの五徴 102
レニン 145
れん縮 227

ろ
ロキタンスキー憩室 85
ローゼンスタイン徴候 92
濾胞 134
濾胞がん 134
濾胞腺腫 133
老化 194
老化現象 194
老眼 198
老人性難聴 198

老年期疾患 195
老年期疾患のまとめ 207
老年症候群 203
蝋様皮膚 133
肋間膜 4

わ
ワーファリン 45, 53

欧文
ADL 195
AIDS 184
ASD 55
ATL 167
Ca 121
CMV 184
CT 39
HIV 184
IABP 45
Ig 172
IHD 42
MRCP 81
MRI 39
MRI 81
MRSA 191
$PaCO_2$ 12, 12
PSA 151
PTCA 45
QOL 195
TIBC 162
Torr 12
VSD 55

【編者略歴】

中島雅美（なかしま まさみ）
- 1956年　福岡県に生まれる
- 1978年　九州リハビリテーション大学校卒業
　　　　　福岡大学病院リハビリテーション科
- 1980年　筑後川温泉病院理学診療科
- 1981年　つくし岡本病院理学診療科
- 1983年　西日本リハビリテーション学院専任教員
- 1992年　西日本リハビリテーション学院教務課長
- 1996年　放送大学教養学部入学「発達と教育」専攻
- 2000年　放送大学教養学部卒業
- 2001年　熊本大学大学院自然科学研究科入学
- 2006年　九州中央リハビリテーション学院理学療法学科長

松本貴子（まつもと たかこ）
- 1965年　熊本県に生まれる
- 1987年　西日本リハビリテーション学院卒業
　　　　　成尾整形外科病院理学診療科
- 1990年　熊本博愛病院
- 1993年　西日本リハビリテーション学院専任教員
- 1994年　熊本学園大学社会福祉学部Ⅱ部社会福祉学科入学
- 1998年　熊本学園大学社会福祉学部Ⅱ部社会福祉学科卒業
- 2006年　九州中央リハビリテーション学院専任教員

中嶋淳滋（なかしま じゅんじ）
- 1966年　熊本県に生まれる
- 1993年　熊本大学医学部卒業
- 1998年　熊本西日本病院内科
　　　　　西日本リハビリテーション学院非常勤講師
- 2000年　熊本大学第3内科
- 2001年　南大牟田病院内科（兼任）
- 2005年　医療法人社団聖和会宮本内科副院長
- 2006年　医療法人福田会福田医院副院長

PT・OT基礎から学ぶ内科学ノート（解答集つき）
ISBN978-4-263-21151-9

2003年11月10日　第1版第1刷発行
2008年 1月20日　第1版第4刷発行

編　者　中島雅美
　　　　松本貴子
発行者　大畑秀穂
発行所　医歯薬出版株式会社
〒113-8612　東京都文京区本駒込1-7-10
TEL. (03) 5395—7628（編集）・7616（販売）
FAX. (03) 5395—7609（編集）・8563（販売）
http://www.ishiyaku.co.jp/
郵便振替番号 00190-5-13816

乱丁，落丁の際はお取り替えいたします．　　印刷・真興社／製本・明光社
© Ishiyaku Publishers, Inc., 2003. Printed in Japan　［検印廃止］

本書の複製権・翻訳権・上映権・譲渡権・貸与権・公衆送信権（送信可能化権を含む）は，医歯薬出版㈱が保有します．

JCLS　＜日本著作出版権管理システム委託出版物＞
本書の無断複写は，著作権法上での例外を除き禁じられています．複写される場合は，そのつど事前に日本著作出版権管理システム（FAX.03-3815-8199）の許諾を得てください．

●この1冊で合格を確実に！定評ある医歯薬出版の国家試験問題集!!

第38-42回 理学療法士・作業療法士 国家試験問題 解答と解説 2008 CD-ROM付（第29-41回を収録）

■医歯薬出版 編　■B5判　588頁　定価6,300円（本体6,000円 税5%）　ISBN978-4-263-21453-4

●第38〜42回（平成19年3月実施分まで）の国家試験全問題と解答・解説を収載．問題に即した簡潔な解説を読むことで，短時間で知識の整理ができる．国家試験出題基準に準拠した新分類，実地問題だけを選択できる機能の第29〜41回分のCD-ROM付．2009年版は2008年6月発売の予定．

●図表で理解する国家試験対策の決定版参考書！

理学療法士・作業療法士 国家試験必修ポイント 共通問題 基礎医学

■医歯薬出版 編　■B5判　256頁　定価3,990円（本体3,800円 税5%）　ISBN978-4-263-21281-3

●共通問題の基礎医学が図と表で理解できる国試対策の決定版．解剖生理1（植物機能），解剖生理2（動物機能），運動学の過去問題と必須ポイントを収録．合格のための学習テクニック，出題傾向と対策の要点，基礎医学自己評価テストも収載．2色刷り．

理学療法士・作業療法士 国家試験必修ポイント 共通問題 臨床医学

■医歯薬出版 編　■B5判　372頁　定価4,200円（本体4,000円 税5%）　ISBN978-4-263-21282-0

●共通問題の臨床医学が図と表で理解できる国試対策の決定版．病理学，整形外科学，臨床神経学，内科学，精神医学，臨床心理学，人間発達学・小児科学，リハビリテーション医学，リハビリテーション概論の過去問題と必須ポイント．出題傾向と対策の要点，臨床医学自己評価テストも収載．2色刷り．

●図表で理解する国家試験対策の決定版参考書！

理学療法士・作業療法士 国家試験必修ポイント 理学療法 基礎編

■医歯薬出版 編　■B5判　338頁　定価4,410円（本体4,200円 税5%）　ISBN978-4-263-21299-8

●大好評の理学療法士・作業療法士の国家試験対策参考書．理学療法の基礎に焦点を絞り問題を抽出して分かりやすくポイントを把握しやすいように解説．合格のための学習テクニック，出題傾向と対策の要点，自己評価テストなども盛り込んで内容の充実をはかっている．

理学療法士・作業療法士 国家試験必修ポイント 理学療法 疾患別編

■医歯薬出版 編　■B5判　336頁　定価4,410円（本体4,200円 税5%）　ISBN978-4-263-21303-2

●定評ある理学療法士・作業療法士の国家試験対策シリーズ参考書．「理学療法」問題のうち疾患別編に焦点を絞り問題を抽出してポイントを把握しやすいように解説．合格のための学習テクニック，出題傾向と対策の要点，自己評価テストなども盛り込んで内容を充実させた．

●弊社の全出版物の情報はホームページでご覧いただけます．http://www.ISHIYAKU.co.jp/

医歯薬出版株式会社／〒113-8612 東京都文京区本駒込1-7-10／TEL. 03-5395-7610　FAX. 03-5395-7611

2007年10月作成.IS

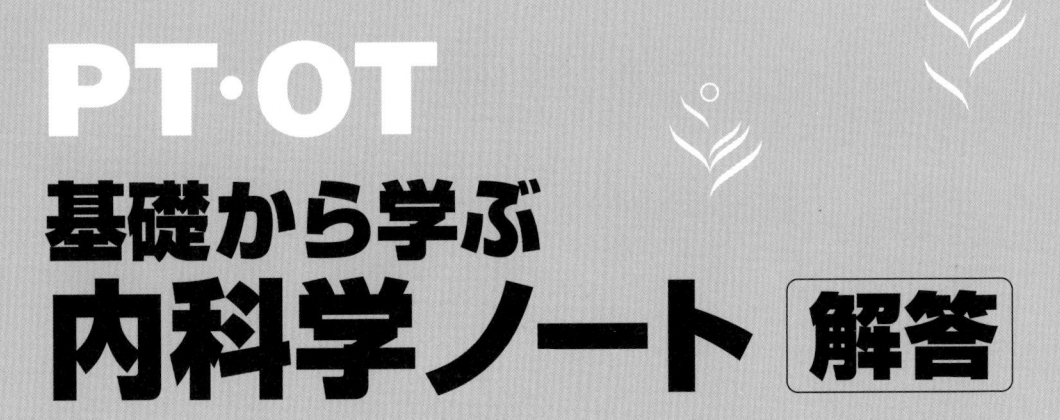

PT・OT 基礎から学ぶ 内科学ノート 解答

医歯薬出版株式会社

第1章　呼吸器疾患

1　呼吸器の解剖生理学

基礎問題
1. 呼吸器の解剖生理
   a. ❶ 終末細　❷ 呼吸細　❸ 肺胞
   b. ❹ 右　❺ 左
   c. ❻ 酸素　❼ 二酸化炭素
   d. ❽ 上　❾ 下
解説…d. 上気道は鼻腔・口腔・喉頭部をいい，下気道は気管〜終末細気管支までをいう．

演習問題
1. 解答…4
解説…ウ．気管は上方では第6,7頸椎の高さで始まり，正中線に沿って垂直に下降する．
　　　エ．左右気管支は第4,5胸椎の高さで分岐する．
2. 解答…2
解説…ア．右肺の肺容量は全肺容量の55%を占める．
　　　オ．右肺は10区域，左肺は8区域に分けられる．
3. 解答…5
解説… 1. 下気道は気管から終末細気管支までをいう．
　　　 2. 気管は第6〜7頸椎の高さで始まる．
　　　 3. 左右気管支は第4,5胸椎の高さで分枝する．
　　　 4. 気管は壁内には骨組織を含まない．U字型の軟骨組織が取り囲んでいる．

2　呼吸の運動学

基礎問題
1. 呼吸の運動学
   a. ❶ 横隔膜　❷ 外　❸ 肺　❹ 受動　❺ 内　❻ 腹
   b. ❼ 下　❽ 1・2　❾ 横隔膜
   c. ❿ 静脈　⓫ 酸素　⓬ 二酸化炭素
   d. ⓭ 動脈　⓮ 酸素　⓯ 二酸化炭素

演習問題
1. 解答…1
解説…ア．横隔膜は呼吸運動において最も重要な役割を果たす吸息筋である．
　　　イ．外肋間筋と内肋間筋前部線維が主として吸気に，内肋間筋横・後部線維が強制呼気に働く．
2. 解答…3
解説… 1. 胸腔の左右方向への拡大は下位肋骨運動である．
　　　 2. 胸腔の前後方向への拡大は上位肋骨運動である．
　　　 4. 外肋間筋が収縮すれば胸腔は拡大する．
　　　 5. 内肋間筋が収縮すれば胸腔は縮小する．
3. 解答…4
解説… 4. 外肋間筋は吸気時に働く．

3　肺機能検査

基礎問題
1. 成人の肺機能
   ❶ 15〜17　❷ 500　❸ 3000〜4000
   ❹ 2000〜3000　❺ 予備呼気量
   ❻ 予備吸気量(❺・❻ 順不同)
2. 肺機能と検査
   ❶ ×　❷ ○　❸ ×　❹ ○　❺ ×
   解説
   ❶ 最大吸気位から努力呼息を行った場合に最初の1秒間で呼出した量のことを1秒量といい，この1秒量の肺活量に対する比率を表したものが1秒率である．
   ❷ 残気量は，最大呼出後に肺に残った量をいい，スパイロメーターでは測定できない．
   ❸ 1秒率が70%以下の場合が閉塞性換気障害である．
   ❹ フローボリューム曲線は末梢気道閉塞を検出する検査である．

〈フローボリューム曲線による末梢気道閉塞の見分け方(下図)〉

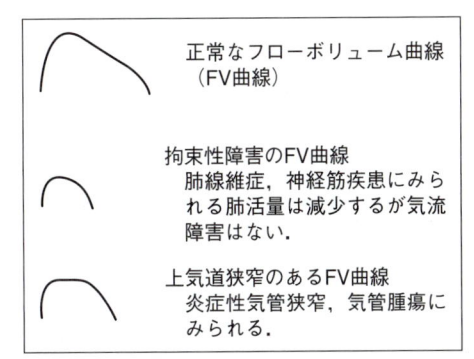

正常なフローボリューム曲線
　(FV曲線)

拘束性障害のFV曲線
　肺線維症，神経筋疾患にみられる肺活量は減少するが気流障害はない．

上気道狭窄のあるFV曲線
　炎症性気管狭窄，気管腫瘍にみられる．

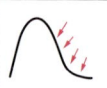

慢性気管支炎型のFV曲線
50％VC以下でフローは上に向かって凹を呈する．各気管支肺胞単位が次々に気流を途絶させている．

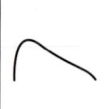

喘息患者に見られるFV曲線
全体的なフローの低下があり，肺活量もやや減少する．初期のピークフローの突出が肺気腫ほど尖鋭ではない．呼気の初期相から気流障害が強く，中〜大気管支まで内腔狭窄していることが推定される．

高度な肺気腫にみられるFV曲線
ピークフロー部分は尖鋭な山を呈する．呼気の初期からEPPより中枢側の気管支の狭窄あるいは閉塞が推定されるFV曲線．分泌物の増加した喘息患者でもこの型のFV曲線を呈する．

（古賀，ポケット版 EBM 呼吸ケアハンドブック，1998[1]）

❺ 肺のコンプライアンスが低下すると，肺が伸びにくくなるため吸気量が減少する．その結果，肺活量が減少する．肺線維症や胸郭形成術後に起こる．

演習問題

1. 解答…5
解説…エ．肺活量である
　　　オ．全肺気量である

2. 解答…1
解説…全肺気量は，肺活量＋残気量であり，残気量はスパイロメーターでは測定できない．ガス希釈法で測定する．

3. 解答…1
解説… 1．安静時1回換気量は500ml前後である．
　　　 2．呼吸に関してガス交換にあずからないスペースを死腔という．

4. 解答…3
解説…正常な場合の1秒率は80〜95％である．

5. 解答…4
解説…図Aは閉塞性換気障害のときのフローボリューム曲線である．閉塞性換気障害の理学療法は気道抵抗を減少させ，換気効率を改善することを目的とし，リラクセーション，呼吸訓練（腹式呼吸，口すぼめ呼吸），呼吸筋の強化などの運動療法が行われる．呼吸訓練では，呼気をゆっくり長く行うように指導する．決して強制呼気による素早い呼息を行わせてはいけない．

4　動脈血ガス分析

基礎問題

1．呼吸機能評価
　a．解答…❶○ ❷○ ❸× ❹× ❺○

解説
❶ 1回換気量は，500mlで，正常値を示している．
❷ 1秒率は70％以下の場合が閉塞性換気障害である．90％は正常
❸ $PaCO_2$の正常範囲は35〜45Torrで，90Torrは，高炭酸ガス血症の状態である．
❹ PaO_2は，80〜95Torrが正常であり，60Torrは，呼吸不全の状態である．
❺ 細胞外液のpHの正常値は，7.36〜7.44である．呼吸異常による換気低下で$PaCO_2$が60Torr以上になった場合pH＜7.36となり，呼吸性アシドーシスという状態になる．逆に換気亢進によって$PaCO_2$が20Torr以下になった場合pH＞7.44となり，この状態を呼吸性アルカローシスという．

2．低酸素血症
❶ 60　❷ 傾眠　❸ 40　❹ 30

演習問題

1. 解答…3
解説…イ．$PaCO_2$の正常値は35〜45Torrである．
　　　ウ．pHの正常値は7.36〜7.44である．

2. 解答…3
解説… 3．糖尿病などのように呼吸の異常がなく糖代謝が不十分な場合，多量の酸（H^+）が血中に増加した場合を代謝性アシドーシスという．この場合pHが低下するため呼吸中枢が刺激され過呼吸を起こし，CO_2が呼出されpHの変化が少なくてすむように代償される．

3. 解答…5
解説… 5．過換気により肺胞気$PaCO_2$が低下し結果的に動脈血中の酸（H^+）が正常値以下に減少した状態は呼吸性アルカローシスである．

5 閉塞性換気障害

基礎問題
1. 肺気腫
 a. ❶○ ❷× ❸○ ❹× ❺○
 解説 ❶ 樽状胸郭
   胸郭の形態がまるでビア樽に似ていることからこの名称がつけられた.

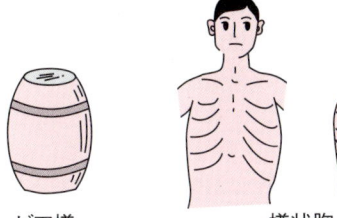

 ビア樽　　　　樽状胸
 ・正常胸郭：前後径＜横径,
   肋骨傾斜角度約45度
 ・樽状胸郭：肺気腫の代表的所見
   前後径＝横径,
   肋骨傾斜角度の水平化→肺の過膨張
 ❷ 肺気腫の場合は労作性呼吸困難となる.
 ❹ 感染や炎症を起こさない限り発熱することはない.

慢性肺気腫の理学所見
・視診：チアノーゼ, ばち指, 樽状胸郭, 口すぼめ呼吸
・打診：鼓音　肺肝境界の低下(X線所見)
・聴診：呼吸音減弱, 呼気延長, ラ音

2. 換気障害
 ❶○ ❷× ❸○ ❹○ ❺○
 解説 ❶ 閉塞性換気障害では1秒率が70％以下になる.
 ❷ 慢性肺気腫では右心不全を起こし, 結果としてうっ血性心不全を呈する.
 ❸ 肺炎では肺胞の炎症により換気不全を起こし, 結果として動脈血中酸素濃度が減少する.
 ❹ 高炭酸ガス血症により中枢神経障害を起こし意識障害, 昏睡を呈する. これを CO_2 ナルコーシスという.
 ❺ 慢性気管支炎では換気血流分布異常により低酸素血症を起こす. その結果, 15％前後に右室肥大を起こすことがある.

演習問題
1. 解答…4
 解説…1. 閉塞性換気障害では1秒率が低下する.
 2. 拘束性換気障害では肺活量比が低下する.
 3. CO_2 ナルコーシスは高炭酸ガス血症で生じる.
 4. Hugh-Jones の分類は呼吸困難の程度を示すものである.

 〔Hugh-Jones の分類〕
 ① Grade 1：(正常)同年齢の健康人と同様に仕事ができて, 歩行, 階段昇降も健康人と同じにできる.
 ② Grade 2：(軽度の息切れ)平地では健康人と同様に歩行ができるが, 坂や階段は健康人並みには登れない.
 ③ Grade 3：(中程度の息切れ)平地でさえ健康人並みには歩けないが, 自分のペースなら1.6km以上歩ける.
 ④ Grade 4：(高度の息切れ)休み休みでなければ45mも歩けない.
 ⑤ Grade 5：(極めて高度の息切れ)話をしたり, 衣服を脱いだり, 身のまわりのことをするにも息切れがする. ほとんど寝たきり.

 5. 過呼吸症候群は過換気症候群とも呼ばれる通り, 過換気の状態になるので, 血中 CO_2 濃度はむしろ低下する.

6 拘束性換気障害

基礎問題
1. 拘束性換気障害
 ❶× ❷○ ❸○ ❹× ❺× ❻×
 解説 慢性気管支炎, 肺気腫, 無気肺, 気管支喘息は閉塞性換気障害である.

2. 換気障害
 ❶ 1秒率 ❷ ％肺活量 ❸ 拘束性 ❹ 混合性

演習問題
1. 解答…5
 解説…5. 肺気腫は閉塞性換気障害である.
2. 解答…4
 解説…4. 肺気腫は閉塞性換気障害の代表的疾患である.

8 その他の肺疾患

演習問題

1. 解答…3

解説…自然気胸は，何らかの原因で肺胞及び臓側胸膜に穴があき，胸腔内に空気が漏れ出した状態をいう．感染の合併症などがなければ熱は出ない．

2. 解答…4

解説…チェーンストークス呼吸は，脳の低酸素状態や器質的障害により呼吸中枢の感受性が低下しているときに起こる．肝不全の場合は低酸素とはならないのでチェーンストークス呼吸は出現しない．

9 呼吸不全

基礎問題

1. 呼吸不全
   ❶× ❷○ ❸× ❹○ ❺○

   解説 ❶ 動脈血ガス分析は呼吸不全の診断において必要である．
   ❸ 動脈血酸素分圧は60Torr以下が診断基準である．

2. 低酸素血症
   ❶× ❷○ ❸○ ❹× ❺○

   解説

   ──〈低酸素血症の症状〉──
   代謝性アシドーシスを起こす．過換気，頻脈，血圧上昇，血中ヘモグロビン増加，頭痛，チアノーゼなど

演習問題

1. 解答…3

解説…イ．治療法としては① 原因対策，② 気道確保，③ 全身管理である．
ウ．診断基準は動脈血酸素分圧が60Torr以下である．

11 呼吸リハビリテーション

基礎問題

1. 呼吸器疾患とリハビリテーション
   ❶イ ❷カ ❸ア，オ，キ ❹ウ
   ❺エ，ク ❻ア，オ，キ ❼ア，オ，キ
   ❽イ，カ，キ ❾カ ❿イ，ケ

   解説 ネブライザーとは吸入療法に用いる装置のことで，薬液と送気を衝突させて霧状にして噴霧する．

2. 慢性閉塞性肺疾患とリハビリテーション
   ❶○ ❷○ ❸× ❹○ ❺○ ❻×
   ❼× ❽× ❾× ❿○

演習問題

1. 解答…3

解説…イ．口すぼめ呼吸では口をすぼめて呼息するため気道内圧が高くなり気道閉鎖が改善されて気道虚脱が起きにくくなる．結果として，換気量を増加させることができるので，慢性閉塞性肺疾患に有効である．
ウ．正常では胸腔内圧が陰圧であるため肺胞は膨張している．気胸においては肺胞が破裂しているため，レスピレーター（陽圧酸素療法）や口すぼめ呼吸は胸腔内を陽圧にし，肺を急激に萎縮させて呼吸困難を助長する．ゆえにこれらの療法は禁忌である．
エ．口すぼめ呼吸は気道内圧を高めた状態でゆっくりと呼息するので，最後まで呼出することができて機能的残気量（安静呼吸の呼気終末において肺内に残存している空気量）は減少する．
オ．吸気では口を閉じて鼻吸気を行う．

2. 解答…3

解説… 1. 肺気腫患者にピークフロー値を大きくする目的で短時間最大呼息を行わせるとすぐに気道の閉塞が起こり呼吸困難を助長するので禁忌である．
2. 肺気腫は慢性閉塞性換気障害なので%肺活量は正常範囲である．
3. 肺気腫は慢性閉塞性換気障害なので気道閉塞が起こりやすい．ゆえに口すぼめ呼吸でゆっくりと呼息を行い，気道内圧を高くして気道虚脱を抑制する．
4. 肺理学療法では息切れに注意しながら最大酸素摂取量（VO_2max）の40〜60%（Borgスケール：ややきつい，心拍数：100〜120）を運動負荷量とする．
5. PaO_2が60Torrで酸素飽和度（SpO_2）は約90%となり，これ以上が正常状態である．ゆえに肺理学療法のSpO_2の指標は90%以上とする．

3. 解答…1
解説…1. 酸素吸入患者でもゴミ，ホコリを避けて作業を設定する．
　　　3. ろうそく吹きは口すぼめ呼吸と同じ効果がある．
　　　5. 木工作業中はマスクを使用してゴミ，ホコリを避ける．

4. 解答…4
解説…4. 人工呼吸器からの離脱は，人工呼吸器装着期間が長ければ長いほど困難である．

──人工呼吸器の適応──
① 低酸素血症（PaO_2＜60Torr）
② $PaCO_2$＞50Torr，pH7.25以下
③ TV（1回換気量）＜150ml
④ f＜5またはf＞30（f＝呼吸数）
⑤ 呼吸抑制，意識状態の低下
⑥ 循環不全，ショック状態，重篤な不整脈

5. 解答…2
解説…ア．慢性閉塞性肺疾患の呼吸理学療法では口すぼめ呼吸を行い，呼気時間の延長をはかる．
　　　イ．慢性閉塞性肺疾患の呼吸理学療法では呼吸困難を呈するので起座呼吸を行わせる．
　　　ウ．胸鎖乳突筋は胸式呼吸における吸息補助筋である．
　　　エ．下葉に痰を認める場合は座位ではなく，背臥位または腹臥位で体幹から下肢を頭部より挙上位にした体位排痰法を行う．

6. 解答…5
解説…1. 拘束性換気障害は％肺活量は低下するが，1秒率は正常値の疾患であり，口すぼめ呼吸は気道内圧を高めて気道を拡張し1秒率をあげるための呼吸法なので拘束性換気障害に対しては適応外である．
　　　2. 慢性肺気腫は閉塞性換気障害であるためゆっくりとした呼出で口すぼめ呼吸を行い気道を拡張させる．
　　　3. 自覚的運動強度の新ボルグ指数（10段階）では「やや強い＝4」より，ボルグ指数（20段階）では13より低い運動負荷で行う．

新ボルグ・スケール

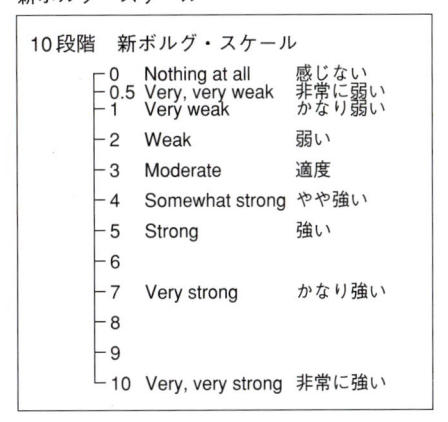

10段階　新ボルグ・スケール		
0	Nothing at all	感じない
0.5	Very, very weak	非常に弱い
1	Very weak	かなり弱い
2	Weak	弱い
3	Moderate	適度
4	Somewhat strong	やや強い
5	Strong	強い
6		
7	Very strong	かなり強い
8		
9		
10	Very, very strong	非常に強い

　　　4. 無酸素性作業閾値（AT）とは運動強度がある水準以上になった場合に，酸素供給が需要に追いつかず無酸素エネルギーが使われ，その結果，血中乳酸が急激に増え始める運動負荷の強度をいう．ゆえに運動負荷はAT以下で行う．

7. 解答…5
解説…5. 上―下葉区（S_6）体位排痰法は腹臥位で腹部の下に枕を入れる．

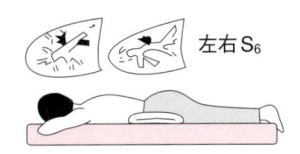

左右S_6

8. 解答…3
解説…3. 肺気腫患者の入浴は低温で長湯を避け，下半身浴が望ましい．

9. 解答…4
解説…4. 4の図は両側下葉S^8の排痰体位である．右下葉S^9の場合は，頭部を低くした右上側臥位とする．

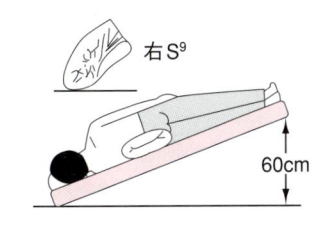

右S^9

60cm

第2章　循環器疾患

1　循環器の解剖生理学

[基礎問題]

1. 酸素摂取量の決定因子

❶○　❷○　❸×　❹○　❺○

[解説]
・左室駆出率＝1回拍出量／拡張終期容積のことで，左心機能の指標として使われる．
・酸素摂取量は心拍出量×動静脈酸素較差で表され，心拍出量は心拍数×1回拍出量で表される．心係数は心拍出量を単位体表面積当たりで表したものである．

2. 心拍数を増加させる因子

❶×　❷○　❸○　❹×　❺×　❻×

[解説] 心拍数を変化させる要因について以下の表を参照．

心拍数増加因子	心拍数減少因子
・動脈，左心室，肺循環に存在する圧受容器の興奮減弱	・動脈，左心室，肺循環に存在する圧受容器の興奮増加
・心房性伸長受容器の活動増加	・呼　息
・吸　息	・恐　怖
・興奮性情動	・悲　哀
・憤　怒	・三叉神経痛覚線維の刺激
・強い疼痛刺激	・頭蓋内圧上昇
・低酸素症	
・身体運動	
・ノルアドレナリン	
・アドレナリン	
・甲状腺ホルモン	
・発　熱	
・ベインブリッジ反射	

(星，他，医科生理学展望，1988)

3. 血圧，心音図，心電図

❶駆出　❷拡張　❸Ⅰ　❹大動脈　❺左室　❻左房

[演習問題]

1. 解答…1

解説…回旋枝は左冠状動脈から分枝し，左心室側壁から左心室後壁を栄養する．

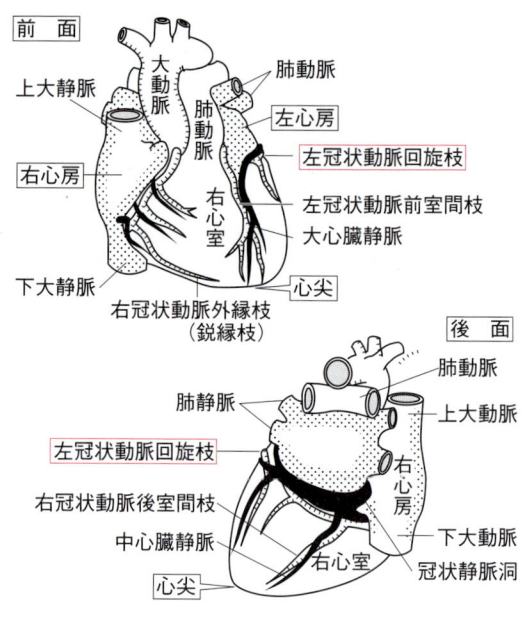

(松村，イラスト解剖学[2])

2. 解答…3

解説…3. 皮膚の軸索反射のことで毛細血管拡張作用がある．収縮ではない．

3. 解答…5

解説…エ．❸は最も多く栄養分を含む静脈（門脈）である．
　　オ．❹は最も多く老廃物を含んだ動脈である．

4. 解答…1

解説…1. アドレナリン，ノルアドレナリンともに血圧上昇作用があり，ノルアドレナリンのほうが血圧上昇作用は強い．（アドレナリン，ノルアドレナリンの作用については次ページ表を参照．）

2. カルシトニンは甲状腺傍濾胞細胞から放出されるホルモンで血中Ca^+低下作用がある．

3. テストステロンは精巣のライディッヒ細胞から分泌されるC_{19}ステロイドホルモン（アンドロゲン）で，①ウォルフ管への分化作用　②精子形成作用　③蛋白同化作用　④思春期外生殖器の発達作用がある．

4. エストロゲンは卵胞，黄体，胎盤から放出される C_{18} ステロイドホルモン(エストラジオール，エストロン，エストリオール)で，① 子宮内膜肥厚，子宮筋収縮促進　② 思春期外生殖器の発達　③ 卵胞成熟促進　④ 二次性徴に関与　⑤ 甲状腺機能亢進，骨 Ca^+ 代謝亢進作用がある．
5. プロラクチンは下垂体前葉から放出される単純蛋白ホルモンで，① 乳腺の発達と乳汁産生作用　② 黄体刺激作用　③ 生殖機能の抑制作用がある．

〈アドレナリンとノルアドレナリンの作用〉

カテコールアミン系	ノルアドレナリン	アドレナリン
産生部位	交感神経末端 副腎髄質	副腎髄質
標的器官	①血管平滑筋 ②消化管，気管支，子宮平滑筋	①血管平滑筋 ②全身細胞 ③肝臓
作用	①血管収縮作用，収縮期血圧・拡張期血圧ともに上昇，熱放散の抑制 ②消化管，気管支，子宮などの平滑筋の弛緩	①血管の収縮・弛緩両作用，収縮期圧の上昇，拡張期圧の下降，熱放散の抑制 ②熱産生作用 ③グリコーゲンの分解とグルコースの放出 ④脂肪の分解と遊離脂肪酸の放出
相違点	末梢血管作用が強い	心臓促進作用，血糖上昇作用が強い

5. 解答…2
解説…心拍数の求め方
　① 簡便法
　　心電図検査では，25 mm/秒の速度で測定用紙の紙が送られる．よって心電図上での太い黒線間の距離は，1/300 分(60/300 秒＝0.2 秒)ということになる．

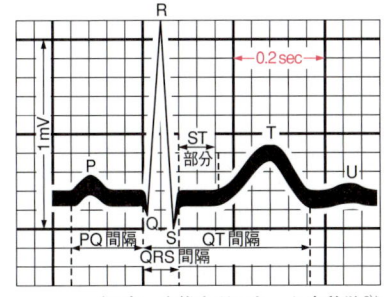

(五幸，病態生理できった内科学[3])

心拍数を求める場合，P 波〜P 波や R 波〜R 波，T 波〜T 波というように，目安となる波形から次の波形までに目をつける．一般的に波形が鋭利な R 波〜R 波を見ると，1/300 分が 4 つあるので 1/300×4＝4/300＝1/75 分，つまり R 波〜R 波まで 1/75 分で進むということなので 1 分間では 75 拍の心拍数となる．

　　　　　　　　　　　　答 75 拍

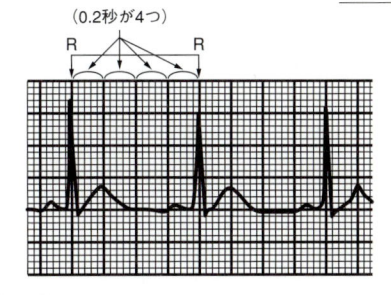

② 計算法
　上述より，R 波〜R 波まで 1/300 分(つまり 0.2 秒)が 4 つなので，0.2 秒×4＝0.8 秒，1 分は 60 秒なので，60 秒÷0.8 秒＝75

　　　　　　　　　　　　答 75 拍

2 虚血性心疾患

基礎問題

1. 虚血性心疾患
　❶× ❷○ ❸○ ❹○ ❺○
　❻× ❼× ❽×

解説　❶ 安静時に起こる狭心症発作を安静時狭心症という．
　❻ 亜硝酸剤(ニトログリセリン)は狭心症の発作時に有効である．
　❼ 安静時狭心症は冠攣縮によるものである．β 遮断剤は冠攣縮を悪化させることがあり適応とならない．
　❽ 急性心筋梗塞の胸痛発作は 30 分〜数時間に及ぶ場合がある．胸痛が一過性であるのは狭心症である．

演習問題

1. 解答…3
解説…1. 狭心症は発作の起こり方で　① 労作性狭心症，② 安静時狭心症，③ 異型狭心症，④ 不安定狭心症に分類される．定型的な狭心症は労作性狭心症をいい，安

静時には症状が無く,労作(運動負荷)時に症状が出現し,心電図上に異常を示す.
2. ニトログリセリン舌下投与による冠動脈拡張で安定する.
3. 心筋梗塞への移行率は5年で約25%,10年で約45%程度.適切な処置を行えば心筋梗塞への移行を予防することができる.
4. 狭心症の疑いがある場合は運動負荷試験としてマスターの2階段試験,トレッドミル試験,自転車エルゴメーター試験等を行う.
5. 重篤な不整脈や合併症のない狭心症の生存率は,1年後約96%,5年後約82%で,予後は良い.

2. 解答…5
解説… 1. 急性心筋梗塞の危険因子は高血圧,高脂血症,高尿酸血症,肥満,喫煙,ストレスなどである.
2. 冠状動脈の閉塞または狭窄により心筋が壊死した状態を心筋梗塞という.
3. 心筋梗塞の主症状は,胸痛,胸部絞扼感などである.
4. 心電図異常として異常Q波,陰(冠)性T波,ST上昇,不整脈などが出現する.
5. 急性心筋梗塞を起こした場合,24時間以内に血清クレアチンキナーゼ(CKまたはCPK)値は正常範囲を逸脱し急増する.

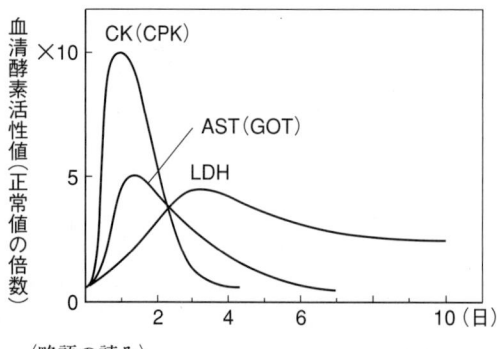

〈略語の読み〉
・CK:クレアチンキナーゼ
・CPK:クレアチンフォスフォキナーゼ
・AST:アスパラギンアミノトランスフェラーゼ
 GOT:グルタミン酸オキサロ酢酸トランスアミナーゼ
・LDH:乳酸脱水素酵素

3. 解答…1

疾患	診断基準
心筋梗塞	CPK(クレアチンフォスフォキナーゼ),AST(GOT),HBD,LDH,CRP,血沈値
痛風	尿酸
膵疾患	アミラーゼ,リパーゼ,トリプシン,エラスターゼ1
肝疾患	AST(GOT),ALT(GPT),LDH,血清γグロブリン
腎疾患	血清クレアチニン,尿素窒素(BUN),C反応性蛋白(CRP)

〈略語の読み〉
・HBD:ヒドロキシ酪酸脱水素酵素
・CRP:C反応性蛋白
・ALT:アラニンアミノトランスフェラーゼ
 GPT:グルタミン酸ピルビン酸トランスアミナーゼ

4. 解答…4
解説…一般的に虚血性心疾患の患者が社会復帰する場合,日常生活活動で許可されるのは4～5 METSまでである.テニスは6～7 METS,ジョギングは7～8 METSである.METSは安静座位での酸素摂取量を1 METとして決められた運動強度の単位のことで,年齢40歳,体重70kgの男性を基準として作られている.1 MET=3.5ml/min/kg.

METS表			
<軽度の労作>	(METS)		(METS)
パン焼き	2.0	楽器演奏	
ビリヤード	2.4	フルート	2.0
本の出し入れ(書棚)	2.2	ピアノ	2.3
カヌー遊び	2.5	トランペット	1.8
オーケストラ指揮	2.2	ヴァイオリン	2.6
ダンス(スローテンポ)	2.9	バレーボール(非試合)	2.9
ゴルフ(カート)	2.5	歩行(2マイル/時)	2.5
乗馬(歩行)	2.3	筆記,執筆	1.7
<中等度の労作>	(METS)		(METS)
ゲートボール	3.0	芝刈り	3.0
サイクリング(レジャー)	3.5	水泳(ゆっくり)	4.5
庭の手入れ	4.4	歩行(3マイル/時)	3.3
ゴルフ(カートなし)	4.9	歩行(4マイル/時)	4.5
<強度の労作>	(METS)		(METS)
バドミントン	5.5	なわ飛び	12.0
サイクリング(中等度)	5.7	スキー(水上または滑降)	6.8
アイススケート	5.5	サーフィン	6.0
ジョギング(1マイル/10分)	10.2	水泳(速い)	7.0
空手,柔道	6.5	テニス(ダブルス)	6.0

(斉藤,他,心臓病の運動療法,1994[4])

5. 解答…3
解説…ア.CPK(CK)クレアチンキナーゼは骨格筋,心筋,神経に多く含まれる酵素で,急性

心筋梗塞，ミオパチーの診断に用いられ，値が大きいと梗塞範囲は広い．
イ．入院期間の短縮化で合併症のない心筋梗塞患者の入院期間は4〜5週．
ウ．安静背臥位は1 MET以下である．
エ．いきみを伴う排便では心負荷が上昇，再梗塞の原因となりうる．
オ．精神的不安に対する心理的サポートは重要である．（CCUとは心臓専門の集中治療室のこと）

6．解答…2
解説…運動療法の効果表を参照．

運動療法の効果(ISFC, 1983)

運動療法により増加するパラメーター
最大酸素摂取量(VO_2 max)*
身体的運動能力*
1回拍出量
筋血流量（最大運動時）
動静脈酸素較差*
鍛練筋のミトコンドリア活性*
HDLコレステロール*
運動療法により減少するパラメーター
最大一定負荷量における心拍数*
収縮期血圧*
double product*
骨格筋の仕事効率*
血中乳酸*
血中カテコラミンレベル
血中中性脂肪*皮下脂肪*
いまだ証明されていないが可能性の高いパラメーター
心筋収縮力
心臓の電気生理的安定性
冠側副血行路
線溶系活性・血小板粘着性
精神ストレスに対する耐性
冠動脈疾患の予後の改善

*冠動脈疾患患者においても証明されたもの

（斉藤，他，心臓病の運動療法，1994[5]）

7．解答…1
解説…1．等尺性収縮運動はバルサルバ現象を引き起こし，等張性収縮運動より血圧への負荷率が大きい．バルサルバ現象とは，深呼吸後に口を閉じて力むことにより，胸腔内圧が上昇し，その結果第1相として血圧が上昇，ついで第2相で血圧下降，第3相でさらに血圧下降，ついで第4相で急激に第1相以上に血圧が上昇する現象をいう．
2．二重積(double product)とは運動処方を行う際の運動強度決定法の1つで，収縮期血圧×心拍数のこと．心筋酸素消費量との間に相関が高い．
3．4．5．運動療法，作業療法中に胸痛発作やバイタルサインに異常がみられたら，ただちに中止し，ニトログリセリンを舌下投与する．狭心症はニトログリセリン舌下投与で安定するため，常時携帯が必須である．

3　心不全

基礎問題
1．心不全の症状
❶左心不全…ア，エ，オ，カ，ク
❷右心不全…イ，ウ，キ

演習問題
1．解答…4
解説…うっ血性心不全の症状は，「息切れ，起座呼吸，尿量減少，頻脈，心陰影（特に右室，右房）拡大，上大静脈の拡張」などである．

2．解答…5
解説…ア．安静時狭心症は出現する場合がある．
イ．右心不全で肝腫大が生じる．
ウ．左心不全で起座呼吸を行う．

4　心弁膜疾患

基礎問題
1．心弁膜疾患
❶○　❷○　❸×　❹×
❺○　❻○　❼○

解説　❸僧帽弁閉鎖不全症の進行により肺うっ血を起こし，肺水腫に移行する．
❹大動脈弁閉鎖不全で拡張期に血液が大動脈から左心室に逆流する．

演習問題
1．解答…2
解説…イ．右心不全では，右心拍出量の低下により体静脈，毛細血管圧が上昇し，全身の浮腫，静脈怒張，肝腫大，腹水，乏尿などがみられるが，急性肺浮腫にはならない．
ウ．褐色細胞腫はクロム親和性細胞に由来す

る腫瘍で，副腎髄質に由来するものが80％を占める．カテコラミンを多量に分泌し，高血圧と代謝亢進を示す疾患である．腎性高血圧は，腎動脈狭窄や腎炎などによる．
　　エ．静脈血栓症の最も重要な合併症は肺動脈塞栓症であり，肝硬変ではない．肝硬変は肝炎ウイルス，アルコール摂取，中毒などにより起こる．
2．解答…5
解説…1．僧帽弁狭窄症の原因のほとんどがリウマチ熱罹患後10年以上のリウマチ性心炎である．
　　2．僧帽弁閉鎖不全の原因はリウマチ性心炎のほか先天異常や梅毒などでも起こる．
　　4．大動脈弁閉鎖不全の原因はリウマチ性のほか解離性動脈瘤や高安動脈炎などがある．
　　5．三尖弁弁膜症は先天性のものが多く，後天性や三尖弁単独で起こることはほとんどない．

5　先天性心疾患

演習問題
1．解答…3
解説…ファローの四徴症では肺動脈の狭窄により右室圧負荷の増大により右室肥大が起こる．

6　不整脈

基礎問題
1．不整脈の重症度
　❶○　❷△　❸×　❹×　❺△
　❻×　❼△　❽×　❾○　❿△

演習問題
1．解答…3
解説…1，2，4，5は正しい．
　　3．2段脈とは，1つの正常な心拍に対して1つの期外収縮が続き，これが規則的に反復することをいう（1拍正常→1拍期外収縮の繰り返し）．
　　　また2つの正常な心拍に対して1つの期外収縮が続き，これが規則的に反復することを3段脈という（2拍正常→1拍期外収縮の繰り返し）．
　　　これに対して期外収縮が2個連続して続くと2連発，期外収縮が3個連続して続くと3連発という．

7　心筋疾患

基礎問題
1．心筋疾患とその原因
　❶d　❷e　❸a　❹c　❺b

演習問題
1．解答…3
解説…3．Ⅲ音，Ⅳ音の亢進と時に収縮期雑音を聴診する．

8　心膜炎

基礎問題
1．心内膜炎と心外膜炎
　❶×　❷○　❸○　❹○　❺○
　解説　❶心内膜炎では心弁膜は破壊される．

演習問題
1．解答…2
解説…2．肝硬変で心膜炎を起こすことはほとんどない．

9　肺性心・肺高血圧・肺塞栓

基礎問題
1．肺性心・肺高血圧・肺塞栓
　❶×　❷○　❸○　❹○　❺×
　❻○　❼×　❽×　❾×　❿○
　解説　❶肺性心は主に右心負荷が著明である．
　　　　❺肺高血圧症では右室負荷が著明である．
　　　　❼開放骨折では脂肪栓子により肺塞栓が起こる．

　──開放骨折とは（複雑骨折のこと）──
　皮膚，軟部組織の損傷により骨折部が外界に開いている骨折のこと．

　　　　❽潜函病ではガス栓子により肺塞栓が起こる．

　──潜函病（減圧病ともいう）──
　水中深くもぐった後など，高気圧下から急激な圧の解除により，血中溶存窒素が気泡となって血管を閉塞する疾患をいう．症状として嘔気，嘔吐，関節痛ではじまり，知覚障害，運動障害がおこる．

　　　　❾腫瘍栓子により肺塞栓を起こすのは肝が

んである．

演習問題

1. 解答…2
解説…2. 肺性心は基礎に肺実質疾患があり，肺の機能や構造が障害され，心臓および循環器系に障害を起こした状態をいう．基礎疾患が肺実質でないのは心房中隔欠損である．

10　大動脈疾患・末梢血管疾患

基礎問題

1. 大動脈疾患・末梢血管疾患の特徴
　❶○　❷×　❸×　❹○　❺○
　解説　❷ 高安動脈炎は圧倒的に女性に多く，女性ホルモンの関与が推測される．
　　　　❸ バージャー病は男性に多く，喫煙や自己免疫と関連がある．

演習問題

1. 解答…5
解説…2. レイノー現象とは，身体に寒冷刺激や精神的ストレスが加わったとき四肢末端が発作的に蒼白やチアノーゼを呈する病態をいう．

――― レイノー現象を起こす疾患 ―――
① 振動病，キーパンチャー病
② バージャー病などの閉塞性動脈疾患
③ 進行性全身性硬化症などの膠原病
④ 胸郭出口症候群などの神経疾患
⑤ 重金属中毒
⑥ 赤血球増加症など血液疾患

5. 下肢静脈瘤は肝硬変などによる門脈圧亢進の結果出現する．

11　高血圧

基礎問題

1. 高血圧がみられる疾患
　❶○　❷×　❸○　❹×
　❺○　❻○　❼×　❽○

以下に高血圧の基準表を示す．
〈WHO/ISH（1999年）高血圧ガイドライン〉

	収縮期血圧	拡張期血圧
至適血圧	<120	<80
正常血圧	<130	<85
境界域	130〜139	85〜89
高血圧	140〜	90〜

（単位：mmHg）

演習問題

解答…5
解説…5. 頸動脈洞症候群は，頸動脈洞の圧受容器が刺激された状態に見られる症候群で，失神，意識喪失，著しい徐脈，血圧低下を示す．

第3章　消化器疾患

1　消化器の解剖生理学

基礎問題

1. 消化酵素とその働き
　❶c　❷e　❸a　❹f　❺c　❻b　❼d

2. 消化器系の解剖生理
　❶○　❷○　❸×　❹×　❺○
　解説　❸ 咽頭期は口頭の挙上に伴い，喉頭蓋が下方へ回転して始まる．
　　　　❹ 腸壁から血中に吸収されるのは単糖のみで多糖類は吸収できない．
　　　　❺ 胃の壁細胞から分泌される塩酸は多くの病原微生物を殺菌するが，ヘリコバクター・ピロリだけは殺菌できない．ヘリコバクター・ピロリはグラム陰性桿菌で胃潰瘍，十二指腸潰瘍，慢性胃炎の病巣から高頻度に分離され，これらの病変との関連性が強調されている．

演習問題

1. 解答…3
解説…グルカゴンを生成分泌するのは膵臓のランゲルハンス島A（α）細胞である．
2. 解答…2
解説…空腸は小腸の前2/5，回腸は小腸の後3/5であり，空腸のほうが短い．
3. 解答…3
解説…成人の肝臓の重量は約1200gである．

2　消化器疾患の症候・病態生理・検査法

基礎問題

1. 消化器疾患の症候
a. ②　④　⑤　⑪　⑯
b. ②　③　④　⑥　⑦　⑧　⑨　⑩　⑪　⑯
c. ①　⑧　⑬　⑱
d. ④　⑪　⑰
e. ⑥　⑦　⑧　⑨　⑫　⑭

f. ⑧ ⑩ ⑫ ⑬ ⑭
g. ⑧ ⑨ ⑫
h. ⑥ ⑩ ⑫ ⑬ ⑭
i. ⑮

解説 g. 腹鳴とは，腸の蠕動によって腸内の液体中をガスが通過して生じる音のこと．

演習問題

1. 解答…5

解説…ア．十二指腸潰瘍の疼痛は空腹時に出現する．
　　　イ．胆石症の痛みは右季肋部から上腹部にかけての疝痛である．
　　　ウ．腹膜炎の触診では腹筋の緊張は亢進する．
　　　エ．食道静脈瘤は肝硬変症に伴う門脈圧亢進により生じる．
　　　オ．非常に強いストレス（手術，頭部外傷，広範囲熱傷）や薬物で急性胃潰瘍が生じることがある．

2. 解答…3

解説… 3. 肝硬変の場合，代償期は無症状であることが多く，非代償期には黄疸，浮腫，肝性脳症などはみられるものの，通常痛みの訴えはない．関連痛は放散痛とも呼ばれる．

3　口腔疾患・食道疾患

基礎問題

1. 口腔疾患・食道疾患
　❶ ○　❷ ×　❸ ×　❹ ○　❺ ×
　❻ ○　❼ ○　❽ ×

解説 ❷ 発熱患者の多くは舌苔が多発する．イチゴ舌は猩紅熱や溶連菌感染症で出現する．
　　　❸ 食道がんは50歳以上の男性に多発し，60歳がピークである．（♂：♀＝4：1）
　　　❺ 食道アカラシアは20〜40歳代に多い．
　　　❽ 食道裂孔ヘルニアは妊婦，肥満者，寝たきり老人に多い．

演習問題

1. 解答…3

解説…門脈圧亢進症状は門脈系や肝静脈系の閉塞・うっ血が原因で正常値5〜10 mmHgを越えて上昇した状態をいう．

2. 解答…4

解説…逆流性食道炎では胃液の逆流による食道粘膜のびらん状浮腫を生じ，食道下部痛（食道胃接合部付近）が出現する．

4　胃疾患

基礎問題

1. 胃疾患
　❶ ㋑，㋒，㋓
　❷ ㋐，㋑，㋒，㋓
　❸ ㋐，㋑，㋒，㋓
　❹ ㋔
　❺ ㋐，㋑，㋒，㋓，㋔
　❻ ㋐，㋑，㋒，㋔
　❼ ㋐，㋑，㋒，㋔，㋕
　❽ ㋐，㋑，㋒，㋓，㋔，㋕
　❾ ㋐，㋑，㋒，㋕
　❿ ㋐，㋑，㋒，㋕
　⓫ ㋐，㋑，㋒
　⓬ ㋐，㋑，㋒，㋓，㋕
　⓭ ㋔
　⓮ ㋐，㋑，㋒，㋕

演習問題

1. 解答…1

解説…胃潰瘍では，腹部膨満感，心窩部痛，自発痛，圧痛が出現し，また吐血，下血などにより貧血も起こす．その結果，食欲不振となり体重減少が出現し，胃は萎縮傾向を呈する．胃拡張はみられない．

2. 解答…5

解説…ア．十二指腸潰瘍による痛みは，空腹時の夜間痛が特徴である．
　　　イ．胆石の約半数は無症状であるが，痛みを起こす場合は右季肋部の疝痛である．
　　　ウ．腹膜炎の触診では腹筋の緊張は亢進する．
　　　エ．食道静脈瘤は門脈圧亢進症状で発症し，その基礎疾患に肝硬変がある．
　　　オ．広範な熱傷，手術，頭部外傷，広範な身体損傷などの強いストレスが原因で急性胃潰瘍が生じることがある．

3. 解答…4

解説…胃潰瘍の原因には，生活環境因子（睡眠不足，肉体疲労，暴飲，暴食，嗜好品，薬物，精神性ストレス）が挙げられているが，最近ではヘリコバクター・ピロリの存在が最も大きい

といわれている．

また，急性胃潰瘍ではアスピリン，ステロイドなどの薬物服用，慢性胃潰瘍では原因としては少ないながらも非ステロイド抗炎症剤の服用が起因することがある．

4．解答…5

解説…胃切除後症候群では食直後に早期ダンピング症候群（悪心・嘔吐・胸やけなど），食後2時間以上に後期ダンピング症候群として続発性低血糖症候群が出現する．その他，胃切除による消化不良や栄養障害により逆流性食道炎や低蛋白血症，（鉄欠乏性，巨赤芽球性）貧血も起こす．

5　小腸・大腸疾患

基礎問題
1．小腸・大腸疾患
❶ ×　❷ ×　❸ ×　❹ ×
❺ ×　❻ ○　❼ ○

解説
❶ 十二指腸潰瘍による痛みは空腹時の夜間痛が多い．
❷ 虫垂炎では筋性防御による腹部筋強直症状を呈する．
❸ 虫垂炎の初発症状は心窩部痛を中心とした腹部全体の痛みであり，進行すると右下腹部痛を呈する．
❹ 腸閉塞では吐血・下血は起こらない．
❺ 絞扼性腸閉塞に高圧浣腸は禁忌である．

演習問題
1．解答…4
解説…腸閉塞の症状で吐血は起こらない．
2．解答…2
解説…大腸がんでは吐血は起こらない．大腸がんの早期癌では無症状であるが，進行癌になると腹痛，下血，腫瘤触診される．

6　肝疾患

基礎問題
1．肝疾患のまとめ
❶ A型肝炎ウイルス（HAV）
❷ B型肝炎ウイルス（HBV）
❸ C型肝炎ウイルス（HCV）
❹ 劇症　❺ 慢性　❻ 不良　❼ 黄疸　❽ 黄疸
❾ 倦怠感　❿ γ-GTP　⓫ 自然治癒　⓬ 断酒

演習問題
1．解答…3
解説…3．A型肝炎は約4週間程度で自然治癒し，予後は良好である．
2．解答…3
解説…3．肝癌に密接に関係しているのはB型肝炎とC型肝炎で，B型肝炎ウィルスによるものが約15％，C型肝炎ウィルスによるものが約75％である．A型肝炎は予後良好であり慢性化しない．
3．解答…4
解説…肝硬変による症状として門脈圧亢進症がある．門脈圧亢進症に伴う症状として，メドゥサの頭（腹壁静脈の怒張），食道静脈瘤，内痔核，脾腫がある．下肢静脈血栓症は起こらない．
4．解答…5
解説…血清アルブミンは肝臓で合成される重要な蛋白で，肝臓の機能が低下すると低下してくる．アルコール性肝炎では，少なくとも増加することはない．白血球，GOT，GPT，γ-GTPの増加はアルコール性肝炎の特徴である．

血清ビリルビンは胆汁に含まれる色素で，肝細胞の働きが低下すると血液中のビリルビンが増加する．

5．解答…1
解説…肝硬変では胸痛発作は出現しない．

7　胆のう・胆道疾患

基礎問題
1．胆石症
　a．疝痛，発熱，黄疸（順不同）
　b．疝痛，発熱，黄疸，ショック，意識障害（順不同）

演習問題
1．解答…4
解説…黄疸，発熱，疝痛は胆石症の"シャルコーの三徴"である．また，胆石が排泄された後に回盲弁で引っかかってイレウス（腸閉塞）が起こることがある．これを胆石イレウスという．腹水は起こらない．
2．解答…3
解説…黄疸は急性肝炎で起こる．
　十二指腸潰瘍の特徴は，空腹時腹痛である．

8 膵疾患

基礎問題
1. 膵疾患
   ❶ × ❷ ○ ❸ ○ ❹ × ❺ ○

   解説 ❶ 急性膵炎の原因として胆石症，アルコール過剰摂取などがあげられる．
   ❹ 膵がんは近年増加傾向にあるがんの1つである．

演習問題
1. 解答…2
   解説…膵がんでは上腹部痛，黄疸が主症状であり，その他悪心，嘔吐，下痢，便秘，食欲不振，腹部膨満感，下血，腹部腫瘤触知などの症状を示す．粘血便は急性感染性胃腸炎の症状である．

2. 解答…2
   解説…血清アルブミンは膵炎ではなく，肝硬変の重症度判定に用いられ，肝硬変では血清アルブミンが減少する．急性膵炎では血清アミラーゼ，尿アミラーゼが発症数時間で上昇し，1日以内に最高値となる．血清リパーゼ，血清エラスターゼが時間の経過とともに上昇する．

第4章　代謝性疾患

1 代謝の生理学

基礎問題
1. 肝臓の働き
   ❶ ○ ❷ ○ ❸ ○ ❹ ○ ❺ × ❻ ○
   ❼ ○ ❽ ○ ❾ ○ ❿ ○ ⓫ × ⓬ ×

   解説 ❺ 胆汁は肝臓で生成（肝胆汁）された後，胆のうで貯蔵され濃縮される（胆のう胆汁）．
   ⓫ 尿素は腎臓で排泄される．
   ⓬ グルカゴンは膵臓のランゲルハンス島のA(α)細胞から分泌される．

2. 必須アミノ酸
   トリプトファン，ロイシン，リジン，イソロイシン，バリン，スレオニン，フェニルアラニン，メチオニン（順不同）

演習問題
1. 解答…4
   解説…4. 肝臓にグリコーゲンとして蓄えられるのは糖質である．アミノ酸はTCAサイクルで代謝され，ATPを産生して最終的にH_2OとCO_2になる．

2. 解答…5
   解説…5. 呼吸商は1である．

   <呼吸商とは>

   呼吸により発生したCO_2の体積を，利用したO_2の体積で割ったもの．体内でどの栄養素が消費されているかを知る手がかりになる．例えば，脂肪が分解される場合，脂肪酸には酸素があまり含まれていないため酸素消費が多くなり，呼吸商は小さくなる．
   　呼吸商は，
   　糖質：蛋白質：脂肪 = 1：1：0.7

2 糖代謝障害（糖尿病・低血糖症）

基礎問題
1. 糖尿病の合併症
   ❶ ○ ❷ ○ ❸ ○ ❹ ○ ❺ ×
   ❻ × ❼ ○ ❽ ○ ❾ ○ ❿ ○

   解説 ❺ 尿路結石は，尿成分が結晶化し増大した結果尿路内にとどまる現象をいう．20～40歳代の男性に好発する．糖尿病との直接的な因果関係はない．
   ❻ 痙性膀胱は，脊髄疾患などの場合に起こる神経因性膀胱の一種．膀胱の脊髄排尿反射核（S_{234}）で排尿反射が亢進した状態の膀胱．糖尿病では出現しない．
   ❼ 糖尿病患者は免疫力が低下しているため肺結核を発病しやすいといわれている．

2. 糖尿病の症状
   高血糖：❸ ❽ ❾ ⓫ ⓭ ⓮
   低血糖：❶ ❷ ❹ ❺ ❻ ❼ ❽ ❿
   　　　　⓬ ⓮ ⓯

演習問題
1. 解答…4
   解説…4. 運動は血中ブドウ糖値を低下させる働きがあるため，インスリン投与量を減少させることができる．

5. 糖尿病の合併症の糖尿病性網膜症は網膜毛細血管の閉塞，網膜内出血，硝子体出血，牽引性網膜剥離などが起こり，最終的には失明する．罹病期間10年以上の糖尿病患者の糖尿病性網膜症の合併率は約50％である．全糖尿病患者の約1％が失明．

2. 解答…1
解説…1. 冠状動脈の血流は心筋による収縮圧迫と脈拍の変動の影響を受ける．冠状動脈が糖尿病などの影響で動脈硬化を起こすと，冠状動脈の枝の内腔が狭くなり，心筋に対する酸素供給が不十分となるため狭心症や心筋梗塞を起こす．
2. 低血糖症状では頻脈を起こす．
3. インスリン非依存型糖尿病は中高年者に，インスリン依存型糖尿病は若年者に多発する．
4. グリコヘモグロビンとは，赤血球中のヘモグロビンと糖が結合したものであり，正常では5％，それ以上高くなればコントロール不良である．
5. 糖尿病による合併症である糖尿病性神経障害のうち，アキレス腱反射消失が出現することはあるが，膝蓋腱反射が消失することはない．

3. 解答…5
解説…運動療法は体内組織でのインスリン感受性を亢進させ，血糖値を低下させる効果がある．

4. 解答…2
解説…2. 糖尿病性昏睡は，著しい高血糖と脱水により意識障害をきたす状態をいう．この際にケトアシドーシス（pHが酸性に傾斜）を伴う場合をケトン性昏睡という．アルカローシス（pHがアルカリ性に傾斜とはならない）

―― <ケトン性昏睡> ――
① ケトン体とは，アセト酢酸，β-ヒドロキシ酪酸，アセトンの3種類のこと．アセチルCoAから合成される．肝臓でのアセチルCoAの生成過剰または利用不全によりケトン体は出現する．
② 正常人の飢餓状態や糖尿病で糖利用不全が起こると脂肪組織から脂肪酸がエネルギーとして利用される．この時に肝臓で脂肪酸のβ-酸化が促進するとケトン体が産生される．
③ ケトアシドーシスとは代謝性アシドーシスのうち糖代謝異常によりケトン体が血中に過剰に出現しておこるものをいう．pHは酸性に傾く．症状として，悪心，嘔吐，腹痛などの急性腹症，皮膚や舌の脱水乾燥，呼気のアセトン臭，クスマウル呼吸などを伴う．

5. 解答…3
解説…糖尿病に合併する眼の疾患は糖尿病性白内障と糖尿病性網膜症である．

3　脂質代謝障害（高脂血症）

[基礎問題]
1. 脂質
   a. ❶酸素　❷水　❸9
   b. ❹細胞膜
   c. ❺ステロイド
   d. ❻リパーゼ　❼脂肪酸　❽解糖

[演習問題]
1. 解答…5
解説…5. 周期性四肢麻痺は，周期性発作性に四肢に弛緩性麻痺を起こす原因不明の疾患．麻痺発生時に血清カリウムに異常が出現する．カルシウム代謝疾患ではない．

4　痛風

[基礎問題]
1. 痛風
   ❶尿酸　❷1　❸プリン　❹食事性
   ❺体内合成　❻腎　❼尿　❽7　❾結晶化

[演習問題]
1. 解答…5
解説…5. 食事療法として，アルコール（特にビー

ル)の制限，肉食制限を行う．
2. 解答…5
解説…5. 痛風と白内障との間に因果関係はない．

5 骨粗鬆症

[基礎問題]
1. 骨粗鬆症
   ❶○ ❷○ ❸× ❹× ❺○
   [解説] ❸日本における食事でのCa摂取量は大変少なく，乳製品などの摂取指導が必要である．
   ❹現在の日本における骨粗鬆症患者は数百万人に達する．

[演習問題]
1. 解答…2
解説…イ．皮質骨の厚さは菲薄化する．
　　　ウ．エ．オ．骨粗鬆症では，カルシウム，リン，アルカリフォスファターゼは基本的に正常範囲内である．

2. 解答…4
解説…1. 2. 正常の骨と比較して骨量も類骨も減少傾向である．
　　　3. 女性では閉経後エストロゲンの減少により，骨粗鬆症は急速に進行する．
　　　4. 副腎皮質ホルモンである糖質コルチコイド(コルチゾル)の過剰分泌によるクッシング症候群では骨粗鬆症を合併する．
　　　5. 骨量が減少するためX線の透過性が増加する．

第5章　内分泌疾患

1　内分泌腺の解剖生理学

[基礎問題]
1. 内分泌器とホルモン
   ❶ⓐ ❷ⓑⓞ ❸ⓘⓚ ❹ⓒⓖ ❺ⓛ
   ❻ⓗ ❼ⓓⓕ ❽ⓜ ❾ⓔⓙ ❿ⓝ

[演習問題]
1. 解答…3

解説…
　　＜骨代謝について＞
・骨はカルシウムの貯蔵庫である．
・骨吸収：破骨細胞が促進して骨から血中へカルシウムを放出する．その結果骨密度は減少する．骨吸収の促進で骨粗鬆症などがおこる．
・骨形成：骨芽細胞や造骨細胞が亢進すると血中から骨へカルシウムを導入し，骨を形成する．その結果骨密度は上昇する．
・生体ではホメオスタシスにより血中カルシウム濃度を常に一定に保つように働くため，血中カルシウム濃度が上昇すると骨形成が促進し，血中カルシウム濃度が減少すると骨吸収は促進される．

1. 上皮小体ホルモンは骨吸収を促進させ血中カルシウム濃度を上昇させる．
2. 副腎皮質ホルモンのうちコルチゾールやコルチゾンなどの糖質コルチコイドは，腸管からのカルシウム吸収を抑制するホルモンである．これらの糖質コルチコイドの分泌促進により血中カルシウム濃度が減少するため骨からカルシウムを放出させて血中カルシウム濃度を上昇させる．つまり骨吸収が促進する．
3. アンドロゲンの分泌は2/3が副腎皮質網状帯からの分泌であり，1/3が精巣からの分泌である．男性ホルモンであり骨代謝には関与しない．骨代謝に関与する性ホルモンはエストロゲン(女性ホルモン)である．エストロゲンは骨吸収を抑制し，骨形成を促進する．
4. カルシトニンは甲状腺ホルモンで血中カルシウム濃度が上昇すると骨形成を促進して血中カルシウム濃度を低下させる．
5. ビタミンDは腸管からのカルシウムとリン酸の吸収を促進させ，血中カルシウム濃度を上昇させる．

2. 解答…2
解説…2. 黄体ホルモンは卵巣内の黄体から分泌されるホルモンである．

3. 解答…3

解説…イ．コルチゾールは副腎皮質束状帯から分泌される糖質コルチコイドホルモンである．
　　　ウ．アルドステロンは副腎皮質球状帯から分泌される鉱質コルチコイドホルモンである．ア，オは副腎髄質ホルモン．エ，はア，オの前駆物質である．

2　視床下部疾患・下垂体疾患

[基礎問題]

1. 視床下部疾患・下垂体疾患
   a. ③，⑦
   b. ①，④，⑤，⑥，⑧，⑨
   c. ②

2. 下垂体疾患とその症状
   ❶ ×　❷ ○　❸ ○　❹ ○　❺ ×

[演習問題]

1. 解答…1

解説…ア．クッシング症候群は，下垂体前葉の副腎皮質刺激ホルモン（ACTH）分泌過剰によっておこる症候群である．
　　　イ．尿崩症は下垂体後葉の抗利尿ホルモン（ADH）分泌低下疾患である．
　　　ウ．クラインフェルター症候群は先天性性染色体異常（47XXY型）疾患で，精子形成障害，ライディッヒ細胞機能低下を示す原発性精巣機能低下症である．高身長，女性型乳房，知能低下を呈す．
　　　エ．強皮症は結合組織の病変で皮膚が硬化する疾患で，30～50歳の女性に多く，原因不明の膠原病である．
　　　オ．レックリングハウゼン病は神経線維腫症のことで，常染色体優性遺伝性疾患である．中枢神経および末梢神経に肥大，腫瘍性変化を起こす．乳幼児期から出現するカフェオーレ色素斑，皮膚および皮下組織のび漫性象皮病様肥厚などが特徴である．

3　甲状腺疾患

[基礎問題]

1. 甲状腺疾患
   ❶ ↓：硬い甲状腺腫，全身倦怠感，浮腫，嗄声，寒がりなど
   ❷ －：ほとんど症状なし，反回神経麻痺の場合は嗄声，呼吸困難，嚥下障害など
   ❸ ↑：メルゼブルグ三徴候（甲状腺腫，頻脈，眼球突出），心悸亢進など
   ❹ ↓：低身長，小児体型，発育障害など
   ❺ ↑：高熱，頻脈，流汗，下痢，精神不安など
   ❻ ↓：寒冷過敏，蝋様皮膚，浮腫性腫脹，ムコ多糖真皮沈着など
   ❼ －：ほとんど症状なし

[演習問題]

1. 解答…3

解説…バセドウ病の特徴的症状は，メルゼブルグ三徴（①甲状腺腫，②頻脈，③眼球突出）で，代謝亢進のため発汗が多く，体重は減少する．

2. 解答…4

解説…甲状腺機能亢進の場合，眼球突出，食欲亢進，頻脈，高体温であり，代謝亢進のため体重は減少する．

4　副甲状腺疾患

[基礎問題]

1. 副甲状腺疾患
   ❶ 高，低，D　❷ 低，高，D

[演習問題]

1. 解答…4

解説…4．副甲状腺ホルモンは腎臓でのリンの排泄を促進する機能を持つ．

5　副腎皮質・髄質疾患

[基礎問題]

1. 副腎皮質疾患・副腎髄質疾患
   ❶ （皮）－（亢進）－（コルチゾール　　）
   ❷ （髄）－（亢進）－（カテコールアミン）
   ❸ （皮）－（低下）－（副腎皮質ホルモン）
   ❹ （皮）－（亢進）－（アルドステロン　）

   [解説] ❸ アジソン病は副腎皮質ホルモンであるアルドステロン，コルチゾール，アンドロゲンの総合的な欠乏疾患である．

[演習問題]

1. 解答…5

解説…1．末端肥大症は下垂体前葉疾患で骨端線閉鎖後の成長ホルモンの分泌過剰によっておこる．
　　　2．尿崩症は下垂体後葉疾患で抗利尿ホルモンの分泌低下によっておこる．
　　　3．テタニーは副甲状腺のパラソルモンの分

泌低下によっておこる．
4. アジソン病は副腎皮質ホルモン（アルドステロン，コルチゾール，アンドロゲン）の分泌低下によっておこる．
5. クッシング症候群は副腎皮質のコルチゾールの分泌過剰により，副腎にあるコルチゾールの分泌を促しておこる症候群である．

2. 解答…3
解説…3. 褐色細胞腫では発作的に血圧が著しく上昇する．

6 性腺疾患

演習問題

1. 解答…3
解説…クラインフェルター症候群は47XXY型染色体異常，ターナー症候群は45X型染色体異常である．
ア．フェニルケトン尿症は常染色体の劣性遺伝疾患である．フェニルアラニン水酸化酵素の先天性欠損で，高度の知能障害，メラニン色素欠乏などを生じる．
エ．クレチン病は先天的な甲状腺機能低下疾患である．成長発育障害や精神知能発育遅延などを起こす．
オ．ダウン症は先天性常染色体異常（21トリソミー）の疾患である．蒙古人様顔貌，知的障害，筋緊張低下などを呈し，患者の40％が先天性心疾患を伴う．

第6章 泌尿器疾患

1 泌尿器の解剖生理学

基礎問題

1 腎機能の生理
❶○ ❷× ❸○ ❹○ ❺○

解説 ❷1分間に腎臓を流れる腎血流量は約1000mL（男性約1100mL/分，女性約800mL/分）である．
❸1分間に糸球体でろ過される糸球体ろ過量は約100mLである．
❺ある物質がエネルギーを使って濃度の低いほうから高いほうへ輸送されることを能動輸送という．Na⁺の再吸収は能動輸送である．

演習問題

1. 解答…5
解説…ナトリウム，カリウム，塩素，リン酸は腎から排泄されるが，鉄は排泄されない．

2. 解答…5
解説…腎臓は傍糸球体細胞でエリスロポイエチンを産生し，赤血球を増加させる働きをする．赤血球の寿命は約120日で，赤血球の約80％以上は肝臓や脾臓などの細網内皮細胞で破壊される．

3. 解答…2
解説…糸球体ろ過量の99％が近位尿細管，遠位尿細管，集合管などで再吸収され残り約1％程度が尿として排泄される．

4. 解答…3
解説… 1. 運動により筋への血流量が増加するため，代償的に腎血流量は減少する．
2. 近位尿細管での水の再吸収は浸透圧勾配に応じた受動的な拡散である．
3. 尿量の増加因子としては，腎血流量の増加，水分摂取，浸透圧の上昇があげられる．血漿浸透圧が上昇すると循環血漿流量が増加し，近位尿細管でのNa⁺，K⁺の再吸収が抑制されるため，利尿作用を促進し尿量が増加する．
4. 糸球体ろ過量は1日に約144lで，このうち約99％が近位尿細管，ヘンレのワナ，集合管などで再吸収される．最終的に尿として排泄される尿量が約1.5lである．
5. 糸球体では血漿アルブミンなどの蛋白質はろ過されず，それ以外の水や電解質などがろ過される．

5. 解答…2
解説… 1. 腎血流量は約1l/分で，心拍出量（約4〜5l/分）の約20〜25％にあたる．
2. クリアランスとは腎における血中老廃物を尿中へ排出する機能のことで，クリアランス（mL/min）は

$$尿中濃度 \times \frac{1分間あたりの尿量}{血漿中濃度}$$

で表される．
5. 抗利尿ホルモンは遠位尿細管に作用して水の再吸収を行う．

2 急性腎不全・慢性腎不全

基礎問題

1. 慢性腎不全
   ❶ × ❷ ○ ❸ ○ ❹ ○ ❺ ○
   ❻ × ❼ ○ ❽ × ❾ ○ ❿ ○

   解説…慢性腎不全では，糸球体，尿細管の機能が失われる結果，高窒素血症，高カリウム血症，アシドーシスがみられる．総蛋白，アルブミン，ナトリウムはむしろ低下する．

演習問題

1. 解答…4

   解説…急性腎不全の場合，尿細管壊死を起こし，K（カリウム）排泄障害が起きて，高カリウム血症となる．また慢性化することによりイオン交換障害も起きて高カリウム血症が助長される．また，腎不全では，エリスロポエチンの分泌低下による腎性貧血も出現する．

3 前立腺疾患

基礎問題

1. 前立腺疾患
   解答…❹ 多尿

   解説…排尿困難になるので頻尿にはなるが，特に多尿になることはない．夜間頻尿を避けるため飲水を制限してしまい，尿量が減ることはある．

演習問題

1. 解答…5
   解説…前立腺肥大は前立腺内のテストステロンの増加が考えられる．
2. 解答…4
   解説…前立腺がんは発見時にはすでに骨転移が多い進行性の腺がんである．

4 その他の泌尿器疾患

基礎問題

1. その他の泌尿器疾患
   ❶ a, b, g, i   ❷ a, b, g, i
   ❸ a, i   ❹ a, i   ❺ c, f, h
   ❻ a, g, i   ❼ a, d   ❽ b, c, e

演習問題

1. 解答…4
   解説…ネフローゼ症候群とは尿中に多量の蛋白を排出するために，① 低蛋白血症，② 高脂血症，③ 浮腫を呈した状態をいう．血尿は含まない．

第7章 血液・造血器疾患

1 骨髄・血液の解剖生理学

基礎問題

1. 血液の生理学
   ❶ 55   ❷ 500万   ❸ 450万
   ❹ 6000   ❺ 20万～30万   ❻ 水分

演習問題

1. 解答…2
   解説… 2. 赤血球中のヘモグロビンは肺で酸化されて O_2 を運搬する．また CO_2 の一部も結合させて運搬できるが，ヘモグロビンと CO_2 との結合性は弱く，CO（一酸化炭素）や NO（一酸化窒素）との結合が最も強い．CO中毒やNO中毒になった場合には，大量のヘモグロビンがCOやNOと結びつき，しかも残存ヘモグロビンはさらに酸素親和性が高くなるのでますます酸素を細胞末梢組織に解離できなくなり，窒息して死亡する．
   3. 赤沈は赤血球沈降速度のこと．血沈ともいう．血液に抗凝固剤を加えてガラス管で放置すると赤血球は沈降する．一般には炎症の指標とされているが，赤血球の比重増加，赤血球数の減少，血漿グロブリンの増量，アルブミンの減少などにより亢進する．
2. 解答…2
   解説…顆粒球には好中球，好酸球，好塩基球がある．好中球は細菌等の病原体を貪食する．好酸球は好中球と同様の働きがあるが，特に寄生虫に効力を発揮する．好塩基球はアレルギー反応の中心的な役割を果たす．顆粒球は全体として生体防御機能をもつが栄養素運搬は行わない．栄養素は血漿中に浮遊して運搬される．
3. 解答…1
   解説…赤血球の寿命は約4ヶ月（120日）である．

2 貧血症・多血症

基礎問題
1. 貧血・多血症
   ❶ c ❷ d ❸ b ❹ a

演習問題
1. 解答…4
解説…低色素性小球性貧血とは赤血球の大きさが小さく、ヘモグロビン含有量が低下して起こる貧血である．代表的疾患に鉄欠乏性貧血がある．鉄欠乏の原因は、①鉄の摂取不足（過度のダイエット、胃切除、無酸症、消化不良症候群）②鉄の需要拡大（成長期、妊娠）③鉄の排泄増加（月経過多、慢性出血）がある．

4. 胃酸低下によって引き起こされるのは悪性貧血であり、これは巨赤芽球貧血（大球性正常色素性貧血）に分類される．

3 白血病

演習問題
解答…2
解説…2. 急性白血病の白血球は未成熟な幼若白血病細胞である．慢性白血病の白血球は成熟しているが機能が未熟な白血球である．

4 悪性リンパ腫

演習問題
1. 解答…4
解説…ホジキン病で好酸球増加を認めることがある．白血病化したものではリンパ球が増加する．進行例や骨髄浸潤例では汎血球減少も認められる．

5 出血性疾患

基礎問題
1. 血友病
   ❶ 伴性劣性 ❷ 凝固 ❸ 関節 ❹ 強直
   ❺ 頭蓋内
   解説 a. 血友病は伴性劣性遺伝であるため、その患者のほとんどは男性である．

演習問題
1. 解答…5
解説…関節内出血の多くは膝関節、足関節に見られ

る．
2. 解答…2
解説…2. 血小板の機能、数ともに正常である．

第8章 免疫関連疾患

1 免疫反応の生理学

基礎問題
1. アレルギー反応の生理学
   ❶ b, c, h, i, j ❷ a, f, k
   ❸ d, e ❹ g

演習問題
1. 解答…2
解説…膵臓は代謝に関与する臓器であり免疫には関与しない．
2. 解答…2
解説…B細胞は骨髄由来細胞である．胸腺由来細胞はT細胞である．
3. 解答…3
解説…（Tリンパ球＝T細胞、Bリンパ球＝B細胞）
   1. ヘルパーTリンパ球はBリンパ球の抗体産生を助ける作用を持つ．
   2. キラーTリンパ球はウィルス感染細胞を直接傷害する作用を持つ．
   3. マクロファージの作用は貪食作用である．それ以外には抗原情報をリンパ球へ伝達する働きがある．
   4. ヒスタミンは肥満細胞から放出される．

＜肥満細胞とヒスタミン＞

肥満細胞は、炎症反応が起きたときに出現する炎症細胞の1つ．最初に抗原が侵入して感作・免疫を受けた生体はIgEを産生し、このIgEが肥満細胞と結合する．2度目に抗原が侵入するとIgE抗体は抗原と結合し、肥満細胞からヒスタミンなどの化学伝達物質を放出する．ヒスタミンは血管の透過性、平滑筋の収縮、粘液分泌亢進をおこし、Ｉ型アレルギー反応（アナフィラキシーショック）をおこす．

---

   5. 感作Tリンパ球がサイトカインを産生放出する．
4. 解答…4

解説…ベーチェット病は口腔内アフタ性潰瘍と結節性紅斑眼のブドウ膜炎などを主症状とする膠原病類縁疾患である．遺伝的素因と関係がある．

2 膠原病

[基礎問題]

1．膠原病

❶○ ❷× ❸○ ❹× ❺○ ❻×

[解説]
❶ 増大した肉芽組織が軟骨に入り込んだものをパンヌスという．パンヌスは関節滑膜に細胞浸潤が起こり，その浸潤部位に血管および線維芽細胞が増殖して肉芽組織を形成する．
❷ リウマチ熱はA群溶連菌感染による自己免疫疾患でリウマチ性心炎を起こす．現在ではステロイドの正しい使用により心弁膜症を予防できるようになった．リウマチ熱の治療は，A群溶連菌に対してはペニシリン療法(抗生物質)，後遺症予防に対してはステロイド剤を用いる．
❹ 全身性エリテマトーデスは20〜40歳代の女性に多発し，骨破壊を伴わない関節炎と日光過敏症を主症状とする自己免疫疾患である．
❻ 皮膚筋炎は全身性エリテマトーデスよりも発生頻度は低く，男女比は1：2で女性に多い．

[演習問題]

1．解答…1
解説… 1．朝のこわばりは少なくとも1時間以上持続するものとしている．
 5．関節リウマチに出現する皮下結節はリウマトイド結節(発生率20〜25％)で，可動性があり円形・卵円形(直径0.5〜3cm)である．

＜関節リウマチの診断基準＞
1．少なくとも1時間以上持続する朝のこわばり(6週以上持続)
2．3個以上の関節腫脹(6週以上持続)
3．手または中手指節，近位指節関節の腫脹(6週以上持続)
4．対称性関節腫脹
5．手・指のX線の変化
6．皮下結節(リウマトイド結節)
7．リウマトイド因子の存在
※以上7項目中4項目を満たすものを関節リウマチと診断する．

(アメリカリウマチ学会，改訂案，1987年)

2．解答…5
解説…関節リウマチは，女性に好発し，赤沈値亢進，膝関節は屈曲拘縮を起こす．関節破壊中，環軸亜脱臼は好発部位症状である．

【関節リウマチの薬物療法】
第一選択薬：非ステロイド性抗炎症薬．
第二選択薬：(第一選択薬が有効でない場合)少量のステロイド剤．症状が軽快すればステロイド剤は減量中止する．
その他薬剤：免疫抑制剤，免疫調整剤(金製剤など)
その他の治療法：外科的療法(人工関節置換術など)，血液浄化法(血液交換療法)，全身リンパ節放射線照射療法など

3．解答…4
解説… 2．(関節リウマチだけでなく全ての)炎症により組織破壊が起こると，血中の赤沈値が亢進し，血中CRP(C反応性蛋白)は陽性となる．
 4．足指の変形としては外反母趾が起こりやすい．

4．解答…5
解説…ア．女性に多発する．(男：女＝1：3〜5)
イ．悪性関節リウマチは関節リウマチの中でも，関節外症状として，指壊疽，皮膚潰瘍，上強膜炎，胸膜炎，肺炎，心筋炎，末梢神経炎などを呈し，予後が極めて不

良な病態をいう．
　ウ．中枢神経障害も臨床症状として見られるが頻度は少ない．全身性エリテマトーデスは，全身の皮膚，腎，漿膜，関節，神経などの多臓器を侵す慢性の全身性炎症疾患である．
　エ．多発性筋炎・皮膚筋炎では悪性腫瘍を伴うことがあり，その場合の予後は不良である．
　オ．強皮症では皮膚硬化により外分泌腺機能が低下する．

5．解答…2
解説…全身性エリテマトーデスの関節症状は，（関節破壊を伴わない）非びらん性で非対称性の多発性関節炎であり，変形を起こすことは稀である．

6．解答…5
解説…全身性エリテマトーデスの主要症状は，全身の炎症症状（発熱，全身倦怠感など）と，顔面の蝶形紅斑，ディスコイド皮疹，日光過敏症，口腔潰瘍（アフタ）などである．

7．解答…4
解説…3カ所以上の関節に関節炎症状が出現するが変形や後遺症を残さず治癒する．

8．解答…4
解説

```
＜皮膚筋炎＞
体幹および四肢近位の横紋筋を傷害する
慢性炎症性非化膿性筋炎
主症状：筋力低下，脱力感，特有の皮疹
　　　　（ヘリオトロープ疹，顔面紅斑，
　　　　浮腫性紅斑，落屑性紅斑）
合併症：悪性腫瘍，間質性肺炎，レイノー現象，関節痛，心筋障害など
臨床検査：血中のCPK（CK）値↑，
　　　　　AST（GOT）値↑，LDH値↑，
　　　　　赤沈亢進
```

3　膠原病類縁疾患

基礎問題
1．膠原病類縁疾患
　❶ b　❷ f　❸ a　❹ e　❺ c
　❻ d

演習問題
1．解答…4

解説…シェーグレン症候群は40歳代の女性に多発する原因不明の自己免疫疾患であり，膠原病類縁疾患である．涙腺唾液腺の慢性炎症症状と乾燥を主症状とする．慢性関節リウマチや全身性エリテマトーデスなどを合併することがある．

4　自己免疫疾患

基礎問題
1．自己免疫疾患
　❶ ○　❷ ×　❸ ○　❹ ×　❺ ○
　解説　❷自己免疫疾患は女性（特に出産期の女性）に多発し，女性ホルモンとの関連があるといわれている．
　　　　❹自己免疫疾患は慢性・持続性炎症性疾患であるため，持続性の治療が必要である．近年は免疫抑制剤やステロイド薬などの適切な治療を施すことにより長期生存を可能にしている．

演習問題
1．解答…3
解説… 1．クロイツフェルト・ヤコブ病はプリオン病の一種で遺伝性代謝異常であり感染症である．
　　　2．ピック病は初老期に出現する原因不明の変性疾患である．大脳皮質前頭葉，側頭葉に限局性の萎縮を起こす．
　　　3．ギラン・バレー症候群は，自己免疫機序による末梢神経の脱髄が生じる疾患．ウイルス感染が誘引となる．
　　　4．パーキンソン病は大脳基底核（黒質緻密層），メラニン含有神経細胞の変性・減少に基づく変性疾患である．
　　　5．アルツハイマー病は，進行性痴呆をきたす原因不明の変性疾患．

―― <自己免疫疾患とされている疾患> ――
・膠原病
　　全身性エリテマトーデス
　　結節性動脈周囲炎，強皮症，皮膚筋
　　炎，慢性関節リウマチ，シェーグレ
　　ン症候群
・膠原病以外の疾患
　　橋本病，グッドパスチャー症候群
　　自己免疫性溶血性貧血
　　重症筋無力症，悪性貧血
　　特発性血小板減少性紫斑病
　　萎縮性胃炎，原発性胆汁性肝硬変
　　ギラン・バレー症候群

2．解答…5
解説… 1．橋本病は自己免疫異常によるリンパ球浸潤の慢性炎症性の甲状腺炎である．
　　　2．溶血性貧血の一種に自己免疫性溶血性貧血がある．
　　　3．重症筋無力症はⅡ型アレルギーの自己免疫疾患である．
　　　4．全身性エリテマトーデスは自己免疫疾患であり，膠原病でもある．
　　　5．モヤモヤ病はウイリス動脈輪閉塞症のことで，脳血管撮影で脳底部に煙草の煙に似たモヤモヤとした異常血管網が側副血行路として生じているのがみえる．東洋人に多く，厚生省認定の特定疾患である．小児では一過性脳虚血発作，成人では脳出血で発症する．自己免疫疾患ではない．

3．解答…1
解説… 1．抗体機能を担うのは血清蛋白の γ-グロブリンである．

5　免疫不全症候群

基礎問題
1　免疫不全症候群
　a．×　b．○　c．×　d．○　e．○
　f．×
解説　a．胸腺発生障害を起こすのはT細胞系免疫不全症（先天性免疫不全症候群）である．
　　　b．カポジ肉腫は特発性多発性出血性肉腫のことで，血管内皮細胞由来の稀な腫瘍である．症状は皮膚に多発する暗赤色の腫瘍と下肢に腫瘍を伴う．AIDS患者に高率に発生している．
　　　c．免疫グロブリン産生不全を起こすのはB細胞系免疫不全症（先天性免疫不全症候群）である．
　　　f．後天性免疫不全症候群には白血病，多発性骨髄腫，自己免疫疾患などがある．

演習問題
1．解答…4
解説…多発性骨髄腫は続発性免疫不全により発症する．

第9章　感染性疾患

1　感染症

基礎問題
1．感染症
　a．不顕性　b．混合　c．母子　d．敗血
　e．日和見

演習問題
1．解答…1
解説…ウ．エ．オ．の梅毒スピロヘータ，B型肝炎ウィルス，HIVはすべて体液感染である．
2．解答…3
解説… 3．マラリアはマラリア原虫による感染症である．
3．解答…3
解説… 3．猩紅熱はA群溶血性レンサ球菌による細菌感染疾患である．

第10章　老年期疾患

1　老化（高齢）と社会保障

基礎問題
1．老年期疾患（老年病）
　❶×　❷○　❸○　❹×　❺○
　❻×　❼○　❽×　❾×　❿○

演習問題
1．解答…5
解説… 4．介護保険制度の創設により，特別養護老人ホームは老人福祉施設から介護老人保険施設に変更された．そのためゴールドプランおよび新ゴールドプランの中で特

別養護老人ホームの増設が計画されている.
5. 老人病棟は老人保健法の老人医療制度の施設として存在するため,新ゴールドプランでは計画されていない.

2. 解答…5
解説…5. 在宅介護サービスは,介護保険制度のサービスである.

3. 解答…5
解説…老人保健法は,国民の老後における健康の保持と適切な医療の確保を図るために,疾病の予防,治療,機能訓練等の保健事業を総合的に実施し,国民の健康向上,老人福祉を推進するために設けられた法律である.老人への健康手帳の交付,健康教育,相談,診査,医療,機能訓練,訪問指導などを行う.
機能訓練事業は,心身機能の低下により日常生活に障害が生じた者に対する機能訓練から,保健のための機能訓練までを対象とする.訓練期間に制限はなく,医師または理学療法士,作業療法士の指導のもとに行う.

2 加齢に伴う生理的変化

【基礎問題】
1. 加齢に伴う生体の変化
   生理的老化現象…①,②,④,⑦,⑩
   病的老化現象…①,②,③,④,⑤,⑥,⑧,⑨,⑩

解説 生理的老化は,加齢に伴う生理的機能低下であり,程度の差はあるもののすべての人に非可逆的に起こる.病的老化は,生理的老化が著しく加速され病的状態を引き起こすもので,すべての人におこるものではない.生理的老化と病的老化の境界は不明瞭なため,臨床的症状をおこさない程度の老化を生理的老化といい,臨床的症状を呈しているものを病的老化と呼んでいる.

【演習問題】
1. 解答…3
解説…高齢者では心臓の大きさに変化はない.また骨萎縮,筋萎縮などにより体重は減少傾向にある.ゆえに心重量の対体重比はむしろ増加傾向となる.

2. 解答…5
解説…老年期には身体的・精神的機能の低下により新しいものに対する順応性や学習能力が低下する.そのためライフスタイルの変化には対応しにくくなる.

3. 解答…1
解説…生理的な老化現象として,ホルモン低下による骨Caの喪失,骨髄での赤血球産生能力の低下,免疫能力の低下,組織細胞の線維変性などが起こる.細胞の脱落は病的変化である.

4. 解答…1
解説…高齢者の筋では,神経細胞数の減少,筋線維(特にタイプⅡ線維)の減少,筋萎縮,筋収縮力の低下が出現する.持久力は筋収縮力に比べて比較的温存される.

3 老年症候群

【基礎問題】
1. 老年症候群
   ❶○ ❷× ❸× ❹○ ❺○ ❻×

解説 ❶せん妄は可逆的な幻覚,妄想,錯覚などである.
❸高齢者に起こる痛みは多様であり,鑑別に注意が必要である.
❻高齢者におこる頭痛の多くは緊張型頭痛である.

【演習問題】
1. 解答…5
解説…長期臥床による起立性低血圧では呼吸数は増加する.

2. 解答…4
解説…廃用症候群の場合の体動時には脈拍はさらに頻脈になる.

3. 解答…2
解説…廃用症候群の場合の安静時心拍数は増加傾向である.

4. 解答…2
解説…高齢者の長期臥床により骨粗鬆症は起こるが,骨壊死は起こらない.

5. 解答…2
解説…寝たきりの原因になりやすい疾患の第1位は脳血管障害,第2位は大腿骨頸部骨折である.肺気腫,慢性関節リウマチ,心筋梗塞も老人に起こりやすい疾患ではあるが,必ずしも寝たきりになるとは限らない.

6. 解答…2
解説…生理的な老化による「物忘れ」は,正常な老

化現象であり，老年痴呆の現象ではない．

第11章　症候学と検査値

1　胸痛

基礎問題
1．胸痛
❶ ○　❷ ×　❸ ×　❹ ○　❺ ○

解説　❷ 胸やけ，呑酸(どんさん)を伴う食後の胸痛は胃潰瘍を疑う．
❸ 夜間に突発する右季肋部の激痛は胆石症を疑う．

2　呼吸困難・呼吸異常

基礎問題
1．呼吸異常
❶ e　❷ d　❸ c　❹ a, b
❺ a, b　❻ c

演習問題
1．解答…4
解説…チェーン・ストークス呼吸は，脳の器質的疾患による昏睡や脳圧亢進状態，脳酸素欠乏状態になった場合に出現する周期性呼吸の1つである．肝不全時には出現しない．

3　喀血・吐血

基礎問題
1．喀血と吐血
❶ 呼吸器　❷ 咳嗽　❸ アルカリ
❹ 鮮紅　❺ 泡　❻ 痰
❼ 止血　❽ 十二指腸　❾ 酸
❿ 暗赤褐　⓫ 泡　⓬ 食物残渣
⓭ 下血　⓮ 黒色軟　⓯ ショック

演習問題
1．解答…1
解説…自然気胸は，突発する胸痛，乾燥性咳嗽，呼吸困難を主症状とし，喀血をみることはほとんどない．原発性肺高血圧症が進行した場合，肺動脈圧が上昇し肺血管抵抗が増加して出血を起こす場合がある．

4　動悸・心悸亢進

基礎問題
1．動悸・心悸亢進
❶ ○　❷ ×　❸ ○　❹ ○
❺ ○　❻ ×　❼ ○　❽ ×

演習問題
1．解答…4
解説…慢性甲状腺炎では動悸はおこらない．動悸は心悸亢進で心拍数が著明に増加したものであるが，慢性甲状腺炎では甲状腺の機能低下により徐脈(心拍数の減少)が起こる．

5　チアノーゼ

基礎問題
1．チアノーゼ
❶ ×　❷ ○　❸ ○　❹ ○　❺ ×
❻ ○　❼ ○　❽ ○　❾ ○　❿ ×

演習問題
1．解答…1
解説…低酸素血症は，動脈血内の O_2 分圧が正常範囲($85 \sim 100$ mmHg)以下にまで病的に低下した状態をいう．全身組織の O_2 欠乏による頭痛，傾眠傾向，呼吸困難，チアノーゼが起こる．発熱は感染症や内分泌疾患，心疾患などに出現し低酸素血症では出現しない．

6　ショック

基礎問題
1．ショック
❶ 蒼白，❷ 虚脱，❸ 冷汗，❹ 脈拍触知不能
❺ 呼吸不全，(全て順不同)

演習問題
1．解答…3
解説…ショック時には収縮期血圧が急激に低下し脈圧も低下するため脈拍を触れにくくなる．そのようなショック時でも脈拍を触知できるのは比較的皮下直下に存在し血管が大きくて触れやすい血管に限られる．ショック時で最も触知しやすいのは総頸動脈で，60 mmHgくらいまで触知できる．

7 浮腫

基礎問題

1. 浮腫
   - ❶ 毛細血管
   - ❷ 透過
   - ❸ 内圧
   - ❹ 浸透圧
   - ❺ スターリング
   - ❻ 毛細血管
   - ❼ 組織間隙
   - ❽ 糸球体ろ過量
   - ❾ 尿細管再吸収
   - ❿ ナトリウム

演習問題

1. 解答…4

解説…アジソン病は副腎皮質機能低下による副腎皮質ステロイド分泌不全の病態をいう．易疲労，食欲不振，悪心，嘔吐，低血圧，色素沈着を主症状とし，浮腫を生じない．

8 発熱

基礎問題

1. 発熱
   - a. ❶ 直腸 ❷ 口腔 ❸ 腋窩
   - b. ❶ 平   ❷ 微   ❸ 軽度
        ❹ 中等度 ❺ 高   ❻ 過高

9 全身倦怠感

基礎問題

1. 全身倦怠感
   - ❶ ○
   - ❷ ○
   - ❸ ○
   - ❹ ×
   - ❺ ×

演習問題

1. 解答…4

解説…低血糖症状は血中ブドウ糖濃度が正常範囲（75～100 ml/dl）以下に減少したもので，通常 50 ml/dl 以下になると低血糖症状が現れる．症状は交感神経刺激症状（動悸，頻脈，冷汗，チアノーゼ，ふるえ，イライラ）副交感神経刺激症状（空腹感，悪心，脱力感，倦怠感），中枢神経障害症状（頭痛，嗜眠，意識障害，けいれん，昏睡）などで，徐脈は生じない．

10 食欲不振・食思不振

基礎問題

1. 食欲不振
   - ❶ 生理 ❷ 中枢 ❸ 血糖 ❹ 粘膜 ❺ 平滑
   - ❻ インスリン ❼ コルチコイド ❽ 抗がん
   - ❾ 興奮

11 悪心・嘔吐

基礎問題

1. 悪心嘔吐
   - ❶ ○
   - ❷ ○
   - ❸ ×
   - ❹ ×
   - ❺ ○

解説
   - ❸ 嘔吐刺激因子のうち薬物毒や細菌毒，酸素欠乏，脳圧亢進，中間代謝物などの化学的因子は化学受容体誘発帯を経て延髄の嘔吐中枢を刺激する．しかし，情動的因子，精神性因子，機械的刺激因子などは，化学受容体誘発帯を経ずに直接嘔吐中枢を刺激する．
   - ❹ 悪心や嘔吐が出現した場合は気道の閉塞を予防し，また嘔吐物の誤嚥を予防するため座位で体幹前屈位，または側臥位で顔を横に向けた肢位にて安静にする．

12 腹痛

基礎問題

1. 腹痛
   - ❶ ②③④⑦
   - ❷ ①⑥
   - ❸ ①
   - ❹ ②
   - ❺ ⑤

＜代表的腹痛徴候＞

〔ブルンベルグ徴候〕
腹膜刺激徴候の1つ．腹膜炎でおこる徴候で，炎症部位の腹膜を徐々に圧迫し，急に放すと疼痛を訴える現象．

〔ローゼンスタイン徴候〕
虫垂炎時に左側臥位でマクバーニー圧痛点を圧迫すると，仰臥位よりも疼痛が増強する症候をいう．

〔マクバーニー圧痛点，ランツ圧痛点〕
圧痛して，抵抗があれば虫垂炎と診断される点の1つ．

〔ヘッド知覚過敏帯〕
内臓疾患に対応して関連痛が感じられる皮膚の感覚過敏の領域のこと．

〔マルフィー徴候〕
急性胆のう炎の理学的診断に用いる．右季肋部を手で圧迫し，患者に深呼吸させると，深呼吸時に肝臓が下降し胆のうが触れるため疼痛を感じ吸気を止める．

(本文・222〜233ページ) 27

演習問題
1. 解答…2
解説…マルフィー徴候は急性胆嚢炎や胆管炎の時に起こる徴候で，吸気時に右季肋部に圧痛を呈する．

13 易感染性

演習問題
1. 解答…2
解説…再生不良性貧血は，造血幹細胞の障害で汎血球減少症を起こす易感染性疾患である．

14 意識障害

基礎問題
1. 意識障害
   ❶ c ❷ a ❸ d ❹ e ❺ b
   解説 b．ケトアシドーシス
   　飢餓，糖尿病，過度の運動時などで組織での糖利用障害や脂肪利用亢進がおこると血中ケトン体が過剰に増加し，血液予備アルカリを低下させて血液の酸化がおこる．これをケトアシドーシスという．糖尿病でインスリン作用不足，脱水が加わるとケトアシドーシス昏睡に陥る場合がある．
   e．ナルコレプシー
   　日中，突然耐え難い眠気におそわれて眠りこんでしまう睡眠発作のこと．

15 めまい

基礎問題
1. めまい
   ❶ ○ ❷ × ❸ × ❹ ○ ❺ ×
   解説 ❶ メニエール症候群は難聴，耳鳴などの蝸牛症状を伴うめまい発作を反復するもの(中枢神経障害を除外する)．難聴は低音障害で一側性(長期例で両側性)，めまいは回転性で数時間持続する．
   ❷ 突発性難聴に出現するめまいは，回転性めまいである．
   ❸ 起立性低血圧で出現するめまいは，非回転性めまいである
   ❺ 高所恐怖症で出現するめまいは，非回転性めまいである．

16 頭痛

基礎問題
1. 頭痛
   a．①⑤　　b．③④⑧　　c．②⑥⑦

演習問題
1. 解答…5
解説…急性頭蓋内圧亢進の三徴候は「頭痛，嘔吐，うっ血乳頭」で重篤な場合，血圧上昇と徐脈を起こす．

17 けいれん

演習問題
1. 解答…2
解説…点頭発作は乳幼児けいれんとも言われ，乳幼児期(0.5〜2歳)に見られる全身の瞬間的な強直けいれん．上半身あるいは頸部が前屈する型をとる．早期に治療しなければ予後不良である．
　熱性けいれんは38℃以上の発熱時に伴って生じる小児期の全身性けいれん．けいれんの原因となる異常を伴わず，1歳代にピークがある．熱性けいれんからてんかんへの移行率は5％程度である．

18 検査値

基礎問題
1. 消化器疾患と肝・胆・膵疾患の検査所見
   ❶ ○ ❷ × ❸ × ❹ ×
   ❺ × ❻ ○ ❼ ×
   解説 ❷ 白血球の増加が見られる．
   ❸ 血清蛋白の上昇と電解質の低下が見られる．
   ❹ GPT値がGOT値より高値を示す．
   ❺ HBs抗原陽性はB型肝炎で見られる．
   ❼ 急性膵炎では血清リパーゼは上昇する．

演習問題
1. 解答…5
解説…肝疾患では血漿アルブミン値は減少する
2. 解答…4
解説… 1. 閉塞性換気障害では1秒率が70％以下に低下する．
　　　 2. 拘束性換気障害では肺活量比(％肺活量)が80％以下に低下する．
　　　 3. ナルコーシスは正式には炭酸ガスナルコ

ーシスといい，高濃度 O_2 あるいは呼吸中枢抑制剤を投与した時に誘発される CO_2 中毒症候群の重度型である．肺胞換気量の低下により高 CO_2 血症，意識障害をきたす．臨床所見は頭痛，発汗，顔面紅潮，血圧上昇，重度になると傾眠から昏睡に陥る．
4. Hugh-Jones の分類は仕事や歩行，体動などに基づく息切れの程度基準とした呼吸困難の程度を示す．
5. 過呼吸症候群では血中 O_2 分圧は正常範囲，血中 CO_2 分圧が 35 Torr 以下に低下する．

3. 解答…5
解説…第1度房室ブロック（不完全房室ブロック）では P-Q 時間の延長がみられる．

PT・OT基礎から学ぶ内科学ノート・解答集

ISBN978-4-263-21151-9

2003年11月10日　第1版第1刷発行
2008年 1月20日　第1版第4刷発行

編　者　中　島　雅　美
　　　　松　本　貴　子
発行者　大　畑　秀　穂
発行所　医歯薬出版株式会社
〒113-8612　東京都文京区本駒込1-7-10
TEL. (03) 5395—7628（編集）・7616（販売）
FAX. (03) 5395—7609（編集）・8563（販売）
http://www.ishiyaku.co.jp/
郵便振替番号 00190-5-13816

乱丁，落丁の際はお取り替えいたします．　　印刷・真興社／製本・明光社
　　　　　© Ishiyaku Publishers, Inc., 2003. Printed in Japan　［検印廃止］

本書の複製権・翻訳権・上映権・譲渡権・貸与権・公衆送信権（送信可能化権を含む）は，医歯薬出版㈱が保有します．
JCLS ＜日本著作出版権管理システム委託出版物＞
本書の無断複写は，著作権法上での例外を除き禁じられています．複写される場合は，そのつど事前に日本著作出版権管理システム（FAX.03-3815-8199）の許諾を得てください．

●この1冊で合格を確実に！定評ある医歯薬出版の国家試験問題集!!

第38-42回 理学療法士・作業療法士 国家試験問題 解答と解説 2008
CD-ROM付（第29-41回を収録）

■医歯薬出版 編　■B5判　588頁　定価6,300円（本体6,000円 税5%）　ISBN978-4-263-21453-4

●第38〜42回（平成19年3月実施分まで）の国家試験全問題と解答・解説を収載．問題に即した簡潔な解説を読むことで，短時間で知識の整理ができる．国家試験出題基準に準拠した新分類，実地問題だけを選択できる機能の第29〜41回分のCD-ROM付．2009年版は2008年6月発売の予定．

●図表で理解する国家試験対策の決定版参考書！

理学療法士・作業療法士 国家試験必修ポイント
共通問題 基礎医学

■医歯薬出版 編　■B5判　256頁　定価3,990円（本体3,800円 税5%）　ISBN978-4-263-21281-3

●共通問題の基礎医学が図と表で理解できる国試対策の決定版．解剖生理1（植物機能），解剖生理2（動物機能），運動学の過去問題と必須ポイントを収録．合格のための学習テクニック，出題傾向と対策の要点，基礎医学自己評価テストも収載．2色刷り．

理学療法士・作業療法士 国家試験必修ポイント
共通問題 臨床医学

■医歯薬出版 編　■B5判　372頁　定価4,200円（本体4,000円 税5%）　ISBN978-4-263-21282-0

●共通問題の臨床医学が図と表で理解できる国試対策の決定版．病理学，整形外科学，臨床神経学，内科学，精神医学，臨床心理学，人間発達学・小児科学，リハビリテーション医学，リハビリテーション概論の過去問題と必須ポイント．出題傾向と対策の要点，臨床医学自己評価テストも収載．2色刷り．

●図表で理解する国家試験対策の決定版参考書！

理学療法士・作業療法士 国家試験必修ポイント
理学療法 基礎編

■医歯薬出版 編　■B5判　338頁　定価4,410円（本体4,200円 税5%）　ISBN978-4-263-21299-8

●大好評の理学療法士・作業療法士の国家試験対策参考書．理学療法の基礎に焦点を絞り問題を抽出して分かりやすくポイントを把握しやすいように解説．合格のための学習テクニック，出題傾向と対策の要点，自己評価テストなども盛り込んで内容の充実をはかっている．

理学療法士・作業療法士 国家試験必修ポイント
理学療法 疾患別編

■医歯薬出版 編　■B5判　336頁　定価4,410円（本体4,200円 税5%）　ISBN978-4-263-21303-2

●定評ある理学療法士・作業療法士の国家試験対策シリーズ参考書．「理学療法」問題のうち疾患別編に焦点を絞り問題を抽出してポイントを把握しやすいように解説．合格のための学習テクニック，出題傾向と対策の要点，自己評価テストなども盛り込んで内容を充実させた．

●弊社の全出版物の情報はホームページでご覧いただけます．http://www.ishiyaku.co.jp/

医歯薬出版株式会社／〒113-8612 東京都文京区本駒込1-7-10　TEL. 03-5395-7610　FAX. 03-5395-7611

2007年10月作成.IS